RADIATION PHYSICS

방사선물리학

| 방사선 물리학 교육 연구회 |

도서출판 대학서림

RADIATION PHYSICS

방사선물리학

방사선 물리학 교육 연구회 |

저자

이기백 · 충북보건과학대학교

설광욱 · 광양보건대학교

이동연 · 동의대학교

김상우 · 대원대학교

박철수 · 한림성심대학교

한재복 · 동신대학교

여화연 · 남부대학교

신정섭 · 선린대학교

조용인 · 부산가톨릭대학교

한용수 · 한림성심대학교

이상윤 · 동남보건대학교

이주영 · 신구대학교

조재환 · 안산대학교

노경석 · (전)마산대학교

머리말

렌트겐의 엑스선 발견을 시작으로 아인슈타인의 질량과 에너지의 동등성, 러더퍼드와 보어의 원자 모델을 주창한 이래 물리학은 3차원 세계로 탈돋음 하였다.

그 후 원자에 의하여 생겨나는 방사선이 생체에 미치는 영향이 지대하다는 사실을 발견하게 되었으며, 이를 이용한 방사선 물리학의 탄생은 모든 사람들이 알아야 할 필수적 요소가 되었다. 특히 의료보건계 및 공학을 전공하는 학생들에게는 반드시 알아야 할 학문으로 자리잡았다.

이런 이유로 본 저자들은 현장에서 오랜 세월 동안 연구와 강의를 했던 경험을 바탕으로 그 동안 모아왔던 모든 자료들을 선별하여 방사선 물리학 교재를 편찬하게 되었다. 우선

교재의 내용을 꾸밈에 있어

1) 방사선의 기본특성
2) 원자와 원자핵
3) 방사성 원소
4) 광자(χ, γ)와 물질과의 상호작용
5) 입자선과 물질과의 상호작용

등을 알기 쉽게 설명하므로써 방사선사 국가시험에 대한 내용을 짜임새 있고 충실하게 수록하였다.

더불어 임상분야인

6) 진단 방사선 원리
7) 전산화 단층검사 원리
8) 자기공명 영상원리
9) 초음파 원리

등에 관한 내용까지도 추가 설명하였다.

본 교재는 80년대 교재를 근간으로 2001년~2013년까지 고문사에서 출판했던 방사선 물리학 출판계약이 만료됨에 따라 저자들은 도서출판 대학서림으로 옮겨 출판계약을 맺고 제작하게 되었다.

교재 꾸밈에 저자들은 내용에 충실하고자 하여 집필은 하였으나 모두 담아내지 못한 부분들을 강호제현들께서 지적해 주시면 다음 개정 때 참고하도록 하겠습니다.

아무쪼록 본 교재를 출판함에 있어서 참여해 주신 교수님들과 대학서림 윤진영 회장님, 조기현 이사님, 편집부장님 및 편집부 모두에게 깊은 감사를 드립니다.

저자 일동

2025. 2

C O N T E N T S

차례

C O N T E N T S

CHAPTER 6. 방사성 원소

CONTENTS

CHAPTER 9. 중성자와 물질과의 상호작용

CHAPTER 10. 방사선 가속기

C O N T E N T S

CONTENTS

CHAPTER

1. 국제단위

International System of Units

단원 학습목적

국가마다 사용해 왔던 각종 단위들을 통일하기 위하여 개최된 국제도량형총회의 결의사항을 알아보고 국제단위에는 어떤 종류가 있는지를 파악한다.

세부 학습목표

SI 유도단위를 알아야 한다.
역학적 기본단위를 알아야 한다.
SI 접두어에 관하여 알아야 한다.
십진 배수 및 분수를 알아야 한다.
국제단위의 결정과정을 알아야 한다.
7가지의 기본단위의 정의를 이해할 수 있어야 한다.
c.g.s 단위와 M.K.S 단위를 이해할 수 있어야 한다.

1.1 서론 introduction

1. 역사적 배경

국제도량형총회는 국제도량형위원회(International Committee of Weight and Measures) 일부에 "측정단위군에 대한 완전한 규칙을 마련하는 것에 관하여, "이를 위하여 세계 모든 나라의 과학, 기술, 교육계의 의견을 공식적인 조사에 의하여 연구하며" 또한 "미터 협약에 가입한 모든 나라가 채택하기에 적합한 측정의 실용단위체계를 확립하는 데 관련된 권고사항들을 작성하라"고 지시하였다.

제10차 국제도량형총회(1954년)는 결의사항 6에서, 그리고 제14차 국제도량 형총회(1971년)는 결의사항 3에서 이 실용단위계의 기본단위로서 길이, 질량, 시간, 전류, 열역학적 온도, 물질의 양 및 광도에 관한 7가지 양의 단위를 채택하였다.

한편, 제11차 국제도량형총회(1960년)는 결의사항 12에서 이러한 측정의 실용 단위계의 명칭으로 국제단위계를 국제(SI)라는 국제약칭과 함께 채택하고, 접두어, 유도단위 및 보조단위와 그 밖의 사항들에 대한 규칙을 정하여 측정단위에 대한 전반적인 세부사항을 마련하였다.

2. 단위의 3가지 분류

국제단위(Système international d'unités; SI)로는 기본단위, 유도단위, 보조단위의 세 가지로 분류된다. 과학적인 관점에서 절대적인 것은 아니지만, 국제단위계를 이와 같이 3가지 분류로 나누어 사용하고 있다.

국제도량형총회는 국제관계, 교육 및 과학적 연구활동에 있어 실용적이며 범세계적인 단일 단위체계의 이점을 고려하여 관례상 독립된 차원을 갖는 것으로 간주되는 7가지의 명확하게 정의된 단위들을 선택하여 국제단위계의 바탕을 삼기로 결정하였다. 즉, 미터(m), 킬로그램(kg), 초(s), 암페어(A), 몰(mol), 그리고 칸델라(cd)의 7가지 단위이다. 이 단위를 기본단위라고 한다.

국제단위의 두 번째 부류는 유도단위이다. 즉 이들은 관련된 양들을 연결시키는 대수관계에 따라 기본단위들을 조합하여 이루어지는 단위이다. 이렇게 기본 단위로 형성된 어떤 단위의 명칭과 기호는 특별한 명칭과 기호로 대치될 수 있고, 이들은 또한 다른 유도단위의 표현과 기호를 형성하는 데 사용될 수 있다. 제11차 국제도량형총회는 보조단위라고 불리는 평면각과 입체각의 국제(SI) 단위로 이루어진 세 번째 부류의 단위를 인정하였다. 이 세 가지 부류의 국제(SI) 단위들은 문자 그대로 '일관성' 있는 단위의 집합을 형성한다. 즉 아무 수치적 인자없이 순전히 곱하기와 나누기에 의하여 이루어진 단위의 체계이다.

제11차 국제도량형위원회 권고사항 1(1969년)에 따라 이 일관성 있게 구성된 집합의 단위들을 SI 단위라고 명명하였다.

한 단위가 몇 가지 다른 형태로 표기될 수는 있어도 한 물리량은 단 하나의 단위만을 갖는 것은 강조해야 할 사실이다. 그러나 그 역은 사실이 아니다. 즉, 동일한 단위가 몇 개의 다른 양에 해당될 수 있다.

3. 접두어

국제도량형총회는 단위의 10진 배수 및 분수를 만드는 데 사용될 일련의 접두어를 채택하였다. 국제도량형위원회 권고사항 1에 따라 이 접두어의 집합을 접두어라고 명명하였다. 접두어를 사용하여 만들어진 단위의 배수 및 분수는 본래 일관성 있는 단위의 집합으로부터 구별되도록 단위의 배수와 분수라는 온전한 명칭으로 불리어야 한다.

1.2 국제 단위(SI units)

1. 기본단위(standard units)

1) 정의

(1) 길이의 단위(미터)

역사적으로 보면 1793년 프랑스 국민회의에서 1미터의 길이는 지구의 북극에서 적도까지의 자오선 길이의 1천만분의 1로 정의하도록 채택하였다. 이것이 계기가 되어 국제 표준이 되는 길이의 단위를 '미터(meter; m)'로 정하였다.

처음으로 사용하기로한 국제표준 미터원기는 백금과 이리듐의 합금으로 만들었는데, 그 단면은 트레스카 모양으로 하고, 이 막대의 홈 바닥에 가는 선으로 0°C 온도에서 1미터가 되도록 금을 그어 놓았다. 이때 정한 미터원기는 프랑스 파리 근처에 있는 국제도량형국에 보관되어 있으며, 세계 여러 나라에서는 이 국제 미터원기와 똑같이 만들어진 미터원기를 보내어 통일된 미터를 사용하게 하였다. 우리나라에는 1874년 프랑스에서 만든 제10번 미터원기가 도입되어 현재 한국표준과학연구소에 보관되어 있다. 그러나 물질은 오랜 시간이 지나면 길이가 변한다는 사실이 밝혀져 1960년에는 크립톤 램프에서 방출하는 동적색 빛의 파장으로 미터의 정의를 바꾸었다.

과학의 발달로 진공에서 빛의 속도는 변함이 없다는 사실이 밝혀짐에 따라 1983년에는 미터의 정의를 다시 바꾸게 되었다. 즉 1미터는 '빛이 진공에서 299,792,458분의 1초 동안 진행한 경로의 길이'로 정의되어 현재 사용 중이다.

(2) 질량의 단위(킬로그램)

제1차 국제도량형총회는 1889년 '킬로그램(kilogram; kg)'의 국제원기를 인가하고 앞으로는 이 원기를 질량의 단위로 삼을 것이라고 선언하였다.

1901년 제3차 국제도량형총회는 흔히 사용되고 있는 '무게'라는 단어가 갖는 뜻의 모호함을 없애기 위한 선언사항에서 킬로그램은 질량의 단위이며, 국제 킬로그램 원기의 질량과 같다고 확인하였다.

백금-이리듐으로 만들어진 이 국제 원기는 1889년 제1차 국제도량형총회에서 지정한 환경조건에서 국제도량형국에 보관되어 있다.

그러나 2019년 5월 20일 아인슈타인의 특수상대성이론 $E=mc^2$과 광자의 에너지 $E=hv$의 가설에서 플랑크 상수 h=6.62607015 × 10^{-34}J · S를 기초해서 1킬로그램은 주파수가 $\frac{(299,792,458)^2}{6.62607015\times10^{-34}}$ [Hz]인 빛의 에너지와 같은 값이라고 정의하였다.

(3) 시간의 단위(초)

시간의 단위인 '초(second; s)'는 평균 태양일의 1/86,400로 정의되었다. '평균 태양일'의 엄밀한 정의는 천문학자들에게 맡겨졌었는데, 이들의 측정결과 지구 자전의 불규칙성 때문에 평균 태양일의 정확성을 보장할 수 없었다.

1960년 제11차 국제도량형총회는 시간의 단위를 좀 더 정확히 정의하기 위하여 국제천문학연맹이 태양년을 기초로 하여 만든 정의를 채택하였다. 그렇지만, 원자 혹은 분자의 두 에너지 준위 간의 전이에 기초를 둔 원자 시간 표준이 실현가능하고 훨씬 더 정확히 재현될 수 있다는 것이 실험결과로 증명되었다.

(4) 전류의 단위(암페어)

전류의 단위인 '암페어(Ampere; A)'는 무한히 길고 무시할 수 있을 만큼 작은 원형 단면적을 가진 두 개의 평행한 직선 도체가 진공 중에서 1미터의 간격으로 유지될 때, 두 도체 사이에 1미터당 2×10^{-7} 뉴턴(N)의 힘을 생기게 하는 일정한 전류이다.

그러나 2019년 5월 20일 새로 규정된 전류의 단위는 전자 1개가 갖는 전하량을 사용하여 1초 동안에 $\frac{1}{1.602176634\times10^{-19}}$ 개의 전자가 이동할 때의 전류를 1암페어라고 정의하였다.

(5) 열역학적 온도의 단위(캘빈)

열역학적 온도의 단위는 1954년에 정해졌는데, 여기서 물의 삼중점(물이 고체, 액체, 기체 중 어느 상태로도 존재할 수 있는 온도와 압력)을 정점(definite point)으로 하고, 이 정점의 온도를 정의에 의해서 273.16K으로 정했다.

2019년 5월 20일에 개정된 캘빈 단위는 1캘빈은 볼츠만 상수 $K=1.38064910\times10^{-23}J\cdot K^{-1}$이라고 정하고 볼츠만 상수를 바탕으로 정의되었다.

캘빈(Kelvin; K)은 열역학적 온도의 단위로서 물의 삼중점의 열역학적 온도는 273.16K이다. 1967년 제13차 국제도량형총회에서 단위 캘빈과 그 기호 K를 온도구간이나 온도차를 나타내는 데도 사용해야 한다는 것을 결의하였다. 캘빈으로 표시되는 열역학적 온도(기호 T)에 부가하여, 섭씨온도(기호 t)도 사용되는데, 섭씨온도는 다음 식에 의해서 정의된다.

$$t = T - T_0$$

여기서 T_0=273.16K이다. 본 식을 풀어서 설명하면 섭씨온도 0°C는 273.16K에 해당한다!는 것이다. 섭씨온도를 표시하기 위하여 단위 '섭씨도(Celsius; °C)'를 사용하는데 이는 단위 '캘빈(K)'과 동등하고, 이 경우 '섭씨도'는 캘빈 대신에 사용되는 하나의 특별한 명칭이다. 그러나 섭씨온도의 온도구간이나 온도차는 '캘빈', '섭씨' 모두 사용할 수 있다.

(6) 물질량의 단위(몰)

물질의 량은 처음에는 산소 16의 원자량으로 정해졌었다. 그러나 물리학자가 질량분석기로 산소의 동위원소 16, 17, 18이 존재한다는 것을 알아냈다. 그 후부터 물질량의 단위를 정하는데 탄소의 동위원소 12에 12라는 값을 부여하는 데 물리 화학자들이 합의하였다.

이렇게 얻어진 통일된 단위는 상대원자질량의 단위를 정의하는 것이다. 이 질량은 국제적인 합의에 의하여 0.012 kg으로 정해졌고, '물질량'이란 양의 단위는 '몰'(mole; mol)로 정해졌다.

1967년에 몰의 정의를 내리고, 1969년에 확인하였으며, 1971년에 국제단위로 채택하게 되었다.

몰은 탄소 12의 0.012 킬로그램에 있는 원자의 갯수와 같은 수의 구성요소(물질입자)를 가진 어떤 계의 물질량이다.

1몰을 사용할 때에는 구성요소를 반드시 명시해야 하며, 이 구성요소는 원자, 분자, 이온, 전자, 기타 입자 또는 이 입자들의 특정한 집합체가될수 있다. 몰을 사용할 때에는 물질입자를 지정하여 주어야 하며, 종류가 다른 물질의 양을 비교할 때는 1개의 원자나 분자무게 또는 부피를 취급하는 것이 아니라 아보가드로 수(6.023×10^{23}개)의 집합체를 다룬다. 몰의 정의에서 탄소 12는 기저상태에서 정지해 있으며 속박되어 있지 않은 원자이다. 2019년 5월 20일에 새로 개정된 '몰'은 아보가드로 상수 $N_A=6.602214076\times10^{-23}mol^{-1}$로 정함으로써 정의되었다.

(7) 광도의 단위(칸델라)

불꽃이나 백열 필라멘트 표준에 기초를 둔 광도단위는 처음에는 백금 응고 점에 유지된 플랑크 복사체(흑체)의 휘도에 기초한 신촉광(新烔光)을 사용하였다. 그러나 고온의 플랑크 복사체를 실현하는 데는 실험적으로 어려운 점이 많고, 또 광복사 출력을 측정하는 복사 측정법에 의해 새로운 가능성이 주어졌기 때문에 1979년 새로운 정의가 채택되었다. 즉, 칸델라(candela; cd)는 진동수 5.40×10^{12} 헤르츠(Hz)의 단색광을 방출하는 광원의 복사도가 어떤 주어진 방향으로 매 스테라디안(Steradian, sr)당 1/683 와트(W)일 때 이 방향에 대한 광도이다.

2) 기호

국제단위계의 기본단위의 양, 명칭, 기호에 대하여 길이는 미터(m), 질량은 킬로그램(kg), 시간은 초(s), 전류는 암페어(A), 열역학적 온도는 캘빈(K), 물 질량은 몰(mol)이고, 광도는 칸델라(cd)이다. 이것을 표로 작성하면 | **표 1-1** |과 같다.

| 표 1-1 | **기본단위의 종류, 명칭, 기호**

양의 종류	명칭	기호
길이	미터	m
질량	킬로그램	kg
시간	초	s
전류	암페어	A
열역학온도	루l	K
물질량	몰	mol
광도	칸델라	cd

2. 유도단위

유도단위는 기본단위들의 곱하기와 나누기의 수학적 기호를 사용하여 대수적으로 표현된다.

1) 기본단위로 표시된 유도단위

넓이, 부피, 속력, 가속도 등 국제(SI) 기본단위로만 구성된 단위는| **표 1-2** |와 같다.

| 표 1-2 | **국제(SI) 단위의 명칭, 기호**

양의 종류	명칭	기호
넓이	제곱미터	m^2
부피	세제곱미터	m^3
속력, 속도	미터 당 초	$m \cdot s^{-1}$
가속도	미터 당 초제곱	$m \cdot s^{-2}$
파수	역 미터	m^{-1}
밀도, 질량밀도	킬로그램 당 세제곱미터	$kg \cdot m^{-3}$
비 부피	세제곱 미터 당 킬로그램	$m^3 \cdot kg^{-1}$
전류밀도	암페어 당 제곱미터	$A \cdot m^{-2}$
자기장의 세기	암페어 당 미터	$A \cdot m^{-1}$
(물질량의) 농도	몰 당 세제곱미터	$mol \cdot m^{-3}$
휘도	칸델라 당 제곱미터	$cd \cdot m^{-2}$

2) 특별한 명칭을 가진 유도단위

진동수, 힘, 압력, 에너지 등은 특별한 명칭을 가진 유도단위이고, 그 종류는 | **표 1-3** |과 같다.

| 표 1-3 | **특별한 명칭을 가진 국제(SI) 유도단위**

양의 종류	명칭	기호	다른 단위 표시	국제(SI) 기본단위로 표시
진동수	헤르츠	Hz		s^{-1}
힘	뉴턴	N		$m \cdot kg \cdot s^{-2}$
압력, 응력	파스칼	Pa	N/m^2	$m^{-1} \cdot kg \cdot s^2$
에너지, 일, 열량	줄	J	J·s	$m^2 \cdot kg \cdot s^{-3}$
전하량	쿨롱	C		$s \cdot A$
전위, 전위차, 기전력	볼트	V	W/A	$m^2 \cdot kg \cdot s^{-3} \cdot A^{-1}$
전기용량	패럿	F	C/V	$m^{-2} \cdot kg^{-1} \cdot s^4 \cdot A^2$
전기저항	옴	Ω	V/A	$m^2 \cdot kg \cdot s^{-3} \cdot A^{-2}$
전기전도도	지멘스	S	A/V	$m^{-2} \cdot kg^{-1} \cdot s^3 \cdot A^2$
자기력선속	웨버	Wb	V·s	$m^{-2} \cdot kg \cdot s^{-2} \cdot A^{-1}$
자기력선속밀도	테슬라	T	Wb/m^2	$kg \cdot s^{-2} \cdot A^{-1}$

인덕턴스	헨리	H	Wb/A	$m^{-2} \cdot kg \cdot s^{-2} \cdot A^{-2}$
섭씨온도	섭씨도	℃		K
광선속	루멘	lm		$cd \cdot sr$
조명도	럭스	lx	lm/m^2	$m^{-2} \cdot cd \cdot sr$

3) 인간의 보건안전상 허용된 특별한 명칭을 가진 유도단위

베크렐, 그레이, 시버트는 방사선에 대한 인간의 보건안전을 위해 쓰이는 유도단위이며 종류는 **| 표 1-4 |**와 같다.

| 표 1-4 | **인간의 보건안전상 허용된 특별한 명칭을 가진 국제(SI) 유도단위**

양의 종류	명칭	기호	다른 단위 표시	국제(SI) 기본단위로 표시
방사성 핵종의 방사능	베크렐	Bq		s^{-1}
흡수선량, 비 부여 에너지, 커마, 흡수선량지수	그레이	Gy	J/kg	$m^2 \cdot s^{-2}$
등가선량, 선량당량지수	시버트	Sv	J/kg	$m^2 \cdot s^{-2}$

4) 특별한 명칭으로 표시된 유도단위

점성도, 힘의 모멘트, 표면장력 등은 특별한 명칭으로 된 국제(SI) 유도단위이고 그 종류는 **| 표 1-5 |**와 같다.

| 표 1-5 | **특별한 명칭으로 표시된 유도단위**

양	명칭	기호	국제(SI) 기본단위로 표시
점성도	파스칼 초	$Pa \cdot s$	$m^{-1} \cdot kg \cdot s^{-1}$
힘의 모멘트	뉴턴 미터	$N \cdot m$	$m^2 \cdot kg \cdot s^{-2}$
표면장력	뉴턴 당 미터	N/m	$kg \cdot s^{-2}$
열속밀도, 복사조도	와트 당 제곱미터	W/m^2	$kg \cdot s^{-3}$
열용량, 엔트로피	줄 당 켈빈	J/K	$m^2 \cdot kg \cdot s^{-2} \cdot K^{-1}$
열용량, 엔트로피	줄 당 로그 켈빈	$J/(kg \cdot K)$	$m^2 \cdot s^{-2} \cdot K^{-1}$
열전도도	와트 당 미터 켈빈	$W/(m \cdot K)$	$m \cdot kg \cdot s^{-3} \cdot K^{-1}$
에너지 밀도	줄 당 세제곱미터	J/m^3	$m^{-1} \cdot kg \cdot s^{-2}$
전기장의 세기	볼트 당 미터	V/m	$m \cdot kg \cdot s^{-3} \cdot A^{-1}$
전하밀도	쿨롱 당 세제곱미터	C/m^3	$m^{-3} \cdot s \cdot A$
전기선속밀도	쿨롱 당 제곱미터	C/m^2	$m^{-2} \cdot s \cdot A$
유전율	패럿 당 미터	F/m	$m^{-3} \cdot kg^{-1} \cdot s^4 \cdot A^2$
투자율	헨리 당 미터	H/m	$m \cdot kg \cdot s^{-2} \cdot A^{-2}$
몰 에너지	줄 당 몰	J/mol	$m^2 \cdot kg \cdot s^{-2} \cdot mol^{-1}$

몰 엔트로피, 몰 열용량	줄 당 몰 켈빈	J/(mol·K)	$m^2 \cdot kg \cdot s^{-2} \cdot K^{-1} \cdot mol^{-1}$
(엑스선 및 감마선의) 조사선량	쿨롱 당 킬로그램	C/kg	$kg^{-1} \cdot s \cdot A$
흡수선량률	그레이 당 초	Gy/s	$m^2 \cdot s^{-3}$

유도단위는 기본단위의 명칭 및 유도단위의 특별한 명칭을 사용하여 여러 가지 다른 방법으로 표현될 수 있다. 예를 들어, 줄(Joule) 대신에 뉴턴 미터 혹 은 킬로그램 미터 제곱 당초 제곱이 사용된다. 그러나 이러한 대수학적인 선택은 물리적인 상식을 고려하여 결정된다.

실제로는 같은 단위를 갖는 양들의 구별을 용이하게 하기 위하여, 어떤 양들 에 대해서는 어떤 특별한 단위명 혹은 단위의 조합을 선호하여 사용한다. 예를 들면, 주파수의 단위로 역초 대신에 헤르츠가 사용되고, 힘의 모멘트의 국제(SI) 단위로는 줄 대신에 뉴턴 미터가 사용된다.

전리방사선 분야에서도 이와 비슷하게 방사능의 국제(SI) 단위로 역초(s^{-1})보다는 베크렐(Bq)을, 흡수선량과 등가선량의 국제(SI) 단위로 줄 당 킬로그램보다는 각기 그레이(Gy)나 시버트(Sv)가 사용된다.

주의

| 무차원 양 | 소위 무차원 양의 값, 예로서 굴절률, 상대투자율, 상대유전율과 같은 양들은 순수한 숫자로 표시된다. 따라서 이에 해당하는 국제(SI) 단위는 두 개의 동일한 국제(SI) 단위의 비가 되며 숫자 1로 표시할 수 있다.

3. 보조단위

이 부류는 두 개의 단위를 포함한다. 즉 평면각의 단위인 라디안(radian; rad)과 입체각의 단위인 스테라디안(steradian; sr)이다.

평면각이 일반적으로 두 길이의 비로써 표현되고, 입체각이 면적과 길이의 제곱과의 비로써 표현되는 것을 고려하고, 일곱 개의 기본단위만을 근거로 하는 국제단위계가 갖고 있는 내적인 일관성을 유지하기 위하여 1980년 국제도량형위원회는 국제단위계에서 보조단위인 라디안과 스테라디안은 무차원 유도단위라고 명시하였다. 이것은 평면각과 입체각이 무차원 유도량으로 간주됨을 의미한다.

이러한 보조단위들은 같은 단위를 갖지만 특성이 다른 양들의 구별을 용이하게 하기 위한 유도단위를 표현하는 데 사용될 수도 있다.

보조단위의 명칭과 기호는 | **표 1–6** |과 같다.

| 표 1–6 | **보조단위**

양	명칭	기호
평면각	라디안	rad
입체각	스테라디안	sr

유도단위를 형성하는 데 보조단위를 사용한 몇 개의 예가 | **표 1-7** |에 표시되어 있다.

| 표 1-7 | **보조단위를 사용하여 형성한 국제(SI) 유도단위의 예**

양의 종류	명칭	기호
각속도	라디안 매 초	rad/s
각가속도	라디안 매 초 제곱	rad/s^2
복사도	와트 매 스테라디안	W/sr
복사휘도	와트 매 제곱미터·스테라디안	$W/(m^2 \cdot sr)$

1.3 단위의 십진배수 및 분수

1960년 국제도량형총회에서 국제(SI) 단위의 10진 배수와 분수의 명칭기호를 만들기 위하여 일차로 일련의 접두어와 그 기호들을 채택하였다. 1964년에는 10^{-15} 과 10^{-18}에 대한 접두어가, 또한 1975년에는 10^{15}과 10^{18}에 대한 접두어가 추가 되었다. 디지털시대에 접하면서 10^{-24} ~ 10^{24}까지 최소값에서 최대값까지 새로운 접두어를 사용하고 있다.

1. 국제(SI) 접두어를 사용하는 규칙

국제표준화기구에서 채택된 일반원칙에 따라 국제도량형위원회는 다음의 접두어 사용규칙을 지킬 것을 권고한다.

- 접두어 기호는 로마체(직립체)로 하며, 접두어 기호와 단위기호 사이는 띄어쓰기를 하지 않는다.

| 표 1-8 | **국제(SI) 접두어**

지수	이름	기호	지수	이름	기호
10^1	데카(deca)	da	10^{-1}	데시(deci)	d
10^2	헥토(hecto)	h	10^{-2}	센티(centi)	c
10^3	킬로(killo)	k	10^{-3}	밀리(milli)	m
10^6	메가(mega)	M	10^{-6}	마이크로(micro)	μ
10^9	기가(giga)	G	10^{-9}	나노(nano)	n
10^{12}	테라(tera)	T	10^{-12}	피코(pico)	p
10^{15}	페타(peta)	P	10^{-15}	펨토(femto)	f
10^{18}	엑타(exa)	E	10^{-18}	아토(atto)	a

10^{21}	제타(zetta)	Z	10^{-21}	젭토(zepto)	z
10^{24}	요타(yotta)	Y	10^{-24}	욕토(yocto)	y

• 단위기호에 접두어 기호를 붙여 만들어진 기호는 분리할 수 없는 새로운 (해당 단위의 배수 또는 분수의) 단위기호를 형성하며, 양수나 음수배 제곱을 할 수도 있으며, 다른 단위기호와 함께 복합단위를 형성할 수도 있다.

1.4 국제단위계 이외의 단위

1. 국제단위계와 함께 사용되는 단위

국제도량형위원회는 국제단위(SI) 사용자들이 국제단위(SI)에 속하지는 않지만 중요하고 널리 사용되는 몇 가지의 단위를 쓰고 싶어함을 인정하였다. 이 단위들이 | 표 1-9 |에 표시되어 있다. 국제(SI) 단위계가 갖는 일관성의 이점을 잃지 않게 하기 위하여 이 표에 나와 있는 단위와 국제(SI) 단위를 조합하여 복합단위를 만드는 것은 특별한 경우로 제한되어야 한다.

이와 마찬가지로 국제단위계 외의 특수분야에서 유용한 몇 개의 다른 단위를 인정할 필요성이 있는데 이는 국제(SI) 단위로 표시된 값이 실험적으로 얻어져야 하고 정확히 알려져 있지 않기 때문이다(|표 1-10|).

| 표 1-9 | 국제단위계와 함께 사용되는 단위

명칭	기호	국제(SI) 단위로 나타낸 값
분 시간 일	min h d	1 min = 60 s 1 h = 60 min = 3,600 s 1 d = 24 h = 86,400 s
도 분 초	° ′ ″	1° = (1/180) rad 1′ = (1/60)° = (π/10,800) rad 1″ = (1/60)′ = (π/648,800) rad
리터	*l*, L	$1\ l = 1\ dm^3 = 10^{-3}\ m^3$
톤	t	$1\ t = 10^{-3}\ kg^3$

| 표 1-10 | 국제(SI) 단위로 나타낸 값이 실험적으로 얻어지는 국제단위계와 함께 사용되는 단위

명칭	기호	정의
전자볼트	eV	(가)
통일원자질량단위	u	(나)

※ (가) 전자볼트(electron volt eV)는 하나의 전자가 진공중에서 1볼트의 전위차를 지날 때 얻게 되는 운동에너지이다. 근사적으로, 1 eV=1.60219X10^{-19} J

(나) 통일 원자질량단위(atomic mass unit)는 ^{12}C 핵종의 원자 질량의 1/12과 같다. 근사적으로 1u=1.66057X10^{-27} kg이다.

2. 잠정적으로 사용되는 단위

국제도량형위원회는 어떤 분야나 나라에서 통용되고 있는 점을 감안하여 앞으로 국제도량형위원회에서 필요가 없다고 판단될 때까지 | 표 1-11 |에 수록된 단위들을 국제(SI) 단위들과 함께 계속 사용하도록 허용하였다.

| 표 1-11 | 국제단위계와 함께 잠정적으로 사용되는 단위

명칭	기호	국제(SI)로 나타내는 단위
해리		1해리 = 1852 m
놋트		1해리 당 시간 = (1852/3600) m/s
옹스트롬	Å	1 A = 0.1 nm = 10^{-10} m
아르	a	1 a = 1 dam^2 = 10^2 m^2
헥타르	ha	1 ha = 1 hm^2 = 10^4 m^2
바안	b	1 b = 100 fm^2 = 10^{-28} m^2
바	bar	1 bar = 0.1 MPa = 100 kPa = 1000 hPa = 105 Pa
갈	Gal	1 Gal = 1 cm/s^2 = 10^{-2} m/s^2
퀴리	Ci	1 Ci = 3.7×10^{10} Bq
뢴트겐	R	1 R = 2.58×10^{-4} C/kg
래드	rad	1 rad = 1 cGy = 10^{-2} Gy
렘	rem	1 rem = 1 cSv = 10^{-2} Sv

3. CGS 단위

역학분야에서 CGS 단위계는 3개의 기본단위, 센티미터(cm), 그램(g), 초(s) 에 바탕을 두고 있다. 전기와 자기분야에서 단위는 이들 3개의 기본단위로 표현되는데 이로부터 몇 가지의 다른 체계가 이루어졌다. 예를들면, CGS 정전계, CGS 전자기계, 그리고 CGS 가우스계가 이들이다. 이들 3개의 계에서는 양의 체계와 그에 대응하는 방정식의 체계가 국제(SI) 단위를 사용한 체계와 다른 것도 많다.

국제도량형총회는 특별한 명칭을 가진 CGS 단위를 국제단위계와 함께 사용하지 않음이 바람직하다고 생각한다. 이들 단위들은 | 표 1-12 |에 열거되었다.

| 표 1-12 | 특별한 명칭을 가진 CGS 단위

명칭	기호	국제(SI) 단위로 나타낸 값
에르그(erg)	erg	1 erg = 10^{-7} J
다인(dyne)	dyn	1 dyn = 10^{-5} N
포아즈(poise)	P	1 P = 1 dyn s/cm^2 = 0.1 Pa s
스토크스(stockes)	St	1 St = 1 cm^2/s = 10^{-4} m^2/s
가우스(Gauss)	G_s, G	1 Gs는 10^{-4} T에 상당함
에르스텟(oersted)	Oe	1 Oe는(1000/4π) A/m에 상당함
맥스웰(Maxwell)	Mx	1 Mx는 10^{-8} Wb에 상당함
스틸브(stilb)	sb	1 sb = 1 cd/m^2 = 10^{-4} cd/m^2
포트(phot)	ph	1 ph = 10^4 lx

4. 기타 단위

국제단위계 이외의 단위로서 앞의 1, 2, 3항에 없는 것에 대해서는 국제도량형총회는 일반적으로 그들의 사용을 피하고, 대신 국제단위계를 사용함이 바람직하다고 생각한다. 그 중의 몇 개가 | **표 1-13** |에 수록되었다

| 표 1-13 | 사용을 피해야 될 기타 단위

명칭	국제(SI) 단위로 나타낸 값
페르미	1 fermi = 1 fm = 10^{-15} m
카라트	1 carat metrique = 200mg = 2×10^{-4} kg
토르	1 torr = (101,325/760) Pa = 133.322 Pa
표준기압(atm)	1 atm = 101,325 Pa
킬로그램힘(kgf)	1 kgf = 9.80665 N
칼로리(cal)	
마이크론(μ)	1 μ = 1 μm = 10^{-6} m
엑스단위	1 X = 1.002×10^{-4} nm
스테르(st)	1 st = 1 m^3
감마(ɣ)	1 ɣ = 1 nT = 10^{-9} T
ɣ	1 ɣ = 1 μg = 10^{-5} kg
λ	1 λ = 1 μl = 10^{-6} 1 = 10^{-9} $μ^3$

CHAPTER

2. 원자 및 원자핵
Atom and Nucleus

단원 학습목적

원자와 원자핵의 구조 및 특성을 이해한다.
핵반응의 기초적 지식을 학습한다.

세부 학습목표

1. 원자
   1) 원자모형을 설명한다.
   2) 원자구조를 설명한다.
   3) 전자의 특성을 설명한다.
   4) 궤도전자의 여기를 이해한다.
   5) 궤도전자의 전리를 이해한다.
   6) 궤도전자의 에너지 준위를 설명한다.
2. 원자핵
   1) 소립자를 설명한다.
   2) 원자핵의 모형을 설명한다.
   3) 원자핵의 구조를 설명한다.
   4) 핵종의 표기방법을 이해한다.
3. 핵종분류 및 안정성
   1) 핵력
   2) 핵종분류
   3) 질량결손
   4) 결합에너지
   5) 핵의 안정성
   6) 핵 에너지 준위
   7) 핵자, 핵종 표현

2.1 서론 introduction

인간은 연속적인 것처럼 느껴지는 물질이 어떤 명확한 구조를 가지고 있지 않을까 하는 의문을 가지고 있었다. 그 후 19세기 말에 와서 물질을 구성하고 있는 원자와 분자의 존재를 확인하였다.

20세기초(1913년) 보어(Niels Bohr)는 양자역학의 개념을 원자구조에 적용하여 원자를 이해하는 데 많은 도움을 주었다. 보어가 주창한 원자모델 이전에 원자 구조에 대해 역사적 고찰을 해보면, 기원전 500년경 고대 그리스에서는 모든 물질을 구성하는 요소는 원소이고, 원소는 원자로 구성되어 있다는 현재 의 원자론이 레우키포스(Leucippus)에 의하여 발표되었다. 그 후 데모크리토스(Democritus)는 이 학설을 다시 발전시켜, 물질은 원자라는 미립자이므로 세분할 수 없는 것이고 유한한 체적을 갖고 있는 것으로 생각하였으나 원자 자신의 크기 등 양적인 의문이 아직 남아 있었다.

17세기경 많은 과학자들은 원자론적인 생각을 배경으로 몇 가지 증거를 발견하기 시작하였다. 그 중 Boyle과 Newton은 화학현상을 원자의 수준에서 설명하려고 시도하였다.

19세기에 들어서면서 달턴(돌턴; Dalton)은 화학현상의 해명에 원자론을 이용하여 많은 성과를 올렸다. 특히 배수비례의 법칙은 화학적인 원자론의 실험적 근거를 제공했다고 할 수 있다. 1808년 Gay-Lussac은 완전 기체의 화합 또는 분해에 있어서 성분 기체와 화합물 기체 사이에 단순한 정수비가 존재한다는 기체반응의 법칙을 발견하고, 기체의 체적은 그 속에 포함되어 있는 입자수와 밀접한 관계 를 가지고 있음을 증명하였다. 이 학설은 화학적 방법으로 분해가 불가능하다 는 달톤설, 즉 일정한 입자의 절반이 화합물 중에 존재하고 있다는 이론에 모순되며(그림 2-1), 이러한 모순은 아보가드로(Avogadro)가 등온, 등압, 등기체는 모두 동수의 분자(molecule)를 포함하고 있다는 것을 창안함으로써 해결되었으며, 또한 현재의 원자, 분자에 대한 개념 확립에 커다란 암시를 주었다. Dalton의 이론을 계승한 Canizzaro는 원자량, 분자량의 개념을 확립하고 분자는 원자가 많이 모인 구성체라고 생각하게 되었다.

1865년초 Loschmidt는 0°C, 1기압의 기체 1 g 중의 분자 수를 측정하였다(Loschmidt 수). 즉,

$$\text{Loschmidt 수} = 2.6870 \times 10^{19} \text{cm}^{-3} [\, 0°\text{C, 1atom} \,]$$

이다.

또 순수물질 1 g 속에 포함된 분자수를 Avogadro 수라 한다.

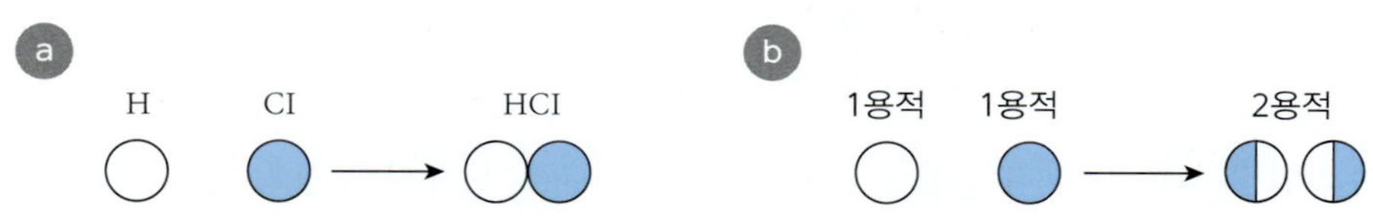

| 그림 2-1 | 원자설에 의한 배수비례(a)와 기체반응(b)의 법칙

Avogadro 수=N_0=6.0220×10^{23} [$mole^{-1}$]

한편, 원자론은 Boyle-Charles의 법칙에서 시작하여 Maxwell과 Boltz-mann에 의한 기체분자운동론(kinetetic theory of gases)으로 발전되었다. 그리하여 기체란 분자의 운동상태라는 가설에서 출발하여 기체분자의 평균속도, 분자의 크기, 열전도 등도 계산이 가능해졌다. 이것은 고전역학이 분자 원자의 운동에 적용하기 좋고 또한 원자론이 정당하다는 것을 뒷받침한다고 해도 좋을 것이다. 그러나 그때까지는 분자가 질량을 갖고 있는 입자로 취급되었고 그 내부구조와 그 물리적 성질을 연구할 필요성 때문에 1913년 Bohr는 고전역학과 양자의 생각을 원자구조에 도입하여 원자 모형을 만들어 내었다.

현대원자론은 달톤(John Dalton, 1766~1844)의 원자론을 기원으로 한다. Dalton의 원자론은 서로 다른 원소의 결합을 양적으로 연구하고 또 각각의 원자량을 측정하고자 했던 19세기 초에 기원을 둔다. 즉, 고유한 원자량을 가진 원자들의 결합은 정수 및 배수비로 구성된다고 설명된다. 그 무렵 1869년 톰슨(J.J. Thomson, 1856~1940)은 전자에 관한 논문을 제출하였다.

전자의 발견으로 원자보다 더 기본적인 미립자의 존재를 생각하게 되었고, 이것은 모든 원자에 공통된 것으로서, 물질을 구성하는 공통적인 요소가 된다. 또한 이것은 음(−) 전하를 가지며, 질량은 수소핵의 약 1,840분의 1이 되는 작은 입자이다. 따라서 원자에는 전자 외에도 또 다른 입자가 있음을 알 수 있다. 이 입자는 원자질량의 대부분을 차지하고 있으며 양(+)의 전하를 갖고 있으므로 원자 전체는 전기적으로 중성이라고 하였다.

1904년 톰슨은 원자모형을 발표했는데, 그것은 '건포도 푸딩 모형(plum-pudding model)'과 같다고 제안했다. 다시 말하면 구형으로 된 원자 전체에 양(+) 전하가 균일하게 분포 되어 있고, 그 사이에 여러 개의 전자가 들어 있다고 생각했다. 그 후 1911년 러더포드(E.N. Rutherford, 1871~1937)는 원자 모델에 관한 가설을 확인하기 위하여 다음과 같은 실험을 하였다.

매우 빠른 알파입자를 원자에 입사하면 각 원자의 전하 및 질량에 따라서 알파입자는 산란된다. **| 그림 2-2 |**와 같이 상자의 가운데에 좁은 구멍을 뚫고 ^{226}Ra을 두고 그 전면에 얇은 금박을 놓고, 그 뒤에 형광판을 놓아 금박을 향하는 알파입자의 평행선속을 얻었으며, 금박을 통과한 알파입자가 형광판에 충돌하여 빛을 일으키도록 하였다. 러더포드는 이 과정에서 얻은 결과로부터 다음과 같은 제안을 하였다.

원자에는 양(+) 전하가 중심에 집중되어 있어 질량의 대부분을 차지하며, 주변에는 전자들이 혹성처럼 궤도를 선회하고 있다는 것이다.

| 그림 2-3 |은 러더포드가 제안한 원자의 행성 모형(planetary model)이다.

이 그림에서 보여주는 원자는 산소이며, 전자 1개의 전하량은 1.602×10^{-19} 쿨롱(C)이다. 이 전자 8개가 핵전하 +8e(원소의 원자번호)의 주위 궤도를 주행하고 있다. 산소의 원자핵은 전자 1개에 비교하면 그 크기가 3,000배가 넘지만 직경은 약 10^{-15}m에 블과하다.

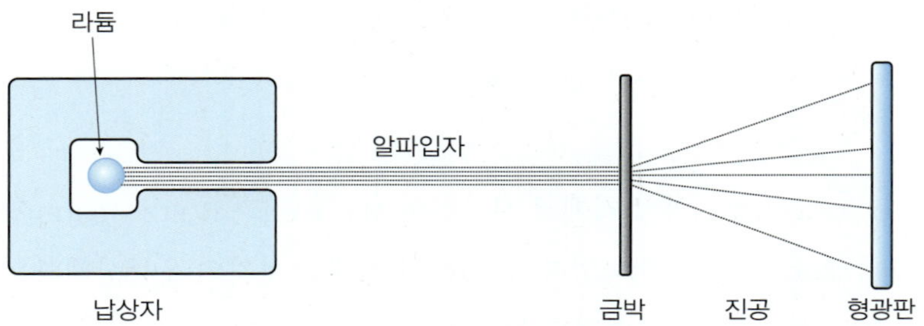

| 그림 2-2 | 러더포드의 알파입자 산란실험

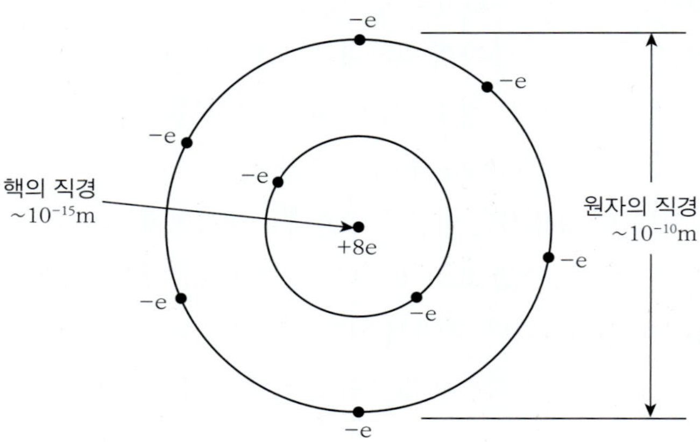

| 그림 2-3 | 러더포드의 원자 모형도

원자는 각(껍질, shell)을 형성하고 였으며, 한 원소의 제일 안쪽에 있는 각을 K각이라 하며, 2개의 전자가 들어갈 수 있다. 그 다음에 있는 각을 L각이라 하며, 여기에는 8개의 전자가 들어갈 수 있다. 이리하여 원자번호가 클수록 K각 부터 L, M, N, O …… 등의 순서로 전자들이 채워진다. 중성원자의 최외각은 불활성 가스(원자번호가 2, 10, 18, 36, 54, 86)일 때만 채워진다.

원자의 궤도전자수는 화학적 성질과 주기율표의 위치를 결정한다.

원자가 전기적으로 중성이면 원자번호는 양성자수와 같고 양성자수와 궤도전자수는 서로 같다. 현대의 원자모형은 보어(Niels H.D. Bohr, 1885~1962)의 이론으로 설명할 수 있다. 그러나 1913년 양자론이 대두되면서 보어의 이론은 더욱 복잡한 체계에서는 적용될 수 없다는 사실이 입증되었다. 그러나 보어의 원자 가설은 하이젠베르그(Werner Karl Heisenberg, 1901~1976)와 슈레딩거 (Erwin Schrödinger, 1887~1961)에 의해서 매우 성공적인 양자역학을 정립 하는 데 중요한 단서가 되었다.

2-2 원자의 구조 structure of atom

1. 원자(atom)

원자는 원자핵(nucleus)과 궤도전자로 구성되어 있고 전자(electron)는 태양계의 행성과 마찬가지로 원자핵의 주위를 돌고 있다. 이와 같이 원자핵의 주위를 돌고 있는 전자를 궤도전자(orbital electron)라고 한다.

원자핵은 양성자(proton)와 중성자(neutron)로 구성되어 있고, 양성자의 질량은 전자질량의 약 1,836배 정도이며, 전기적인 성질은 양(+)전하이고, 전하량은 전자의 전하량과 같다.

중성자는 질량이 양성자와 비슷하나 약간 크고, 전기적으로 중성인 입자이다. 양성자와 중성자를 일컬어 핵자(nucleon)라고 한다. 안정된 원자일 경우 원자핵 속에 있는 양성자의 수와 궤도전자의 수가 같기 때문에 원자 전체는 전기적으로 중성을 나타낸다. | **표 2-1** |은 양성자와 중성자 및 전자의 물리적 성질을 정리한 것이다.

원자의 직경은 전자궤도의 최대반경으로 결정되는데, 대략 $1\sim5\times10^{-10}$m정도이다.

원자핵의 크기는 원자의 백만분의 1인약 10^{-15}m이다(2–1절 참조). 예를 들어 원자의 크기가 100m라고 하면, 원자핵의 크기는 1mm가 된다.

원자의 안쪽에는 넓은 공간이 존재하는데, 축구공 속같이 단순히 아무것도 없는 공간이 아니라 원자핵과 전자의 상호작용에 의해 생겨난 강한 전기장이 존재하는 동시에 전하의 운동에 의해 생겨난 강한 자기장이 있다.

안정된 원자가 외부로부터 에너지 공급을 받으면 여기 및 전리한다.

| 표 2–1 | **양성자, 중성자, 전자의 성질**

입자	질량	전하
양성자	$m_p=1.67262171\times10^{-27}$kg	$e=1.60217\times10^{-19}$C
중성자	$m_p=1.6749543\times10^{-27}$kg	$e=0$
전자	$m_p=9.109383\times10^{-31}$kg	$e=-1.60217\times10^{-19}$C

1) 여기(excitation)

전자궤도에는 각각 반경에 상당하는 에너지 레벨(level)이 있는데 궤도반경이 증가함에 따라 에너지 레벨도 높아진다.

물질을 구성하고 있는 원자에 외부로부터 아무런 에너지의 작용이 가해지지 않으면 원자내의 궤도전자는 각각 에너지 레벨이 정해진 궤도만을 선회한다. 이와 같은 상태를 기저상태(ground state)라고 한다.

그런데 원자에 외부로부터 에너지를 공급하여 자극을 주면 궤도전자의 일부가 처음 에너지 레벨보다 높은 바깥 궤도로 옮겨가게 된다. 이와 같이 에너지가 높은 궤도로 옮겨가는 현상을 여기라고 부른다. 여기상태는 불안정하여 일반적으로 수명이 10^{-8}초 정도이기 때문에 바깥쪽 전자는 공석이 된 안쪽 궤도로 다시 옮겨온다. 이와 같은 궤도 간의 이동현상을 천이(transition)라 한다. 천이를 할 때 여분의 에너지가 전자기파 에너지로 방출한다. 이와 같이 전자기파 발생에 필요한 외부자극은 열 에너지, 알파선, 베타선, 감마선, 전자선 및 엑스선 등 이다. 진단방사선학에 이용되는 형광체의 발광현상, 가속전자에 의한 브라운관의 발광현상은 그 일례이다.

2) 전리(ionization)

궤도전자는 원자핵으로부터 쿨롱 인력이 구심력으로 작용하여 원운동을 계속하고 있다. 만일 궤도전자가 원자핵과의 결합 에너지보다 더 큰 에너지를 외부로부터 공급받는다면 평형상태가 파괴되어 궤도전자는 원자핵의 인력권으로 부터 탈출하여 자유전자가 된다. 이것이 전리이다. 전리시키는 데 필요한 에너지는 원자의 종류에 따라 다르다.

2. 원자핵(nucleus)

1) 핵자(nucleon)

(1) 양성자(proton)

양성자는 전기적으로는 양(+) 전하이며, 전하량은 전자와 같다. 양성자의 질량은 약 1.67×10^{-27}kg 정도로서 원자질량 단위로는 1.00728u 정도가 된다.

양성자는 근본적으로 원자번호를 결정한다. 다시 말하면 양성자수는 원자번호와 같으며 안정된 원자인 경우 궤도전자수와 같다. 양성자의 기호는 P이고, 질량표시는 대부분 m_p로 나타낸다.

1932년 양성자가 발견되었을 당시에는 더 이상 쪼갤 수 없는 최소입자로 생각되었으나, 1964년 미국의 M. German과 G.Zweig가 쿼크(quark)라는 미세한 입자의 존재를 발견함으로써 양성자를 구성하고 있는 최소의 소립자가 쿼크 임이 밝혀졌다. 쿼크는 1977년까지 5개가 밝혀졌으며, 1980년대 초 영국 캠브리지 대학의 S. Phillips 박사가 그려낸 쿼크의 내부구조가 레드비터와 베트슨의 것과 너무나 흡사해 신비론자들의 예지를 입증해 주었다.

원자의 소립자들을 탐구해 온 결과 오늘날 물리학자들로부터 폭넓은 지지를 받고 있는 물질구성의 새로운 표준모형을 도출하게 되었다. 그것은 6개의 가벼운 입자인 전자, 중성미자, 뮤온, 뮤온 중성미자, 타우 입자, 타우 중성미자와 6개의 쿼크인 업(up), 다운(down), 스트레인지(strange), 참(charm), 보텀(bottom), 톱(top) 그리고 이들의 반입자로 구성되어 있다는 것이다.

1944년 미국 페르미 연구소의 과학자들은 모든 물질의 기초를 이루고 있는 소립자 중 아직 발견해내지 못했던 마지막 6번째 쿼크인 톱 쿼크를 발견하였다. 톱 쿼크의 발견은 물질형성의 구조를 파악할 수 있는 획기적 계기가 될 것 이라는 점에서 그 의의가 크다. 소립자인 쿼크에 관해서는 뒷부분에서 상세히 설명하기로 한다.

(2) 중성자(neutron)

1932년 러더포드의 동료인 제임스 채드윅(James Chadwick)은 전기적으로 중성인 입자를 발견하였다. 당시 Irene Curie와 F. Joliot 부부는 폴로늄(Po)에서 방사되는 알파 입자를 베릴륨에 충돌시켜 얻은 물질투과력이 강한 방사선(베릴륨선이라 불렀다)을 수소가 많이 포함된 파라핀(paraffin)과 같은 물질에 쪼였더니 많은 중 성자가 튀어나오는 것을 관측하였다.

Curie와 Joliot는 만일 베릴륨선이 전자기파라고 한다면, 베릴륨의 원자핵은 알파선의 10배 정도의 에너지를 갖고 있어야 하므로 에너지 보존법칙이 깨어진 것은 아닌가 생각하였다. Chadwick은 이 발견에 주목하여 베릴륨선을 파라핀 이외의 여러 물질에 쪼였더니 수소 이외의 리튬, 질소원자핵도 생겨난다는 것 을 알게 되었다. 그러나 그 속도는 수소의 경우보다 훨씬 느리다는 것을 발견하였다. 그 결과 베릴륨선은 전자기파가 아니라, 양성자에 가까운 질량을 갖는 입자이면서 전기적으로 중성이라고 결론지었다.

Chadwick은 이 방사선을 중성자(neutron)라 이름지었다. 중성자선 방출반응식은 다음과 같다.

$$^{9}\mathrm{Be}+{}^{4}\alpha \rightarrow {}^{12}\mathrm{C}+{}^{1}\mathrm{n} \qquad (2-1)$$

그러나 Chadwick도, 중성자는 양성자와 전자의 복합체라고 생각하였기 때문에 현재의 소립자(elementary particle)라는 개념은 아니었다.

원자핵 내의 중성자의 역할에 대해 설명한 것은 양자역학의 확립에 기여한 사람 중의 하나인 베르너 하이젠베르크(W. Heisenberg)이다. 1932년 Heisenberg는 "원자핵은 양성자와 중성자로 이루어져 있으며, 그들 사이에서 전자를 교환함으로써 서로 결합되어 있다"고 하였다. 그리고 1933년, 엔리코 페르미(E. Fermi)가 발전시킨 베타 붕괴의 새로운 이론에서 중성자는 소립자의 하나라는 사실이 밝혀졌다. E. Fermi의 이론에서는, 베타 붕괴에서 방출되는 전자는 그 직전까지는 원자핵 내에 존재하지 않았다. 즉, 베타입자의 방출은 전자기력이 아니라 '약한 힘'으로 알려지게 된 완전히 새로운 힘에 의한 것이라는 사실이 명백해졌다. 한편, 핵 내의 양성자와 중성자 간에는 핵력(nuclear force)이 작용한다. 중성자의 질량은 1.0086654 u 로 양성자보다 조금 더 무겁고 스핀이 1/2이라 하면 원자핵이 양성자와 중성자 만으로 구성된다는 가정은 핵에서의 실험결과와 일치한다.

핵을 설명하는 데 널리 쓰이는 용어와 기호는 다음과 같다.

$$
\begin{aligned}
&\text{양성자수} = \text{원자번호} = Z \\
&\text{중성자수} = N \qquad\qquad\qquad (2-2) \\
&\text{질 량 수} = \text{중성자와 양성자의 총수} = A
\end{aligned}
$$

이상 종합하여 설명하면, 원자핵은 핵자(nucleon)라 총칭되는 양성자와 중성자로 구성되어 있다. 따라서 질량수 A는 어떤 핵에서의 핵자의 수가 된다. 또 질량수는 정수이다. 원소(element)란 같은 원자번호를 갖는 물질의 종류를 말한다. 또한 원자핵을 기호로 나타내는데 ${}^{A}_{Z}\mathrm{X}$처럼 원소기호 X의 왼쪽 아래에 원자번호 Z, 왼쪽 위에 질량수 A를 기입하는 것으로 약속하고 있다. 그러나 원자번호는 원소기호와 같은 의미를 가지고 있으므로 생략되기도 한다. 원자핵은 간단히 핵(nucleus)이라 부르기도 하는데, 원자핵은 양(+) 전하 $+e$의 양성자 Z개를 갖고 있으므로 핵의 전체 전하량은 $+Ze$이다. 그 결과 중성원자에서는 음(−) 전하 $-e$를 가진 Z개의 궤도전자가 핵의 주위를 선회하고 있다.

2) 핵 반경(nuclear radius)

원자의 중심에 존재하는 원자핵은 양성자와 중성자로 구성되어 있고 두 질량은 거의 같으며 원자 질량의 대부분을 차지한다.

러더포드(Rutherford)의 산란실험에 의해 원자핵이 유한한 크기를 가진다는 것이 처음으로 증명되었다. 다시 설명하면, 입사 알파입자는 표적(target)인 원자핵에 의해 그 진행방향이 휘어지는데, 그들 사이의 거리가 약 10^{-14} m보다 큰 경우에는 쿨롱의 법칙(Coulomb's law)에 따르게 된다. 그러나 그보다 더 가까운 거리에서는 입자가 원자핵을 점전하(point charge)로 보지 않기 때문에 쿨롱의 법칙이 성립되지 않는다.

입사 알파입자가 원자핵에 가장 가깝게 근접할 때, 두 입자의 중심간 거리는 R이기 때문에 입사 알파입자가 이 거리에 도달하는 데 필요한 에너지를 E_{min}, 핵의 전하를 Ze라 하고, 알파입자의 전하를 $2e$라 하면, E_{min}과 R 사이에는 다음과 같은 관계식이 성립된다.

$$E_{\mathrm{min}} = \frac{2Ze^2}{4\pi\varepsilon_0 R_{\mathrm{min}}}$$

$$R_{\mathrm{min}} = \frac{2Ze^2}{4\pi\varepsilon_0 E_{\mathrm{min}}}$$

따라서 R은 핵의 반경 R_n과 알파입자의 반경 R_α와의 합으로 나타내는 유효 반경으로, 단위반경 R_0와의 사이에는 $R_0=R/A^{1/3}$의 관계가 성립된다. 또한 이것은 핵의 반경과 질량수 A에 대하여 다음과 같이 정의할 수 있다.

$$R = R_0 \cdot A^{1/3} \tag{2-3}$$

위의 식에서 핵 반경은 질량수 A의 1/3 승에 비례한다는 것은 핵의 크기에도 불구하고 핵자가 수축하는 상태(핵자 간 거리)가 일정하다는 것을 나타내고 있 다. **| 표 2-2 |**는 몇 개의 원소에서 알파선의 산란실험으로 구한 핵의 반경을 나타 내고 있는데, 이것은 자연에 존재하는 원자핵 중에 최대의 질량을 가진 ^{238}U에 대하여 R을 계산한 것이다(단, $R_0=1.4\times10^{-15}m$).

$$R = 1.4\times10^{-15}\times\sqrt[3]{238}=8.68\times10^{-15}\text{m}$$

따라서 자연에 존재해 있는 원자핵의 최대 크기는 다음 범위 내에 모두 포함된다.

$$1.4\times10^{-15}\text{m}(1.4\text{Fermi}) < \text{R} < 8.68\times10^{-15}\text{m}$$

원자핵의 밀도는 질량수와 원자핵의 반경에는 무관하며 약 $2.3\times10^{17}kg/m^3$으로 어떤 원소나 밀도는 일정하다.

| 표 2-2 | 알파선의 산란실험으로 구한 핵의 반경

원소명	E_{min}[MeV]	$R(\times10^{-15}m)$	$R_0(\times10^{-15}m)$
He	2.4	2.4	1.5
Li	3.3	2.6	1.4
Be	4.0	2.9	1.4
C	5.1	3.4	1.5
N	5.6	3.6	1.5
Al	9.0	4.1	1.4

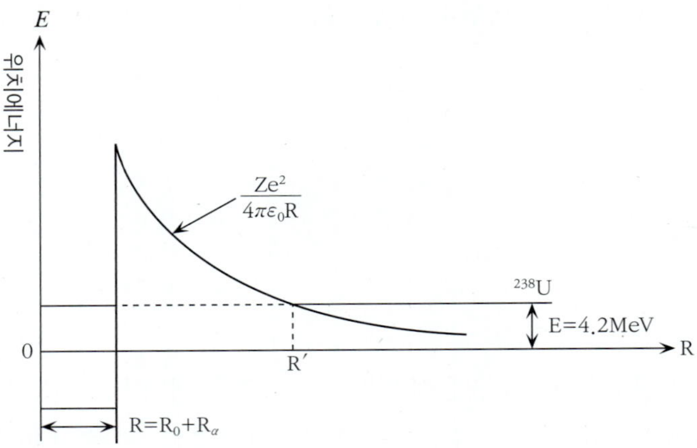

| 그림 2-4 | 핵과 알파입자 사이의 위치 에너지 E를 양자 간의 거리 R과의 관계로 표시한 그림

3) 동위원소(isotope)

원자번호가 같고 질량수(또는 중성자수)가 서로 다른 원소를 동위체 또는 동위원소라고 부른다. 이들 동위원소는 항상 각각 원소에 대해서 일정한 비율로 혼합되어 있다. 원소의 화학적 성질은 그 최외각 전자의 수와 배열에 의해 결정 되므로 이들 원소의 화학적 성질은 서로 같으나, 원자량은 핵 내의 입자수에 따라 다르므로 서로 다르다.

핵내의 양성자수 Z와 중성자수 N에 의해 분류된 원자를 핵종(nuclide)이라 한다. 동위원소는 원자번호가 같기 때문에 그 화학적 성질도 거의 같으며 주기율표에서도 같은 위치에 있다. 동위원소 중에서 핵이 불안정하여 방사선을 방출하는 원소를 방사성 동위원소(radioisotope; RI)라 하며, 그 종류는 몇천 개나 된다. 또 중성자수가 같은 핵종을 동중성자핵(isotone), 질량수가 같은 핵종을 동중핵(isobar)이라 한다. 양성자의 수, 중성자의 수, 질량수가 같아도 원자 핵의 에너지 레벨이 다른 핵종을 핵이성체 혹은 이성핵(isomer)이라 한다.

자연에 존재하는 많은 원소의 원자량은 정수에 가깝다. 그러나 그 정수값에서 상당히 벗어나는 것도 있다. 1922년 톰슨은 화학적으로는 같아도 질량수가 다른 동위체의 존재를 명백하게 설명하였다.

네온(Ne)의 원자량 20.2는 원자량 20의 원자와 22의 원자가 9 : 1의 비율로 존재하기 때문이라는 사실을 알게 되었다. 이처럼 자연에 존재하는 원소의 각 동위체의 원자수를 백분율로 나타낸 것을 동위체 존재비(isotopic abundance) 라 한다. 두 종류 이상의 동위체로 이루어져 있을 때 원자량은 산술평균을 취한다. 또한 자연계에 있어서 ^{12}C의 존재비는 98%이고 ^{13}C와 ^{14}C는 미량이다. 또 ^{12}C의 동위체인 ^{9}C, ^{10}C, ^{11}C, ^{14}C, ^{15}C는 방사성 핵종이다.

수소의 각 동위체는 모두 양성자를 1개 포함하며 중수소 ^{2}H(D)의 핵은 양성 자 외에 중성자도 1개 더 포함하고 있다. 삼중수소 ^{3}H(T)는 2개의 중성자를 포함한다(그림 2-5).

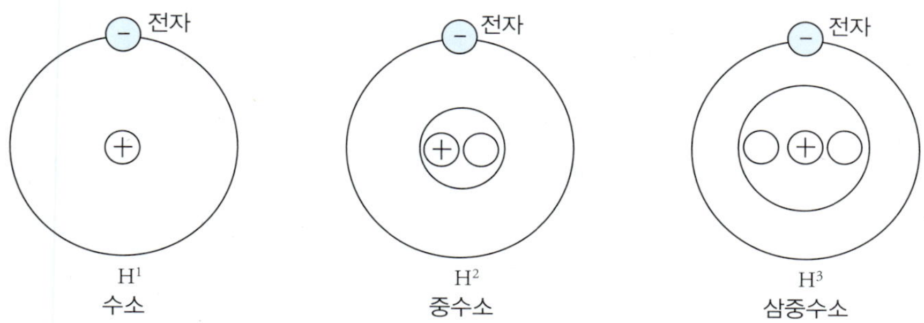

| 그림 2-5 | **수소 동위원소**

염소의 경우 $^{35}_{17}Cl$ 동위체는 17개의 양성자와 18개의 중성자를 갖고 있으며 $^{37}_{17}Cl$ 동위체는 17개의 양성자와 20개의 중성자를 갖는다. 자연에는 전체 염소 중 25% 정도는 가벼운 염소동위체로, 25%는 무거운 염소동위체로 존재한다. 따라서 평균적인 원자의 질량은 35.46가 된다.

원소의 물리·화학적 성질의 대부분은 원자 내 전자의 수와 그 배열에 의해 결정된다. 동위체들은 같은 전자구조를 갖기 때문에 염소(Cl)의 두 동위체가 모두 노란색, 질식할 것 같은 냄새, 독약이나 표백제와 같은 효과, 금속과 화학적 결합이 같다는 점들은 놀라운 일이 아니다. 동위원소의 분류는 질량분석기에 의해서 이루어진다.

4) 주기율표(periodic table)

원소를 원자번호가 작은 것부터 차례로 배열해 갈 때 어떤 일정한 번호마다 앞의 계열과 똑같은 순서로 비슷한 성질의 원소가 주기적으로 나타나는데 그 법칙을 주기율(periodic law)이라 한다. 그 내용은 주기율표에 의해 나타나며, 이론적 근거는 원자구조에서 얻을 수 있다. 원자번호의 뜻이 불확실했던 시대에는 원소를 원자량의 순서로 늘어놓은 형태의 주기율을 생각했다. 원소를 원자량의 순으로 나열하면 원자가 화합물 형식 등의 화학적 성질로 주기적 변화가 나타나는 것을 알고 이것을 근거로 하여 원소 분류표를 만들었다. 당시에는 약 50종의 원소가 배열되었으나 주기성을 성립시키기 위해 몇 개의 빈 자리가 설치되고 아직 발견되지 않은 원소가 들어갈 수 있도록 주기성에 대응한 원소 분류법을 멘델레예프(Mendeleev)가 완성했다. 1914년 모슬리의 법칙(Moseley's law)에 의해 원자번호의 정확한 뜻이 주어지고, 주기율은 원자번호에 따라서 생각해야 한다는 것이 분명해졌다.

주기율표는 원소의 주기율을 표로서 정리한 것을 말한다. 여러 가지 표시법이 제시되어 있으나, 단주기형 주기표는 세로줄에 I, II, III, IV, V, VI, VII, VIII, 0족을, 가로줄 1, 2, 3, 4, 5, 6, 7의 각 주기를 구분하여 각 원소를 원자번호 순으로 배치한 것, 또 원자번호 57~71에 해당하는 것은 lanthanide로 따로 적는다. 한편 장주기표는 18개의 원소로 되어 있는 주기를 기준으로 한 것인데, 세로의 행을 16족으로, 가로의 열을 7주기로 나누어 그 안에서 원소를 원자번호순으로 배열한 것이다. 또 57(58)~71, 89(90)~103 원소는 따로 적는다(표 2-3).

5) 핵력(nuclear force)

핵력은 핵자 사이에 작용하는 강한 인력을 말한다. 양성자와 양성자, 양성자와 중성자 사이에 작용하는 핵력은 같다. 핵력은 핵자 사이에 작용하는 만유 인력이나 쿨롱력에 비해 매우 크지만, 핵자 사이의 거리가 커지면 급격히 감소한다.

핵자가 결합하여 원자핵을 구성하고 있다. 이 결합을 핵력(nuclear force)이라 부르며, 쿨롱력과는 다르다. 핵력에 관한 여러 실험 사실로부터 일반적인 성질이 증명되었다. 예를 들면, 중양자($^2_1$d)는 가장 간단한 복합체로서, 양성자 1개, 중성자 1개로 되어 있고 결합 에너지는 2.2MeV이다. 이 절대치는 원자핵의 주위에 속박되어 있는 전자의 결합 에너지에 비하여 큰 것이다. 또한 중성자는 전기적으로 중성이라는 것을 감안한다면 중성자 간에 작용하는 핵력은 전기적인 힘(쿨롱)으로는 되어 있지 않아 그보다 더 강한 힘으로 결속되어 있어야 한다. 그리고 쿨롱력은 거리의 제곱에 반비례하므로 중성자와 양성자 간의 핵력은 거리의 증가와 더불어 급격하게 감소한다. 이것은 중성자와 양성자의 산란실험에 의하여 확인된 것이다. 핵력의 범위는 2×10^{-15}m 정도이다. 따라서 핵의 결합 에너지는 자유로운 상태하에서 핵자가 결합하여 핵을 형성할 때에 방출할 수 있는 에너지로 나타난다. 그러므로 양성자와 양성자의 산란실험에 의한 양성자 사이의 고유핵력은 중성자와 양성자 간의 핵력과 거의 동일하다는 것이 확인되었다. 실험 결과에 의하면 중성자와 중성자의 결합력, 양성자와 양성자의 결합력은 거의 같다는 것이 확인되어 다음과 같이 나타낼 수 있다.

N · P 력 = P · P 고유핵력 = N · N 력

따라서 중성자와 양성자를 각각 다른 차원에서 본다면 전하상태가 서로 다른 것으로 매우 합리적인 것이 되는 것이다. 이 핵력의 성질을 하전 독립성(charge independence)이라 하며, 이 핵력은 넓은 에너지 영역에 걸쳐 성립되는 것으로 확인되고 있다. 또 핵력은 양성자를 중성자로, 중성자를 양성자로 변환시키는 능력도 가지고 있는데, 이것을 핵의 교환력(exchange force)이라 한다.

(1) 핵의 포화성

핵 결합 에너지는 핵의 체적에 거의 비례하고 또한 모든 핵의 근도는 대체로 동일하다. 원자핵이 이와 같은 상태를 유지하기 위해서 핵력은 자연적으로 그 형태를 유지하도록 상응성을 가져야 한다. 이것을 핵력의 포화성(saturation)이라 한다.

| 표 2-3 | 원소의 주기율표

I	II											III	IV	V	VI	VII	0
1 H 1 · 008																	2 He 4 003
3 Li 6 · 939	4 Be 9 · 012											5 B 10 · 81	6 C 12 · 01	7 N 14 · 00	8 O 16 · 00	9 F 19 · 00	10 Ne 20 · 18
11 Na 22 · 99	12 Mg 24 · 31											13 Al 26 · 98	14 Si 28 · 09	15 P 30 · 97	16 S 32 · 06	17 Cl 35 · 45	18 Ar 39 · 94
19 K 39 · 10	20 Ca 40 · 08	21 Sc 44 · 96	22 Ti 47 · 90	23 V 50 · 94	24 Cr 52 · 00	25 Mn 54 · 95	26 Fe 55 · 85	27 Co 58 · 93	28 Ni 58 · 71	29 Cu 63 · 54	30 Zn 65 · 38	31 Ga 69 · 72	32 Ge 72 · 59	33 AS 74 · 92	34 Se 78 · 96	35 Br 79 · 91	36 Kr 83 · 80
37 Rb 85 · 48	38 Sr 87 · 62	39 Y 88 · 92	40 Zr 91 · 22	41 Nb 92 · 91	42 Mo 95 · 94	43 Tc 99 · 91	44 Ru 101 · 1	45 Rh 102 · 9	46 Pd 106 · 4	47 Ag 107 · 9	48 Cd 112 · 4	49 In 114 · 8	50 Sn 118 · 7	51 Sb 121 · 8	52 Te 1 27 · 6	53 I 126 9	54 Xe 131 · 3
55 Cs 132 · 9	56 Ba 137 · 3	57 La* 138 · 9	72 Hf 178 · 5	73 Ta 181 · 0	74 W 183 · 9	75 Re 186 · 2	76 Os 190 · 2	77 Ir 192 · 2	78 Pt 195 · 1	79 Au 197 · 0	80 Hg 200 · 6	81 Tl 204 · 4	82 Pb 207 · 2	83 Bi 209 · 0	84 Po (210)	85 At (210)	86 Rn (222)
87 Fr (223)	88 Ra (226)	89 Ac† (227)															

*Lanthanides	58 Ce 140 · 1	59 Pr 140 · 9	60 Nd 144 · 2	61 Pm (145)	62 Sm 150 · 4	63 Eu 152 · 0	64 Gd 157 · 3	65 Tb 158 · 9	66 Dy 162 · 5	67 Ho 164 · 9	68 Er 167 · 3	69 Tm 168 · 9	70 Yb 173 · 0	71 Lu 175 · 0
†Actinides	90 Th 232 · 0	91 Pa 231 · 0	92 U 238 · 0	93 Np 237 · 0	94 Pu (242)	95 Am (243)	96 Cm (247)	97 Bk (249)	98 Cf (251)	99 Es (254)	100 Fm (253)	101 Md (256)	102 No (253)	103 Lr (257)

Periodic Table and Atomic Masses of Elements(^{12}C=12.000).

(2) 둘째, 핵의 중간자론

하전입자 간에 작용하는 쿨롱력은 하전입자와 전기장 사이에 기본적인 상호 작용이 있음을 시사해 주는 것이라 할 수 있다. 즉, 하전입자가 광자를 가상적 으로 방출하고 방출된 광자를 다른 하전입자가 흡수한다면 이러한 과정에 의하여 쿨롱력이 발생하게 되는데, 이와 같은 과정을 핵력범위(중간자장)에 도입하여 핵자와 핵력범위의 기본적인 상호작용에 의하여 핵력을 설명할 수 있다. 이것이 Yugawa(유가와)의 중간자론이다. 다시 중간자론을 핵력으로 설명하면 핵자가 한 방향으로 중간자를 가상적으로 방출하고 방출된 중간자를 다른 핵자가 흡수하는 과정에서 핵자 사이에 핵력이 발생한다고 할 수 있다. 그러므로 핵력이 미치는 거리 10^{-15}m 정도에 있기 위해서는 중간자질량은 전자질량의 200~300배가 되어야 하고 핵력의 교환력 이외에 작용하는 힘까지 생각한다면 중간자의 전하는 음·양 외에 중성의 존재도 고려해야 한다. 핵력의 하전 독립성은 이들 세 종류의 중간자와 핵자의 상호작용에 의해 이루어진다는 것을 알 수 있다. 그러나 보통 상태에서 중간자는 입자로서 핵외로 방출되지는 않는다. 왜냐하면 중간자의 질량이 커서 에너지 보존 법칙이 성립되지 않기 때문이다. 중간자가 핵외로 방출되기 위해서는 핵에 충분한 에너지를 부여해야 한다. 그러므로 중간자는 핵력장에 존재하는 것으로 예측되었다. 중간자(π 중간자)는 C.F. Powell 등에 의하여 1947년에 고에너지의 우주선으로부터 관측되었다. 이들 중 파이 중간자는 약 10^{-8}sec 정도의 수명을 갖고 있으며, 뮤(μ) 중간자와 중성 미자로 붕괴한다는 것도 확인이 되었다. 특히 뮤 중간자는 10^{-6} sec 정도의 수명으로 전자와 중성미자 2개로 붕괴하여

$$\text{파이}(\pi) \xrightarrow{10^{-8}\text{sec}} \text{중간자뮤}(\mu) \xrightarrow{10^{-6}\text{sec}} \text{중간자}e^- + \nu_\mu + \nu_\varepsilon$$

로 된다. 1948년 Berkeley에 의하여 인공가속장치 사이클로트론으로부터 발생한 고에너지 알파입자를 원자핵에 충돌시킴으로써 인공적으로 파이 중간자를 만드는 데 성공하였다. 현재 중간자는 의료분야에 이용하기 위한 개발이 시도되고 있다.

6) 결합 에너지(binding energy)와 질량결손(mass defect)

(1) 결합에너지

원자핵을 구성하고 있는 핵자는 강한 핵력으로 결합되어 있기 때문에 집결 상태가 단독으로 있는 상태보다 핵자 전체로서 위치 에너지가 낮아지므로 안정 하다. 사실은 단독상태와 집결상태의 위치 에너지의 차이가 핵자 간 결합 에너지 E_B라 할 수 있다. 결합 에너지를 어떻게 보느냐에 따라 다음과 같이 해석될 수 있다.

원자핵 내의 핵자 상호 간에는 강한 핵력이 작용하고 있기 때문에 이것을 각각 개별적으로 분해하기

위해서는 핵력을 뛰어넘을 정도의 에너지를 외부로부터 가해야 한다.

이와는 달리, 각각의 핵자들을 결합하여 원자핵을 구성할 때에는 결합 에너지에 해당하는 에너지분 이상의 에너지를 운동에너지 또는 감마선의 형태로 핵외로 방출시켜 보다 에너지가 낮은 안정된 상태가 된다.

(2) 질량 결손

아인슈타인의 상대성 이론에 의하면 질량과 에너지는 서로 독립할 수 있는 개념이 아니라, 질량은 에너지로 전환되고, 역으로 에너지도 질량으로 전환된 다고 설명하였다. 빛의 속도를 c(=3×10^{8}m/s)로 하면 에너지와 질량 m의 관계는 아인슈타인 공식과 같다.

원자와 같은 미시 세계에서는 이와 같은 사물에 관한 기명적인 시각을 갖지 않으면 올바르게 해석할 수 없는 경우가 있다. 미시의 세계에서는 종래 학교에서 배운 질량보존의 법칙, 에너지 보존의 법칙도 단독으로는 성립되지 않고 질량까지도 포함시킨 에너지 보존법칙만 성립하게 된다. 아인슈타인 공식에서 빛의 속도는 질량에서 에너지로의 환산계수를 의미한다 만일 질량 1kg의 물질이 에너지로 전환 된다면 $E=1\text{kg}\cdot(3\times10^8\text{m}\cdot\text{s}^{-1})^2=9\times10^{16}\text{kg}\cdot\text{m}^2\cdot\text{s}^{-2}=9\times10^{16}\text{J}$ 만큼의 막대한 에너지가 발생한다.

원자핵은 양성자와 중성자가 여러 개 결합된 것인데, 그 질량은 이상하게도 각각의 양성자와 중성자의 질량을 합친 값보다 약간 적다. 이것을 질량결손 Δm이라 하며 식 (2-4)와 같이 나타낸다.

$$\Delta m = \{ZM_p + (A - Z)M_n\} - M \qquad (2-4)$$

여기에서 M_p, M_n, M은 각각 양성자, 중성자, 원자핵의 질량을 나타낸다. 왜 이와 같이 원자핵의 질량이 각각의 양성자와 중성자의 총 질량보다 Δm 만큼 적어지는 것일까?

이 질량결손 Δm에 상당하는 에너지 Δmc^2이 위에서 말한 결합 에너지가 된다. 핵자끼리 결합하여 보다 낮은 에너지 상태가 되는 경우, 결합 에너지만큼 핵외로 방출되므로 그만큼 질량도 적어진다. 원자핵의 질량이 결합 에너지 $E_B=\Delta mc^2$ 만큼 적어지는 것은 이 때문이다 즉, 결합 에너지는 상실된 질량이 에너지 로 전환된 것이다. 그러므로 질량결손은 결합 에너지라 생각해도 된다. 한 예로서 $^4_2$He 원자핵의 질량결손을 산출해 보자

$^4_2$He 원자핵의 질량과 핵자들의 질량은

$$M = 6.6447 \times 10^{-27}\text{kg}$$
$$M_p = 1.6726 \times 10^{-27}\text{kg}$$
$$M_n = 1.6749 \times 10^{-27}\text{kg}$$

이므로 질량결손 Δm은 다음과 같이 된다.

$$\begin{aligned}\Delta m &= (1.6726\times2+1.6749\times2)\times10^{-27}-(6.6447\times10^{-27})\\ &= (6.6950-6.6447)\times10^{-27}\\ &= 0.0503\times10^{-27}\text{kg}\end{aligned}$$

이다. 실제 원자로에서 중성자를 함유한 수소물질인 경우 중양자가 생김과 동시에 2.22 MeV의 에너지가 감마선이 되어 튀어나온다. 역으로 중수소에 감마선을 조사한 경우, 중성자를 방출하기 시작하는 감마선의 에너지는 2.22 MeV이다. 질량결손 Δm을 질량수 A로 나눈 값 $\Delta m/A$를 비질량결손(specifice massdefect)이라 한다. 이것을 에너지로 환산한 1핵자당 결합 에너지는 총결합 에너지에서 질량수를 나눈 $F_b=\frac{E_b}{A}$로 **| 그림 2-6 |**에 나타냈다.

그 특징은 질량수가 적은 쪽에서는 질량수의 증가와 함께 급격히 그 결합 에너지가 증가하다가, 질량수가 12(^{12}C) 이상에서부터 거의 8~8.6MeV의 결합 에너지가 된다. 또 질량수가 약 60(^{60}Fe) 근처에서 결합 에너지는 약 8.8 MeV 라는 최대값을 가지며, 질량수가 더 커지면 에너지는 서서히 적어진다. 양성자수와 중성자수가 둘 다 짝수인 핵($^{4}_{2}$He, $^{12}_{6}$C, $^{16}_{8}$O)에 비해 홀수인 핵은 그 결합 에너지가 약간 적다.

질량수가 적은 핵에서 결합 에너지가 적은 것은 핵 표면에 있는 핵자수의 비율이 크기 때문이다. 표면에 존재하는 핵자는 핵내에 존재하는 핵자보다 이웃하는 핵자수가 적어 작은 힘으로도 결합할 수 있기 때문이다. 이와 같은 현상을 표면효과라 한다. 핵자수가 많아지면 표면효과는 희박해져 핵자당 결합 에너지는 어떤 일정한 값에 가까워진다. 또 핵자수는 핵의 체적에 비례하기 때문에 질량 결손은 체적에 비례한다. 이것을 체적효과라 한다. 한편, 양성자수가 증가하면 양성자 간의 쿨롱 반발력도 증가하여 결합 에너지를 감소시기는 것처럼 작용한다. 이것을 쿨롱효과라 한다. 즉, 핵자당 결합 에너지가 최고치에 달한 후에 완만하게 감소하는 것은 쿨롱효과 때문이다.

원자번호 Z, 중성자수 N인 원자핵의 질량을 $m(Z, N)$으로 나타낼 때 원자번호 z, 중성자수 n인 입자 $m(z\ , n)$을 떼어 놓는 데 필요한 에너지 S를 분리 에너지라 한다.

$$S=\{m(Z-z, N-n)+m(z, n)\}c^2-\{m(Z, N)\}c^2 \tag{2-5}$$

예를 들면, 양성자 하나를 떼어낼 때에는 Z=1, n=0이라 하면 되고, 이때의 분리 에너지는 원자의 이온화 에너지가 된다.

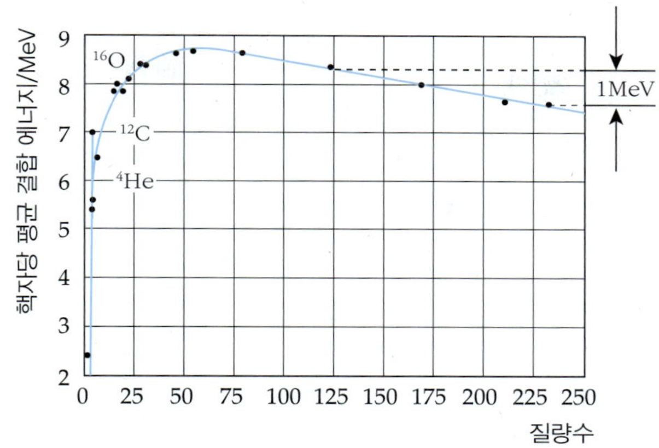

| 그림 2-6 | **핵자당 평균 결합 에너지**

7) 원자질량 단위(atomic mass unit)

위에서 말한 바와 같이 질량결손은 극미량이므로 원자물리학의 세계에서는 국제단위 kg 대신 원자질량 단위 u로 나타내는 경우가 많다. 원자질량 단위는 탄소 ^{12}C의 원자량의 1/12을 1u라 하고, 1u=1.6605402×10^{-27}kg이다. 어떤 원자라도 Avogadro수(6.0221367x10^{23}개)만큼 모이면 그 원자의 질량은 원자량과 같아진다. 탄소 ^{12}C 원자 1 mol은 그 질량이 12g이므로 1u는 다음과 같은 값이 된다.

$$1u = \frac{12}{6.0221367\times10^{23}}\cdot\frac{1}{12} = 1.6605402\times10^{-27}kg \qquad (2-6)$$

반대로 1 u의 원자가 아보가드로(Avogadro)수만큼 모이면 질량 1g이 된다. 다음은 | **표 2-4** |에 나타낸 양성자, 중성자, 전자의 원자질량단위의 값을 이용해서 ^{4}He 원자의 질량결손을 계산해 보자.

$$\begin{aligned}\Delta m &= 2\cdot(1.007276470u+1.008664904u+0.00054858u)-4.0026032u\\ &=4.0329799u-4.0026032u\\ &=0.0303767\ u\\ &=0.0303767u\times1.6605402\times10^{-27}kg/u\\ &=0.0504\times10^{-27}kg\end{aligned} \qquad (2-7)$$

또 식 (2-4)에 따라 1u를 에너지로 환산하면 다음과 같다.

$$1u = 1.6605402 \times 10^{-27} kg \times (3 \times 108 m \cdot s^{-1})^2 \\ \fallingdotseq 931.500[MeV] \qquad (2-8)$$

| 표 2-4 | 양성자, 중성자, 전자의 질량

입자	질량(u)
양성자	1.007276470
중성자	1.008664904
전 자	0.00054858

8) 원자핵의 안정성(stability of nucleus)

원자핵에는 안정된 핵종(안정동위원소)이 있는가 하면, 불안정한 핵종, 즉 방사성 동위원소도 있다. 핵종들 중에는 안정된 핵종보다 불안정한 핵종이 압도적으로 많다. 그렇다면 안정된 핵종은 무엇에 의해 결정되는 것일까? 결론부터 말하자면 양성자와 중성자수의 비에 의해서 결정된다.

원자번호가 적은 가벼운 원자핵종은 양성자와 중성자수는 거의 같으나 원자 핵의 질량이 커질수록 중성자수가 양성자수보다 점점 많아진다. 이와 같이 중성자수가 증가하는 것은 원자번호가 커지면 양전하를 갖는 양성자끼리 전기적 반발력이 커져서 원자핵 자체가 불안정해지므로 이 반발력을 약하게 하기 위함이다. 중성자수가 많아지면 양성자끼리 반발력이 약해질 뿐만 아니라 핵자간에 새로운 핵력이 발생하기 때문에 결합 에너지가 증가되어 원자핵의 안정성은 높아지지만, 중성자수가 너무 많아지거나 적어지면 오히려 불안정해진다.

불안정한 핵종은 자연스럽게 붕괴(disintegration)되어 안정된 핵종이 된다. 불안정한 핵종이 붕괴될 때에는 반드시 알파선, 베타선 혹은 감마선을 방출한다. 이런 핵을 방사성 핵종(radionuclide)이라고 한다. 양성자수가 중성자수보다 많으면 원자핵은 불안정해지고, 이것을 피하기 위해 양성자를 핵외로 방출하거나 중성자로 바꾸는 것 등을 생각해볼수 있다.

이 중에서 양성자 1개를 핵외로 방출하는 대신 양성자 2개와 중성자 2개로 이루어진 알파입자의 형태로 방출하는 알파 붕괴도 있다. 또 양성자가 중성자로 변화하여 양전자를 방출하는 현상이 있다. 감마선은 베타 붕괴나 알파 붕괴 후 불안정한 원자핵으로부터 방출된다. 알파, 베타, 감마 방출에 관해서는 다음에 상세히 설명하겠다.

방사성 핵종의 붕괴 전·후의 핵종을 구별하기 위하여 붕괴 전의 방사성 핵종을 모핵종(parent nuclide)이라 하고, 붕괴 후의 핵종을 자핵종(daughter nuclide)이라 한다.

자핵종이라 하여 반드시 안정된 핵종이라고 단정할 수는 없으며, 여러번 붕괴를 계속하여 안정된 핵종이 되는 경우도 있다.

| 그림 2-7 |은 안정핵의 중성자와 결합 에너지의 관계를 나타낸 것이다.

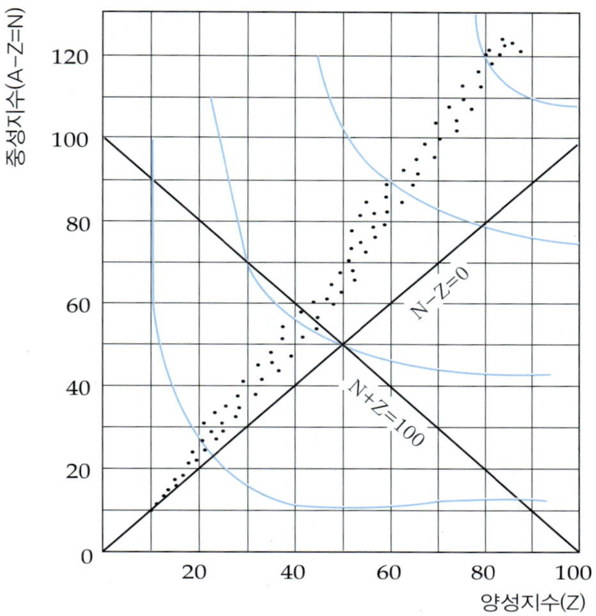

| 그림 2-7 | **안정핵에서 중성자의 관계와 결합 에너지 곡선**

9) 쿼크설과 소립자(quark and particle)

원자핵은 양성자와 중성자로 구성되어 있다는 것을 설명하였다. 옛날에는 원자핵을 양성자, 중성자 및 전자, 광자로 이제 더 이상 분해할 수 없는 입자라 고 하여 소립자라고 불렀다.

양성자와 전자는 부호가 반대인 전하를 가지고 있다. 그 전하의 양은 약 1.602×10^{-19}C 정도인데 2개의 입자가 같다. 이 전하량 e는 최소단위이며, 더 작은 전하는 존재하지 않는다. 중성자는 전하가 없으며 성질은 양성자와 거의 같다. 예를 들면, 원자핵에서는 핵력, 즉, 중성자와 중성자, 양성자와 양성자, 중성자와 양성자 사이에서 작용하는 힘은 전기의 힘을 빼버리면 구별이 되지 않는다. 그러나 중성자의 질량은 양성자의 질량보다도 0.1% 무겁다. 그만큼 양성자 쪽이 더 무거워야 된다는 모순이 생긴다. 그 이유로는 양성자나 중성자는 더 작은 두 종류의 기본적인 입자의 조합으로 이루어져 있다고 생각하는 것으로 설명할 수 있다. 이러한 기본적인 입자를 쿼크(quark)라고 한다.

이 두 종류의 쿼크를 업(u) 쿼크, 다운(d) 쿼크라 하며, 그 전기량은 각각 e의 2/3와 −1/3이다. 즉, 양성자와 중성자의 쿼크의 결합상태는 양성자는 업 업 다운 쿼크이고, 중성자는 다운 다운 업 쿼크가 된다.

또한 쿼크는 단체로 분리하기는 불가능하여 단독으로는 존재할 수 없으므로 그 $2/3 \cdot e$나 $-1/3 \cdot e$는 관측할 수 없다. 또 쿼크에는 반 쿼크가 있다. 예를 들면 π° 중간자는 업(u) 쿼크와 반업(u) 쿼크로, 혹은 다운(d) 쿼크와 반다운(d) 쿼크 등으로 이루어져 있다. 현재, 쿼크의 크기는 10^{-18}m 이하, 그 질량은 전자의 10배 정도로 생각되고 있다.

전자는 양성자 질량의 약 1/1,800밖에 안 되고, 그 크기는 10^{-18}m 이하이며, 핵 주위의 궤도상을 쿨롱 힘에 의해 돌고 있으나 핵내에는 존재하지 않는다. 쿼크 간에 작용하는 힘은 양성자나 중성자에 작용하여 핵을 만들고 있는 핵력과 같은 종류로 강한 힘(쿼크 간에서는 색의 힘이라 함)이다. 이 강한 힘은 전자(electron)에는 작용하지 않아 전자는 핵 내에 존재할 수 없다. 이처럼 강한 힘이 작용하지 않는 입자를 렙톤(lepton, 경입자)이라 한다.

렙톤에는 전자, 양전자 외에 베타 붕괴 때 방출되는 뉴트리노, 뮤 입자 μ(meson), 타우 입자 τ(particle)가 있다. 양전자는 전자의 반입자로서 반 렙톤이 다. 뉴트리노에는 전자 뉴트리노 ν_e, 뮤 뉴트리노 ν_μ, 타우 뉴트리노 ν_τ가 있다. 또 뉴트리노에는 전자력과 강한 힘을 제외한 약한 힘만 작용한다. 뉴트리노 는 이 약한 힘의 크기가 너무도 작기 때문에 실험적으로 관측된 것은 최근의 일이다. 일반적으로 뉴트리노는 전기를 떼어낸 전자라고 생각하면 된다. 또한 물질 사이에 작용하는 힘에는 중력, 전자력(쿨롱 힘), 강한 힘, 약한 힘이라는 네 가지 기본적인 힘이 있고, 각각의 힘이 작용함으로 인해 생겨나는 네 가지 상호 작용이 있다. | **표 2–5** |에 네 가지 기본 힘과 그 성질을 나타냈다. 또한 쿼크역이 되면 위의 네 가지 기본적 힘 중 약한 힘은 전자력과 같게 되고, 강한 힘은 색의 힘이 된다. 게다가 이러한 것들은 한 가지의 통일된 힘이 된다고 생각된다.

쿼크에는 제1세대인 u 쿼크, d 쿼크 이외에 제2세대인 참(c) 쿼크, 스트레인지(s) 쿼크가 있다. 이것들은 업(u), 다운(d) 쿼크와 비교해 보면 질량이 약 100 배에서 1,000배나 크다. 이 군에 제3세대인 톱(t) 쿼크, 보텀(b) 쿼크가 있다. 그리고 쿼크와 반 쿼크가 결합하여 π^0가 만들어진 것처럼 u, d의 가벼운 쿼크와 s 쿼크와의 조합에 의해 9개의 중간자(π^+, π^0, π^-, k^+, k^0, k^-, η^+, η^0, η^-)가 존재한다.

| 표 2–5 | **네 가지 기본 힘과그 성질**

힘의 종류	상대강도	작용거리	작용시간	예	교환입자
강한 힘(강력)	1	$\sim 10^{-15}$m	10^{-23}초	핵력	접착자 중간자
전자력	$\sim 10^{-2}$	∞	10^{-21}초	쿨롱력	원자 분자
약한 힘	$\sim 10^{-13}$	거의 10^{-17}m	10^{-8}초	베타붕괴	매개보존
중력	$\sim 10^{-39}$	∞		만유인력	중력자

π 중간자의 생성과 관계가 있는 k 중간자(k–on)는 π 중간자보다 무겁고, 양성자보다는 가벼운 입자인데, 1947년 C. Powell에 의해 처음 관찰되었다. k 중간자에는 그 전하에 따라서 k^+, k^-, k^0의 세 종류가 있다. 그것들의 스핀은 0이고, 수명은 10^{-8}~10^{-10} 초에 붕괴된다. 그 붕괴형식에는 여러 가지가 있지만, 대표적인 것은 다음과 같다.

$$\left.\begin{array}{l} k^+ \rightarrow p^+ + p^+ + p^- \\ k^- \rightarrow p^- + p^- + p^+ \\ k^0 \rightarrow p^+ + p^- \end{array}\right\} \qquad (2-9)$$

뮤(μ)중간자에는 μ^+, μ^-의 두 종류가 있다. 그것들의 스핀은 1/2이다. 뮤 입자는 파이(π)중간자보다 약 100배나 수명이 길고 다음과 같이 붕괴한다.

$$\begin{array}{l} \mu^+ \rightarrow e^+ + \nu_\mu + \nu_E \\ \mu^- \rightarrow e^- + \nu_\mu + \nu_E \end{array} \qquad (2-10)$$

ν_μ는 뮤 뉴트리노이다. 베타 붕괴 때 방출되는 뉴트리노는 전자 뉴트리노(ν_e)라고 한다. $\overline{\nu_\mu}$, $\overline{\nu}_e$는 각각 ν_μ, ν_ε의 반입자로서 스핀의 방향이 반대이다. **| 표 2-6 |**에 입자와 그 반입자를 나타내었다. 전자의 반입자가 양전자라는 것은 이미 설명하였다. 모든 입자에는 반입자가 존재한다. 단, 광자, π^0와 같이 겹쳐져 있는 것도 있다. 입자, 반입자는 전하가 (+), (−) 반대이고 전하가 없는 것은 스핀이 서로 반대이다. 현재도 물질의 근원에 대해 많은 연구가 계속되고 있다.

10) 핵 스핀(nuclear spin)

핵자인 양성자 및 중성자는 궤도전자와 같이 양자화된 각 운동량을 가지고 있다. 또 전기를 띤 핵자 자신도 자전하고 있기 때문에 자기 모멘트(쌍극자)를 갖는다. 이 핵자가 고유한 특성으로서 가지고 있는 각 운동량을 내부 스핀이라고 한다. 핵자는 내부 스핀 양자수 1/2을 가지고, 핵내의 궤도를 운동하고 있다. 즉, 각각의 궤도의 각 운동량과 스핀 각 운동량을 합성한 반정수의 각 운동 량을 가지고 있다. 핵자들로 구성된 원자핵은 개개의 핵자의 궤도운동에 의한 각 운동량과 핵자 스핀과의 벡터합으로 각 운동량을 가지고 있다. 이것을 핵 스핀(nuclear spin)이라고 한다.

| 표 2-6 | **입자와 반입자**

입자	기호	전하(e)	반입자	전하
전자 뉴트리노	ν_e	0	$\overline{\nu}_e$	0
뮤 뉴트리노	ν_μ	0	$\overline{\nu}_\mu$	0
전자	e^-	−1	e^+	+1
뮤	μ^-	−1	μ^+	+1

π 중간자	0	−1	π^+	+1
양자	p	+1	$\overline{p}$	−1
중성자	n	0	$\overline{n}$	0

| 표 2-7 | **쿼크의 일반적인 성질**

세대	쿼크	기호	전하(e)	기묘수	참수
1	업(up)	u	+2/3	0	0
	다운(down)	d	−1/3	0	0
2	참(charm)	c	+2/3	0	+1
	스트레인지(strange)	s	−1/3	−1	0
3	톱(top)	t	+2/3	0	0
	보텀(bottom)	t	−1/3	0	0

원자핵을 전자장 속에 넣으면 여러 개의 에너지 상태로 나누어지는 것과 나누어지지 않는 것으로 분류할 수 있다. 전자는 고유한 자기 모멘트를 갖는 핵, 후자는 자기 모멘트를 갖지 않는 핵이다.

자기 모멘트는 핵의 자전운동(스핀)에서 유래한다. 핵을 구성하고 있는 양성자와 중성자는 둘 다 고유한 자기 모멘트를 가지고 있다.

양성자의 수와 중성자의 수가 모두 짝수인 경우에는 모든 스핀이 상대를 이루고 있기 때문에 핵 스핀의 방향 및 크기는 제로이다. 이 외의 경우는 원자핵은 핵 스핀으로 인한 고유한 자기 모멘트를 갖는다.

최근 핵자기공명(nuclear magnetic resonance; NMR) 현상을 이용한 자기공명영상(magnetic resonance imaging; MRI) 장치가 의료에 사용되고 있다. 이 장치는 외부 전자장에 의한 핵 스핀의 공명현상을 이용한 것이다. NMR의 대상이 되는 원소로는 양성자의 수 혹은 중성자의 수가 홀수여서 고유한 자기 모멘트를 갖는 $^{1}_{1}H$, $^{13}_{6}C$, $^{22}_{11}Na$, $^{31}_{15}P$ 등이 있다. 원자핵의 에너지는 양자화되어 있다. 따라서 핵이 얻을 수 있는 에너지 값을 원자핵의 에너지 준위(energy level)라고 한다. 또 어느 1개의 준위를 취한 상태를 에너지 고유상태 혹은 고유 상태라고 한다. 각각의 핵종들의 최저 에너지 준위를 기저상태(ground state)라고 하며, 그 이상의 상태를 여기상태(exciting state)라고 한다. 그리고 비교적 낮은 여기상태를 밑에서부터 제1여기상태, 제2여기상태……라고 한다.

3. 궤도전자(orbital electron)

원자 구조는 흔히 태양계에 비유된다. 영국의 물리학자 러더포드(E. Rutherford, 1871~1937)가 고안한 원자 모델은 유명하다. 그의 말에 의하면 전자의 크기는 ~0.01nm(~10^{-11} m) 정도이다. 전자궤도의 크기는 보어에 의하여 정의되었다. 보어 반지름이란 덴마크의 물리학자 보어(N. Bohr, 1885~1962)의 원자론에서 가정한 수소의 전자궤도 반지름을 말한다(다음에 상세하게 설명한다).

원자는 중심에 원자핵이 갖는 양전하(+)와 그것을 둘러싼 전자가 갖는 음전하(−)가 서로 잡아당김으로써 안정적으로 이루어져 있는 구조이다. 태양계도 이와 마찬가지로 중심의 태양과 주위의 행성 사이에 중력으로 서로 잡아당겨져 안정된 궤도를 이루고 있다.

단, 이미 알려져 있는 것처럼 원자의 세계에서는 전자 궤도가 일정하지 않다. 전자는 구름처럼 중심에 있는 원자핵을 둘러싸고 확률적으로만 그 존재를 말할 수 있다.

태양계는 중력이, 원자핵은 전자기력이 지배함으로써 만들어진 구조이다. 둘 다 그 세기는 거리의 제곱에 반비례하고, 먼 거리까지 작용하는 원격력이라고 할 수 있다. 그런데 중력이 천체를 만들고 큰 우주를 지배하고 있는 반면에 전자기력은 큰 우주에서는 특별한 형태를 만들지 않고 우리 주변의 세계나 작은 원자 세계를 지배하고 있다. 수소원자는 핵 주위에 전자 1개를 가지고 있다. 그러나 보다 복잡한 원자일수록 많은 전자가 존재한다. 전자의 에너지 준위는 대체로 수소의 전자준위와 비슷하지만 전자들 사이의 쿨롱력 때문에 양성자수가 클수록 에너지 준위도 높다. 그러나 공통적인 것은 핵을 중심으로 하여 궤도운동을 하고 있다는 것이다.

전자의 전하는 음전하이며 그 양은 전기의 최소단위(전기소량)라는 것은 이미 밝혀졌다. 이것은 밀리칸(R.A. Millikan, 1868~1953)의 유적실험으로 얻어진 값이다.

$$\begin{aligned} e &= 1.602\times10^{-19}\mathrm{C} \\ &= 4.803\times10^{-10}\mathrm{esu} \end{aligned} \qquad (2-11)$$

전자의 질량은 비전하 e/m를 실험적 측정에 의해 다음과 같다.

$$\begin{aligned} e/m &\cong 1.7588\times10^{11}\mathrm{C/kg} \\ m &\cong 1\mathrm{kg}\cdot1.602\times10^{-19}\mathrm{C}/1.76\times10^{11}\mathrm{C} \\ &\cong 9.109\times10^{-31}\mathrm{kg} \end{aligned} \qquad (2-12)$$

원자의 궤도전자수 및 배열상태는 양자수와 파울리(W. Pauli, 1900~1918)의 배타율에 의해 결정된다. 안정궤도의 명칭은 핵과 가까운 쪽부터 K각, L각, M각, N각 등과 같이 각(shell)을 형성하며, 각에 존재할 전자의 수는 $2n^2$(n= 1, 2, 3……) 법칙에 따른다(O각까지만). 여기서 n=1은 K각, n=2는 L각, n=3은 M각…… 등과 같다. 이와 같은 원자구조를 전자각구조라고 한다. 핵 근처에 있는 전자들은 핵과 강하게 결합되어 있기 때문에 이 전자를 이탈시키기 위해서는 보다 큰 에너지를 외부에서 공급해 주어야 한다. 반면에 최외각 전자는 핵과 먼 거리에 있기 때문에 결합력이 아주 낮다. 따라서 자외선 등 아주 낮은 에너지에 의해서도 쉽게 이탈시킬 수 있다. 또한 최외각 전자를 가전자(價電子)라 부르며, 원소의 화학적 질을 결정한다.

2.3 보어의 원자이론 Bohr'satomictheory

원자핵을 중심으로 전자가 원형궤도를 운동하는 러더퍼드의 원자모형은 맥스웰의 고전적 전자기이론에 의하면 가속도 운동을 하는 전자가 계속적으로 에너지를 방출함에 따라서 나선형 궤도를 그리면서 결국에는 일그러져야 한다. 그러나 보어는 이와 같은 이론과는 아주 다른 수소원자에 관한 두 가지 가설을 세웠다(1913년).

첫째로 원자의 에너지는 E1, E2, E3……인 띄엄띄엄한 불연속적인 값만 허용 된다(양자론적 가설)는 것이다. 둘째로 광전효과는 전자가 빛 에너지를 흡수하는 현상이 있는데, 이와는 반대로 원자는 높은 에너지 상태(E_n)에서 낮은 에너지 상태(E_m)로 변화 때 그 에너지 차이에 해당하는 진동수를 갖는 전자기파 를 방출한다(진동수 조건)는 가설이다.

빛의 진동수 ν는

$$\nu = \frac{E_n - E_m}{h} \tag{2-13}$$

이다. 여기서 $E_n > E_m$ 이면 에너지 방출을 의미하고 $E_n < E_m$ 이면 에너지 흡수를 의미한다.

수소원자는 전자기파를 방출 또는 흡수하는 정도에 따라서 여러 가지 스펙 트럼이 결정된다.

수소 스펙트럼에 관해서는 나중에 설명하기로 하고 우선 보어의 가설에 의한 원자모형을 설명하겠다.

보어는 궤도전자가 원운동을 할 때 각 운동량(angular momentum)은 플랑크 상수 h를 2π로 나누어 준 값의 정수배가 될 때 에너지 준위가 생기는 것을 알았다. 즉, 각 운동량 L은

$$L = n\frac{h}{2\pi} = n\hbar\left(\hbar = \frac{h}{2\pi}\right)$$
$$h = 6.6{=}6\times10^{-34}\,\mathrm{J\cdot S} \tag{2-14}$$

이다.

방출되는 에너지 준위 En 는 양자수(quantum number) n의 제곱에 비례한다.

| **그림 2-8** |에서 보는 바와 같이, 전자의 질량 m, 전하 $-e$, 핵하전 Ze , 핵과 전 자 간의 거리 r, 등속도 v라고 하면 각 운동량 mvr은 다음과 같다.

$$mvr = n\hbar \tag{2-15}$$

또 전자의 구심력은 $\frac{mv^2}{r}$, 쿨롱력 $k=\frac{Ze^2}{r^2}$에서 전자의 안정조건은 쿨롱력과 구심력이 같아야 하므로 $\frac{mv^2}{r}=k\frac{Ze^2}{r^2}$에서

$$r = k\frac{Ze^2}{mv^2} \tag{2-16}$$

가 된다. 여기에서 k는 비례상수 $9\times10^9\ \mathrm{N\cdot m^2/C^2}$ 이다. 식 (2-15)와 식 (2-16)에서 속도 v를 제거하면 궤도 반지름을 알 수 있다. 즉,

$$\begin{aligned} r &= \frac{n^2h^2}{kZe^2m} \\ &= 0.529\times10^{-10}\frac{n^2}{Z}[\mathrm{m}] \end{aligned} \tag{2-17}$$

이다. 그러므로 수소(Z=1, n=1)의 반지름은 0.529×10^{-10} m이며, 이것을 보어의 반지름이라고 부른다. 식 (2-15)와 식 (2-16)에서 반지름 r을 제거하면, 전자의 속도를 구할 수 있다. 즉,

$$\begin{aligned} \mathrm{v} &= \frac{kZe^2}{nh} \\ &\cong 2.19\times10^6\frac{n^2}{Z}[\mathrm{m/s}] \end{aligned} \tag{2-18}$$

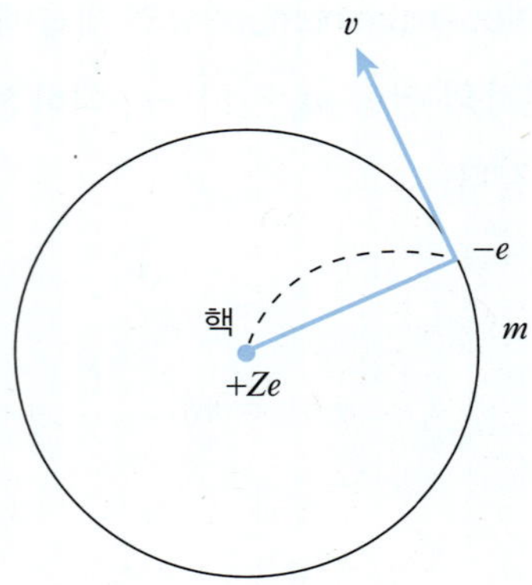

| 그림 2-8 | 수소에 대한 보어의 그림

이다. 안정된 수소에서 궤도전자의 운행속도는 광속도의 약 1/137배가 됨을 알 수 있다. 또한 전자의 운동 에너지 및 위치에너지는

$$
\begin{aligned}
K_E &= \frac{1}{2}mv^2 \\
&= \frac{k^2Z^2e^4m}{2n^2h^2} \\
P_E &= -\frac{kZ^2}{r} \\
&= -\frac{k^2Ze^4m}{n^2h^2}
\end{aligned}
$$

이므로 총 에너지 E_n은 다음과 같다.

$$
\begin{aligned}
E_n = K_E + P_E &= -\frac{k^2Z^2e^4m}{2n^2h^2} \\
&= -2.18\times10^{-18}\frac{Z^2}{n^2}[\mathrm{J}] \qquad (2-19) \\
&= -13.6\frac{Z^2}{n^2}[\mathrm{eV}]
\end{aligned}
$$

정상상태(또는 기저상태)의 수소 내 전자는 가장 낮은 에너지 상태인 −13.6[eV]를 갖고 있으며, 이것을 전리시키기 위해서는 13.6[eV]가 외부에서 보충되어야 한다. 식 (2−19)에 의해 헬륨(Z=2)의 전리화 에너지는 54.4 [eV]이다.

위 식에서 보여 주는 바와 같이 수소의 에너지 준위는 **| 그림 2-9 |**와 같다.

원자 스펙트럼은 원자마다 독특한 계열이 존재한다. 즉, 핵과 멀리 있는 궤도에서 가까운 궤도로 전자가 이동할 때 스펙트럼을 방출한다.

한편, 수소 가스관에 고전압을 가하면 기저상태 $n = 1$에서 더 높은 양자수 $n > 1$ 상태로 여기된다. 이때 전자는 불연속 에너지 상태로 여기되며, 점점 더 에너지 공급을 많이 받아서 13.6[eV]이상되면 이온화 연속이 이루어진다. 여기서 13.6[eV]가 수소의 이온화 에너지임은 이미 언급했다. 전자가 기저상태로 복귀할 때는 이온화 연속에서 핵을 향하여 이동하든지 또는 중간궤도로 이동하면서 스펙트럼 계열을 형성한다. 원자의 여기수명은 위에서 설명한 바와 같이 약 10^{-8}[sec]정도이다.

또 방출하는 스펙트럼 파장은 보어의 묘으로 계산할 수 있다. 예를 들면, 발마(Balmer) 계열(n = 3 에서 n = 2 로 전이)에서 가장 낮은 에너지 전환 스펙 트럼은 보어의 둘째 가설에 의해 구할 수 있다. 식 (2−19)에 의하여

$$E_2 = -\frac{13.6[\text{eV}]}{2^2} = -3.40[\text{eV}]$$

이고,

$$E_3 = -\frac{13.6[\text{eV}]}{3^2} = -1.51[\text{eV}]$$

를 얻음으로써 방출하는 광자의 에너지 $E_3 - E_2$ 는 다음과 같다.

$$\begin{aligned} E_3 - E_2 &= [-1.51-(-3.40)][\text{eV}] \\ &= 1.89[\text{eV}] \end{aligned}$$

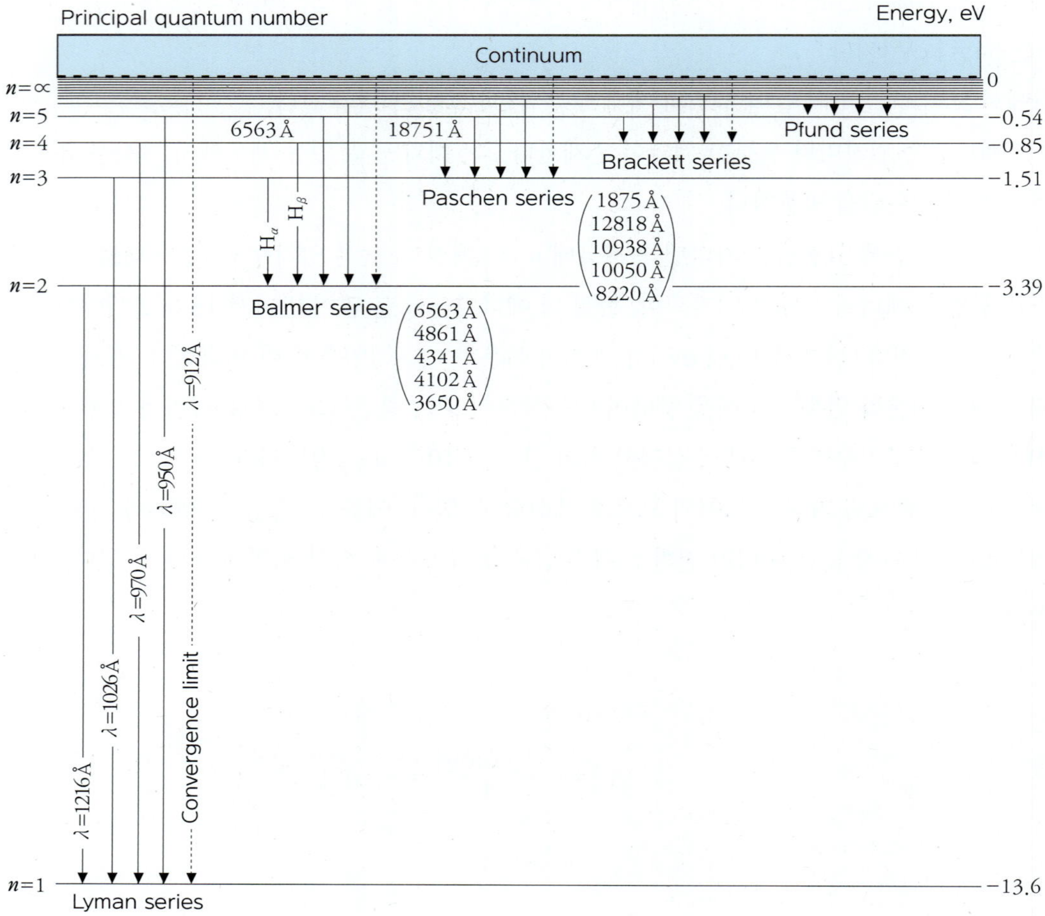

| 그림 2-9 | **수소원자의 에너지 준위도(level)**

또는 1.89[eV]×(1.60×10^{-19}[J/eV])= 3.02×10^{-19}[J]

가 된다. 또 빛의 진동수는 아인슈타인의 공식을 적용하여 얻을 수 있다. 즉,

$$\nu = \frac{E}{h} = \frac{3.02\times10^{-19}[\,J\,]}{6.63\times10^{-34}[\,J\text{-}sec\,]} = 4.56\times10^{14}/[\,S\,] \tag{2-20}$$

이다. 이때 파장은 다음과 같이 구할 수 있다.

$$
\begin{aligned}
E &= \frac{c}{\nu} \\
&= \frac{3\times10^{8}[\text{ m/sec }]}{4.56\times10^{14}/\text{sec}}=6.58\times10^{-7}[\text{ m }] \qquad (2-21) \\
&= 6{,}580\,\text{Å}
\end{aligned}
$$

이때 빛의 색은 노란색이다.

Balmer 계열 외의 스펙트럼들은 가시광 4,000~8,000 [Å]영역에 속한다.

Lyman 계열에서 제일 짧은 파장은 자외선이며 그 외 계열은 적외선 영역이다(Paschen, Brackett, Pfund 계열임).

보어는 수소에 의하여 방출 또는 흡수된 전자기파와 원자의 구조에 관해서는 설명했으나 더욱 복잡한 원자나 분자에 관해서는 설명할 수 없었다. 그런데 1925~1926년에 양자역학이 발전됨에 따라서 만족할 만한 이론이 정립되었다. 이와 같은 고전물리학의 개념을 뛰어넘은 보어의 이론은 현대물리학을 탄생시켰다.

원자 외의 혼합물에서는 전자의 천이 때문에 생긴 스펙트럼 외에 핵의 진동 및 스핀운동과 관련된 특성 스펙트럼이 생겨나는 것도 알려졌다. 이들 분자운동에서 생긴 에너지 차이는 적외선 영역에 속하며 핵 에너지 준위 변화는 감마선을 방출한다. 전자 및 분자의 천이는 원소 또는 혼합물 스펙트럼을 결정짓고 있으며, 감마선은 동위원소의 특정한 파장을 지닌다.

핵심용어 해설

미립자 fine grain

1. 유제 중에 포함되는 할로겐화은 미결정 중 비교적 작은 입자, 일반적 으로 0.3 μm 이하의 입자를 가리킨다.
2. 맨 눈으로 볼 수 없는 작은 입자, 아주 작은 입자, 알갱이를 가리킨다.

핵자 nucleon

원자핵을 구성하는 소립자인 양성자와 중성자를 말한다.

궤도전자 orbital electron

1. 보어의 원자모형 또는 그 수정모형에 있어서 K궤도, L궤도 등에 있는 전자이다. 원자와 그 궤도에 존재하는 일정한 에너지를 갖는다.
2. 보어의 원자모형에 있어서 원자핵의 주위에 일정한 궤도를 그리면서 운행한다고 생각하는 전자이다.

여기 excitation

1. 원자 또는 분자 내의 전자가 충격 등에 의해 안정상태보다 높은 에너지 상태로 옮길 때를 말한다.
2. 원자나 분자 등이 열, 광, 방사선 따위를 흡수하여 에너지가 높은 상태 로 되는 것을 말한다.

전리 ionization

1. 중성원자 또는 분자가 외각 전자를 잃거나 획득하여 이온화되는 현상 이다. 전자포획, 내부전환 등으로 내각의 전자를 잃었을 때 내각전리 라고 한다.
2. 중성 원자 또는 분자가 전기를 띤 원자 또는 원자단으로 되는 것을 말한다.

핵력 nuclear force

1. 핵자 사이에 작용하는 강한 인력, 양성자와 양성자, 양성자와 중성자 사이에 작용하는 핵력은 같다.
2. 원자핵을 이루는 양성자와 중성자 사이에서 작용하는 힘이다.

동위원소 isotope

1. 원자번호가 같고 질량수가 다른 원소. 그 원소가 방사성을 가질 때 방 사성 동위원소라 한다.
2. 천연으로 존재하는 대부분의 원소는 몇 가지 동위원소의 혼합물이다. 동위원소를 나타낼 경우에는 원소기호의 왼쪽 어깨 위나 오른쪽 어깨 위에 질량수를 적는다.

동중핵 isobar

1. 질량수가 같고 원자번호가 다른 핵종이다.
2. 원자핵을 구성하는 핵자수가 같은 원자. 질량수 3인 ^{3}H와 질량수 3의 ^{3}He 등을 동중원소라고도 한다.

동중성자핵 isotone

중성자가 같은 원자 또는 핵종을 말한다.

질량수 mass number

원자핵을 구성하는 핵자의 수이다.

결합 에너지 binding energy

1. 질량결손을 에너지로 환산한 것으로, 원자를 구성하는 양성자, 중성자 및 전자가 전부 흩어져 있던 상태에서 원자를 구성함으로써 위치 에너 지가 감소한다. 이 위치 에너지의 감소분이 결합 에너지이다.
2. 원자핵이나 분자 결정 등과 같이 수많은 입자로 이루어진 체계에서 그것을 구성입자로 분리하는 데 필요한 에너지이다.

질량결손 mass defect

1. 원자를 구성하는 양성자, 중성자 및 전자가 각각 단독으로 존재했을 때 질량의 총합과 원자의 질량과의 차이를 말한다.
2. 원자핵의 질량이 그것을 구성하는 중성자와 양성자와의 질량의 합보 다 작은 현상 또는 그 질량들 사이의 차이이다.

원자질량 단위 atomic mass unit

원자, 원자핵 또는 소립자 등의 질량을 나타내는 데 사용되는 단위이다. 기호는 u이다. 1 u는 1.6604×10^{-27}kg으로서 탄소(^{12}C)원자 1개 질량의 $\frac{1}{12}$이다. 또 1 u는 931.5 Mev이다.

Key Words

CHAPTER

3. 방사선

Radiation

단원 학습목적

방사선의 뜻, 종류 및 방사선의 파동성과 입자성에 대하여 정의하고 각종 단위를 설명할 수 있다.

세부 학습목표

1. 방사선
   1) 방사선을 정의한다.
   2) 방사선의 종류를 분류한다.
   3) 입자선의 에너지를 설명한다.
   4) 방사선이 중요한 작용을 설명한다.
   5) 전자기파의 스펙트럼을 설명한다.
2. 단위
   1) 조사선량
   2) 흡수선량
   3) 특수 단위
   4) 방사선 에너지 단위
   5) 그 외 방사선량단위
   6) 방사능과 방사선량차이

3.1 서론 introduction

인간에게는 도구나 기구가 꼭 필요하지만, 그 사용법을 잘 알고 있지 않으면 뜻하지 않은 사고나 문제가 발생하여 돌이킬 수 없는 사태가 일어날 수 있다.

마찬가지로 방사선학에 사용되는 용어도 예외가 있을 수 없다. 용어는 인간이 서로 의사를 소통하는데 필요한 중요한 수단이며 약속이다. 따라서 용어를 오 · 남용하면 사회적 혼란이 일어나기 때문에 매우 조심하여야 한다. 예를 들면, '방사선'과 '방사능'이라는 용어의 용법상 오류가 그 좋은 예이다.

'방사능'과 '방사선'은 비슷한 용어이지만, 물리학에서 다루는 의미는 매우 다르다. 그럼에도 불구하고 사람들은 아주 오래 전부터 혼동하여 사용하고 있 다. 그야말로 무방비 상태로 남용되고 있다고 해도 과언이 아니다. 예를 들면, 방사선을 쪼인 농산물과 원자력 발전소의 폭발사고가 동일시되는 것도 따지고 보면 '방사선'과 '방사능'의 혼동, 즉 물질 개념과 에너지 개념의 혼동에 의한 것이라고 볼 수 있다. 일부 비전문가들 사이에서는 방사선과 방사능을 같은 의미로 사용하고 있으며, 강한 뜻을 나타내고자 할 때에는 방사선이라는 용어보다 방사능이라는 용어를 사용한다.

두 용어의 참된 의미를 파악하기 위해서 '방사능'과 '방사선'에 관한 해석을 살펴보기로 한다.

3.2 방사선이란? definition of radiation

방사선(radiation)은 물질 개념으로는 도저히 설명할 수 없다. 왜냐하면 눈에 보이거나 피부로 느끼거나 냄새도 없기 때문이다. 그러므로 방사선은 에너지 그 자체이다. 방사선의 범위는 넓지만 우리들이 말하고 있는 방사선은 「원자력안전법 제2조 제7호」에 쓰여 있으며, 이것은 전자기파 또는 입자선 중 직접 또는 간접 적으로 공기를 전리하는 능력(약 34 ev 이상)을 갖고 있는 것으로서, 알파선, 중양성자선, 양성자선, 베타선, 기타 무거운 하전입자선과 중성자선, 감마선 및 전자선(electron ray)과 엑스선을 말한다. 한편 우리말 사전에 의하면, 방사선이란 방사성 원소의 붕괴에 따라 방출되는 여러 가지 입자선 및 복사선을 통틀어 이르는 것이라고 쓰여져 있다.

| 그림 3-1 |은 전자기파의 종류와 명칭 및 주파수와의 관계를 나타낸 것이다. 여기에서 보는 바와 같이, 전자기파 중에서 주파수가 가장 적은 것은 무선전파이고, 가장 많은 것은 감마선이다. 주파수를 일명 진동수라고도 하며, 전자기파 (electromagnetic wave)의 주파수라고 함은 전계(electric field)와 자계(magnetic field)의 파동이 1초 동안에 몇 번 일어나는가를 의미하는 것이다. 또 전자기파 에너지는 그 진동수가 클수록 커진다. 따라서 진동수와 에너지와의 관계는 다음과 같다.

$$E=hv \qquad (3-1)$$

여기서 ,

E : 에너지 v : 진동수 또는 주파수 h : 플랑크상수(6.62607015×10^{-34}J · S)

이다.

무선전파에는 장파(low frequency, LF), AM 라디오 방송용 중파(medium frequency, MF, Hz), FM 라디오 방송용 단파(high frequency, HF, MHz), TV 방송용 초단파(very high frequency, VHF)와 극초단파(ultra high fre- quency, UHF, GHz)가 있다. 여기에서 극초단파는 마이크로파(microwave) 라고도 한다.

전자기파가 전파되어가는 속도는 빛의 속도(30만 km/s)와 같이 일정하므로 전자기파의 주파수가 클수

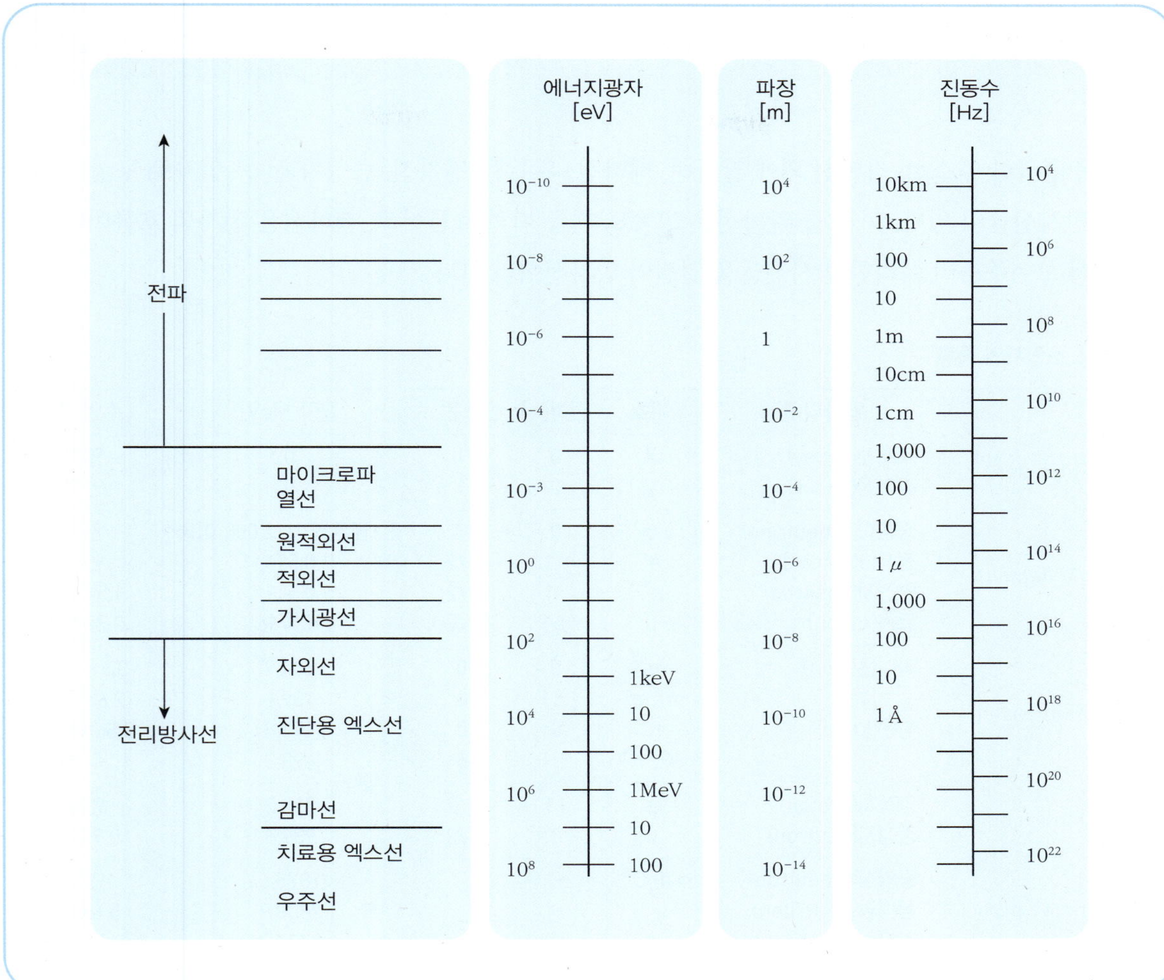

| 그림 3-1 | **전자기파의 종류**

엑스선, 감마선은 고에너지를 지닌 전자기파로서 엑스선은 핵외에서, 감마선은 핵내의 상호작용에 의해서 발생되는 점이 다르지만 물리적 성질은 동일하다.

록 파장은 짧아진다.

무선전파보다 주파수가 큰 것, 즉 에너지가 높은 것으로는 적외선, 가시광선, 자외선, 엑스선, 감마선 등이 있다. 적외선이 피부에 조사되면 뜨겁게 느껴지며 피부를 검게 만든다. 엑스선이나 감마선은 물체를 투과할 수 있을 만큼 에너지가 크므로 의료에 이용된다.

전자기파(electromagnetic wave)는 사방으로 전파되기 때문에 넓은 의미로는 무선통신용 전파에서부터 엑스선, 감마선까지를 모두 방사선이라 하지만, 좁은 의미로는 엑스선, 감마선만을 방사선으로 취급하고 있다.

3.3 방사선의 종류 type of radiation

앞에서 언급한 엑스선, 감마선 외에 알파선, 베타선, 우주선, 전자선, 중성자 선 등 입자로 구성된 여러 종류의 방사선들이 있다. 이들 중 알파선은 고속도 헬륨 핵의 흐름이고, 베타선은 전자의 흐름이다. | 표 3-1 |에서 보여주듯이 이러한 방사선들을 일컬어 입자선이라 한다.

| 표 3-1 | 소립자의 종류

	입자의 종류	기호	전하[e]	스핀	질량[MeV]	수명[초]
광자 (photon)	엑스선(X-ray)	X	0	1	0	안정
	감마선(γ-ray)	γ	0	1	0	안정
경입자 (lepton)	중성미자(neutrino)	υ	0	1/2	전자질량의 1/2,000 이하	안정
	전자(electron)	e^-	−1	1/2	0.511	안정
	양전자(positron)	e^+	+1	1/2	0.511	1.5×10^{-7}
	뮤온(muon)	μ	±1	1/2	105/66	2.2×10^{-6}
중간자 (meason)	파이온(pion)	π^0	0	0	134.9	0.9×10^{-16}
		π^+, π^-	±1	0	139.6	2.6×10^{-8}
	카온(kaon)	K^0	0	0	497.8	0.86×10^{-10}
		K^+, K^-	±1	0	493.8	1.24×10^{-8}
핵자 (nucleon)	양성자(proton)	p	+1	1/2	938.2	안정
	중성자(neutron)	n	0	1/2	939.6	$0.9X10^3$
중입자 (heavy particle)	중양성자(deutron)	d, D	+1		1875.6	안정
	삼중양성자(triton)	t, T	+1		2808.9	$5.6X10^8$
	알파입자(α-particle)	α	+2		3727.3	안정

방사선의 종류를 분류하면 다음과 같다.

1) 존재 형태에 따라 분류하면 자연방사선과 인공방사선으로 구별할 수 있다. 자연방사선에는 우주공간으로부터 오는 우주선과 토양, 음식물, 인체 등에 존재하고 있는 방사성 물질로부터 나오는 것들이 있다. 인공방사선에는 방사선 발생장치나 핵분열 생성물질 등으로부터 방출되는 것들이 있다.

2) 전리능력에 따라 분류하면 전리방사선과 비전리방사선이 있다. 전리방사선은 다시 직접전리방사선과 간접전리방사선으로 분류된다. 직접전리방사선은 전기적인 성질을 갖고 있으며, 알파선, 베타선, 양성자선 등이 이 범주에 속한다. 반면에 전기적인 성질이 없거나 파동성을 갖고 있는 전자기파 등을 간접전리방사선이라 하며, 중성자선, 엑스선, 감마선 등이 여기에 속한다.

한편, 비전리방사선의 종류에는 라디오파, 마이크로파, 적외선, 가시 광선, 자외선 등이 있다.

3) 물리적 성질에 따라 분류하면, 전하를 띤 하전입자선과 전하를 띠지 않은 중성자선으로 구성된 입자방사선, 전장과 자장에 의해 발생하는 전자기파 등이 있다. 전자기파(electromagnetic wave)라 함은 전장과 자장의 시간적 함수로서 주기적인 진동에 의해 그 에너지를 공간에 전파하는 파동을 말한다. 이때

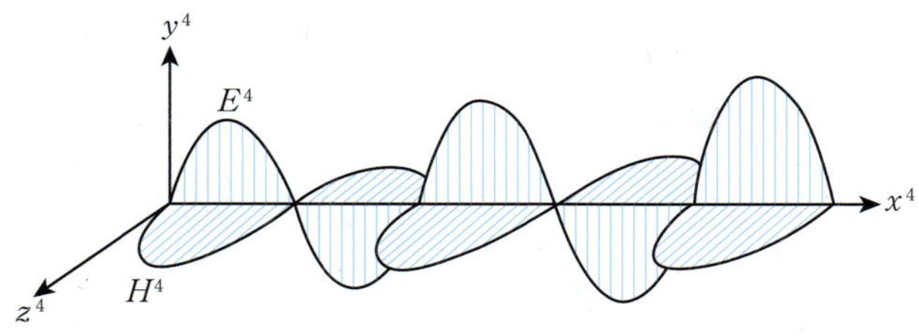

| 그림 3-2 |

자계(H)와 전계(E)는 직교하며[EXH]=v의 속도로 x 방향으로 전파되어 간다. E와 H는 모두 진행방향에 대해서 수직이므로 횡파라 한다.

전기진동과 자기진동의 방향은 서로 수직이고, 그 진행 방향도 진동방향과 직각이다.

따라서 전자기파의 특징은

1. 파장 범위가 매우 넓다.
2. 질량이 없고 전하도 없다.
3. 진공 속에서의 속도는 광속도($3x10^8$ m/s)와 같다.

전자기파(electromagnetic wave)의 종류는 파장 또는 에너지의 크기에 따라 구분할 수 있다. 엑스선 및 감마선은 다른 종류의 전자기파에 비해 파장이 매우 짧기 때문에 에너지도 매우 높다.

입자선(corpuscular ray)에는 전자선(electron beam), 베타선(beta rays), 양성자선, 파이-중간자선(π-measons), 델타선(δ-rays), 중입자선(heavy particle ray) 등과 같은 하전입자와 중성자선(neutron ray), 중성미자(neutrino ray) 등과 같은 비하전입자가 있다. 또한 엑스선이나 감마선, 우주선도 질량이나 전하는 없으나 입자로 취급할 수 있다.

4) 에너지 스펙트럼 현상에 따라 분류하면 다음과 같이 할 수 있다. 알파선, 감마선, 고유엑스선 등과 같이 선 스펙트럼을 갖는 방사선과 베타선, 중성자선, 제동방사선, 중성미자선 등과 같이 연속 스펙트럼을 갖는 방사선으로 분류할 수 있다.

이상과 같은 방사선들은 방사성 물질이나 방사선 발생장치에서 방출된다. 여기에서 방사성 물질을 방사성 동위원소라 한다. 방사성 동위원소는 알게 모르게 우리와 밀접한 관계가 있다.

우리가 흔히 이용하고 있는 라듐 온천장에는 미약하나마 방사성 물질이 녹아 있기 때문에 온천에 들어가면 신체는 당연히 라듐 동위원소에서 방출되는 방사선을 쬐게 된다.

다음으로 우주선(cosmic ray)은 문자 그대로 우주공간으로부터 밤·낮 없이 지구를 향하여 내리쪼이고 있다. 따라서 인류는 태고적부터 오늘날까지 우주선에 노출되어 있는 것이다.

한편, 엑스선이나 전자선은 방사선 발생장치를 이용하여 발생시킬 수 있다. 그 중에서 의료용 엑스선이나 텔레비전 모니터에서 방출되는 엑스선은 전기 에너지에 의해서 발생되고 있다. 이것은 각종 전열 기구가 전기의 힘으로 적외선을 방출시키는 것과 같다. 또한 인공방사선은 방사선 발생장치에 가하는 전압을 가감함으로써 그 에너지를 조절할 수 있다.

방사선 발생장치에서 방출되는 전자선과 엑스선은 그 장치에 가해지는 전압에 의해 그 강도가 결정된다. 예를 들면, 1백만 볼트의 전압을 가하면 1백만 전자볼트(eV)의 전자선을 얻을 수 있다. 여기에서 전자볼트(eV)는 방사선 에너지의 단위로 사용되고 있다.

한편, 방사성 물질로부터 방출되는 방사선의 에너지는 방사성 물질의 종류에 의해 결정된다. 예를 들면, 코발트(^{60}Co)에서 방출되는 감마선의 에너지는 약 1.25 MeV이고 탄소(^{14}C)의 베타선은 0.15 MeV이다.

3.4 방사선의 물리학적 작용 physical reaction of radiation

1. 형광작용(photoluminance)

형광작용이란 일반적으로 태양광선이나 방사선을 특정 물질에 투사하여 특정 물질로부터 특수한 빛을 발생시키는 작용을 말한다.

형광이란 특정 물질에 대한 자극을 정지한 후 10^{-9}초 정도의 단시간 내에 빛이 소실되는 것을 말하며, 반대로 빛이 몇 초 이상 지속되는 것을 인광이라고 한다. 이와 같이 자극을 받으면 빛을 방출할 수 있는 물질을 형광물질 또는 형광체라고 한다. 우리가 이용하고 있는 형광등은 방전에 의해 유리관 안쪽에 칠해 놓은 형광물질을 발광시키는 것이고, 증감지 또는 신틸레이션 측정기도 이와 같은 형광작용을 응용한 것이다.

2. 감광작용(photographic effect)

방사선 감광작용은 우라늄에 방사능이 있음을 알아내는 데 단서가 된 중요 한 작용이다. 예를 들면, 사진건판에 방사선을 쪼이면 검게 되는 현상이다. 감광작용은 엑스선 영상을 나타내는 가장 흔한 예이다. 또 감광된 정도, 즉 흑화도를 측정하면 피폭선량이 어느 정도인지를 알 수 있다. 일반적으로 방사선 직업에 종사하고 있는 사람은 건강관리를 위하여 필름배지 또는 열형광선량계 배지를 가슴에 부착하여 개인의 피폭선량측정에 이용하고 있다.

또한 방사선에 노출된 사진건판을 현상하여 현미경으로 관찰하면 방사선이 지나간 자취를 알 수 있다. 이것으로 방사선의 종류와 양을 측정할 수 있다. 그 밖에 방사성 물질을 포함한 물질에 사진건판을 접촉시킨 후 현상하면 방사성 물질의 분포상황을 정확히 알 수 있다. 이처럼 방사선의 사진작용을 응용하여 방사능을 검사하는 방법을 자가방사선술(autoradiography)이라고 한다. 방사선의 감광작용은 방사선 연구에 매우 중요한 수단이 되어 왔다.

3. 전리작용(ionization effect)

전리작용이란 방사선을 물질에 쪼이면 물질을 구성하고 있는 원자로부터 전자를 빼내어 한 쌍의 양이온과 음이온을 만드는 현상을 말한다. 다시 말하면 방사선이 생체조직을 통과할 때 제1단계로 그 조직을 구성하고 있는 원자에게 작용하여 2차 전자를 방출한다. 이것이 전리작용이며, 이때 방출된 2차 전자는 조직의 원자나 분자에 에너지를 부여한다. 이것을 생물학적 전리작용이라고 한다.

또한 눈에는 보이지 않을 뿐만 아니라 피부로 느낄 수 없는 방사능의 유무를 조사하거나 그 양을 측정하는 방법은 모두 전리작용을 이용한 것이다. 대표적인 것은 가이거-뮬러 계수기(G-M counter)라 불리는 방사선 측정기로서 방사선을 취급하는 직업에 종사하는 사람이 가슴에 착용하는 만년필 모양의 측정기가 바 로 이것이며, 피폭선량을 측정하는 원리는 모두 전리작용을 이용한 것이다.

4. 투과작용

방사선이 물질 속을 통과할 때 방사선량의 일부는 물질 속에 흡수되어 점차 줄어든다. 방사선량이 감소하는 비율은 방사선의 종류, 에너지의 크기, 방사선 이 통과하는 물질의 종류에 따라 다르다.

알파선은 전기량도 많고 질량도 크기 때문에 얇은 두께의 물질에서도 아주 쉽게 흡수된다.

베타선은 알파선에 비하여 전하량이 절반(1/2) 정도이고 질량도 작기 때문에 단위 길이당 에너지 손실은 알파선보다 적고 알파선보다 투과력이 강하여 보다 먼 거리를 비행할 수 있다.

감마선은 하전입자가 아니라 전자기파이기 때문에 알파선이나 베타선에 비하면 물질 투과력이 매우 강하다. 다시 말하면 감마선은 물질에 잘 흡수되지 않는다.

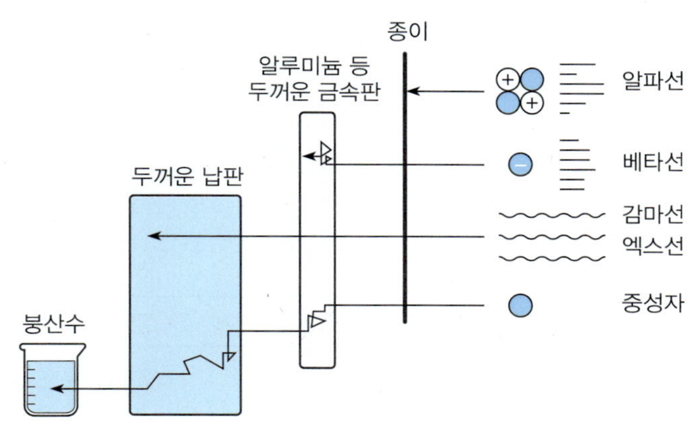

| 그림 3-3 | 방사선의 물질 투과력 비교

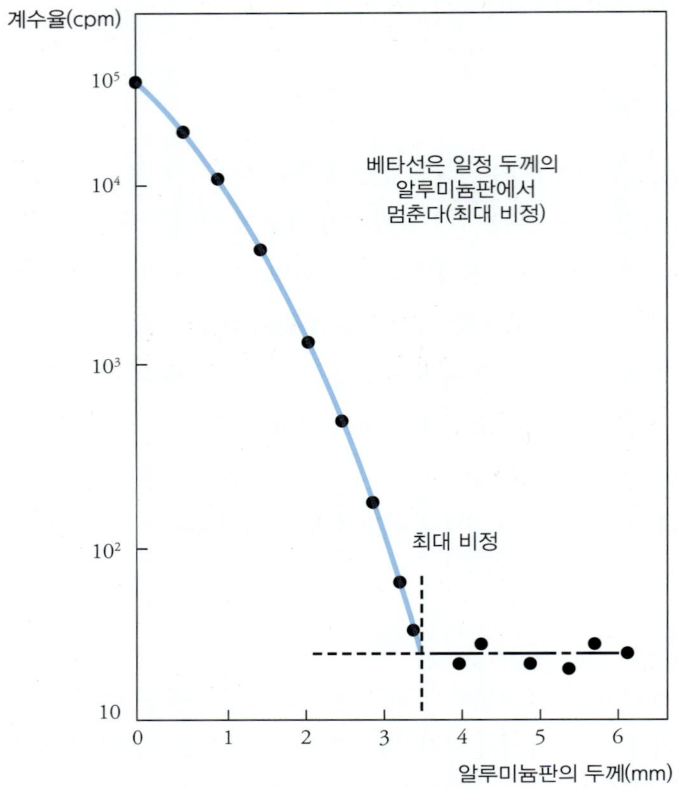

| 그림 3-4 | **베타선의 흡수곡선**

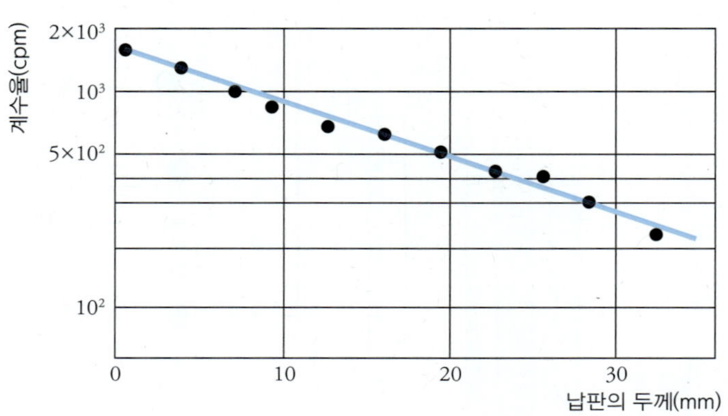

| 그림 3-5 | **감마선의 흡수곡선**

중성자선은 전하가 없기 때문에 원자핵과 충돌을 반복하면서 에너지를 쉽게 잃는다. 중성자는 무거운 원자핵과 충돌하면 에너지 손실이 적지만 수소 등 가벼운 원자핵과 충돌하면 에너지를 빨리 잃는다. 또 카드뮴, 붕산 등은 중성자를 잘 흡수한다.

방사선이 물질과 상호작용하면 그 물질은 에너지를 흡수한다. 만약 그 물질이 생체일 경우 흡수되는 에너지가 많을수록 나쁜 영향이 나타난다. 이것을 방사선 장해라고 한다. 따라서 방사선 장해를 방지하기 위해서는 방사선을 막는 시설이 필요하게 되는데 이것을 차폐체라고 한다. 실제로 차폐체로는 물, 콘크 리트, 철, 납 등이 사용되고 있다.

| 표 3-2 | 방사선의 종류와 성질

종류 \ 성질 및 작용	본질	무게	전기작용	형광작용	감광작용	전리	투과력
알파선	핵내에서 방출되는 헬륨 원자핵	무거움	양전기 2	대	대	대	소
베타선	핵내에서 방출되는 전자	아주 가벼움	음전기 1	중	중	중	중
감마선	핵내에서 방출되는 전자파	없음	없음	소	소	소	대

3.5 방사선방호 기본 양과 단위(units of radiation)

방사선 분야에 종사하는 사람이나 시설 이용자들은 방사선에 피폭되는 것을 미연에 방지하거나 피폭을 최소화할 필요가 있다. 이와 같은 목적으로 방사선의 양과 단위 및 방사선 방어에 관한 권고기관으로 국제방사선단위 및 측정위원회(ICRU, International Commision on Radiation Units and Measurement)와 국제방사선방어위원회(ICRP, International Commission for Radiological Protection)의 두 국제위원회가 있다.

방사선의 양과 단위에 대해서는 국제단위계(SI)를 사용하도록 규정되어 있다. 그러나 지금도 과거에 사용해 왔던 상용 단위를 혼용하는 경우가 많다.

방사선 단위는 방사능의 세기, 전리능력, 물체에 흡수된 에너지의 크기, 인체에 미치는 영향의 정도 등에 따라 그 단위가 각기 다르게 사용되고 있다.

방사선 장해 방지의 목적과 방사선 장치의 안전관리 및 조사선량의 최적화를 위한 수단으로 사용되는 단위들은 다음과 같다.

1. 방사능(radio activity; A)

방사능의 세기를 나타내는 특별한 단위에는 베크렐(Bq)과 퀴리(Ci)가 있다. 이것은 단위시간당 몇 개의 방사선이 방출되는지를 나타내는 단위로서, 1베크렐은 1개의 원자핵이 붕괴할 때 1초 동안에 방출되는 방사선의 양을 말한다. 비 파괴검사(NDT)에 사용되는 방사성 물질은 그 세기가 통상 1.85×10^{12} 베크렐(Bq) 이상 되는 방사성 물질을 사용하고 있다. 방사능의 국제단위는 단위시간당(/s)이다. 따라서 다음과 같다.

$$1\ \text{Bq} = 1/\text{s} = 2.7\times10^{-11}\ \text{Ci}$$
$$1\ \text{Ci} = 3.7\times10^{10}/\text{s} = 3.7\times10^{10}\ \text{Bq} \quad (3\text{-}2)$$

2. 조사선량(exposure dose : X)

조사선량이란 엑스선 또는 감마선 등이 공기 속을 통과하면서 공기를 전리 시키는 능력에 따라 표시한 방사선량을 말한다. 조사선량은 엑스선과 감마선에 국한해서 사용하며, 대상 물질은 반드시 공기여야만 하고, 방사선 에너지는 3 MeV 미만일 때 가능하다.

조사선량 X는 엑스선, 감마선에 의해 질량 dm인 공기의 체적 내에서 자유롭게 된 모든 자유(유리)전자와 양이온이 완전히 공기 중에서 정지되었을 때 생기는 한쪽 부호의 전하의 합 dQ를 dm으로 나눈 몫이다. 즉,

$$X = dQ\ /\ dm \quad (3\text{-}3)$$

질량 dm의 공기 중에서 엑스선, 감마선에 의해서 전리된 전자는 그 에너지를 잃기까지 많은 2차 전자가 생기는데, 그 2차 전자는 당연히 dm 밖에도 생긴 다. 이들 2차 전자의 전하를 모은 것이 dQ이다. 그 양을 측정하기 위해서는 전자평형조건이 필요하므로 엑스선, 감마선 에너지가 3 MeV 이상 또는 매우 약한 에너지(몇 keV) 이하일 때에는 측정하기가 곤란하다.

조사선량의 단위는 킬로그램당 쿨롱(C/kg)을 사용하며 1 C/kg은 공기 1 kg 중에 엑스선, 감마선이 조사될 때 1쿨롱의 전하를 만드는 엑스선, 감마선의 양을 말한다. 한편, 종래부터 사용되고 있는 특별 단위는 뢴트겐(Röntgen)이다. 따라서 1뢴트겐은 공기 1 kg 중에 방사선이 조사될 때 2.58×10^{-4} 쿨롱의 전하를 만드는 엑스선, 감마선의 양을 말한다. 즉,

$$1\ \text{R} = 2.58\times10^{-4}\ \text{C/kg} \quad (3\text{-}4)$$

이 된다. 1R의 엑스선 또는 감마선이 공기 1kg 중에서 만드는 이온쌍수는 1.61×10^{15}/kg이다.

조사선량률 $\mathring{X}$은 시간 dt 동안에 발생한 조사선량의 변화 dX를 dt로 나눈 몫이다. 즉

$$\mathring{X} = dX / dt \tag{3-5}$$

단위로는 C/kg · s 또는 mR/h 등이 쓰인다.

3. 흡수선량(absorbed dose : D)

흡수선량이란 방사선 또는 물질의 종류에는 관계없이 물질과 상호 작용하여 그 물질의 단위질량당 흡수된 에너지의 양을 말하는데, 전리방사선에 의해 부여된 평균 에너지를 질량 dm의 체적요소 내의 물질로 나눈 몫이다. 즉,

$$D = d\overline{E} / dm \tag{3-6}$$

그 특별단위는 그레이(Gy)와 관습적으로 사용되었던 단위 라드(rad)가 있다.

1그레이(Gy)는 어떤 물질 1kg당 방사선으로부터 1줄(J)의 에너지가 흡수되었을 때의 선량을 말한다. 즉,

$$1\,\mathrm{Gy} = 1\,\mathrm{J} / \mathrm{kg} \tag{3-7}$$

또한 1rad는 물질 1g당 방사선으로부터 100erg의 에너지가 흡수되었을때의 흡수선량을 말한다. 즉,

$$\begin{aligned} 1\,\mathrm{Gy} &= 100\,\mathrm{rad} \\ 1\,\mathrm{rad} &= 100\,\mathrm{erg/g} \end{aligned} \tag{3-8}$$

이다.

흡수선량률 $\mathring{D}$은 시간 dt 동안에 발생한 흡수선량의 증가 dD를 시간 dt로나 눈 몫이다. 즉,

$$\mathring{D} = dD / dt \tag{3-9}$$

흡수선량률의 단위에는 Gy/h 또는 mGy/min, Gy/s 또는 rad/h, mrad/min, rad/s 등이 쓰인다.

4. 커마(kerma : K)

커마는 비하전 입자인 중성자에 사용되어온 제1회 충돌선량(first collision dose)의 정의를 확장한 것이다. 이 양의 명칭은 kinetic energy released in material에서 유래한다. 커마(K)는 질량 dm인 물질의 체적요소 내에서 간접전리 입자에 의해 자유로워진 모든 하전입자의 최초 운동 에너지의 합 dE를 질량 dm으로 나눈 몫이다. 즉,

$$K = dE / dm \qquad (3-10)$$

커마는 물질 속의 그 점에서 하전입자 평형이 성립하는데, 평형에 의해 제동 방사손실을 무시할 수 있을 때에는 그 점에서의 흡수선량과 같아진다.

커마의 단위는 J/kg이고, 특별단위는 Gray(Gy)이다.

커마율 $\mathring{K}$은 시간 dt 동안에 발생한 커마의 증가 dK를 시간 dt로 나눈 몫 이다. 즉,

$$\mathring{K} = dK / dt \qquad (3-11)$$

이고, 단위는 J/kg · s이다.

5. 등가선량(equivalent dose in a tissue or orgam : H_T)

방사선의 종류와 에너지에 따라 다르게 나타나는 생물학적 효과를 동일한 선량값으로 보정해 주기 위해 사용하는 선량으로 방사선 피폭의 방지목적으로 사용하는 단위이다. 절대측정은 불가능하고 평균값이다. 등가선량은 어떤 조직 이나 장기중의 평균 흡수선량(D)에 방사선 하중계수(W_R)를 곱한 값이다. 즉,

$$H_T = D_{TR} \cdot W_R$$

$$\text{총등가선량 } H_T = \sum_R D_{TR} \cdot W_R \qquad (3-12)$$

특별단위는 시버트(Sv)이다. 신체의 특정 장기나 조직에 대해서 사용하고 | **표 3-3** |은 방사선하중계수

와 선질계수(W_R)를 나타낸다.

| 표 3-3-A | **방사선하중계수(W_R)**

구　　분	ICRP 60	ICRP 103
광자	1	1
전자 및 뮤온	1	1
양성자 및 하전 파이온	5	2
알파입자, 핵분열 파편, 중이온	20	20
중성자	계단함수	연속함수

| 표 3-3-B | **중성자 방사선하중계수(W_R)**

구　　분	중성자 방사선하중계수(W_R)	
ICRP 60 (계단함수)	<10 keV	5
	10 keV~100 keV	10
	100 keV~2 MeV	20
	2 MeV~20 MeV	10
	>20 MeV	5
ICRP 103 (연속함수)	En<1MeV	$2.5 + 18.2\exp[-(\ln En)^2/6]$
	1MeV<En<50MeV	$5.0 + 17.0\exp[-(\ln En)^2/6]$
	En>50MeV	$2.5 + 3.25\exp[-(\ln 0.04En)^2/6]$

방사선하중계수는(W) 방사선의 종류에 따른 결정적 영향의 차를 보정하는 계수이다. 등가선량의 특별단위는 시버트(Sv)이다.

$$1\ \text{Sv} = 1\ \text{J/kg} \tag{3-13}$$

관습단위는 rem이며, 다음과 같이 나타낸다.

$$\begin{aligned} 1\ \text{Sv} &= 100\ \text{rem} \\ 1\ \text{rem} &= 100\ \text{erg/g} = 0.01\ \text{Sv} \end{aligned} \tag{3-14}$$

방사선 피폭 시 인체에 미치는 영향에 대하여 살펴보면, 예를 들어 1.5시버트에 피폭되면 방사선 숙취 상태가 일어나며, 4시버트에 일시에 피폭되면 50%가 사망하고, 7시버트 이상에 일시에 피폭되면 100%

사망하게 된다. 이상에서 살펴본 바와 같이 방사선 단위는 관습단위와 국제표준단위의 혼용으로 인해 서로 다른 기관 및 국가 간에 혼선을 초래하고 불필요한 단위 상호 간에 환산과정이 필요하게 된다. 따라서 정부에서는 원자력법 및 각종 고시에 나타나 있는 방사선 단위를 국제표준단위로 통일하여 사용함으로써 방사선 단위의 혼용으로 인해 초래되는 비효율성을 제거하도록 하고 있다.

지금까지 설명한 것 이외의 방사선 단위에 대하여는 **| 표 3–4 |**를 참고하기 바란다.

| 표 3–4 | **물리적 양 및 단위**

양		단위기호		
명칭	기호	SI 단위	SI 특수단위	재래식 단위
입자수	N	1		
방사 에너지	R	J		
입자속	N	s^{-1}		
에너지속	R	W		
입자 플루언스	Φ	m^{-2}		
에너지 플루언스	Ψ	$J\ m^{-2}$		
입자 플루언스율	φ	$m^{-2}s^{-1}$		
에너지 플루언스율	ψ	Wm^{-2}		
입자 래디언스	ρ	$m^{-2}\ s^{-1}\ sr^{-1}$		
에너지 래디언스	ɤ	$W\ m^{-2}\ sr^{-1}$		
단면적	σ	m^2		b
질량흡수계수	μ/ρ	$m^2\ kg^{-1}$		
	μ_{tr}/ρ	$m^2\ kg^{-1}$		
질량 에너지 수송계수	μ_{en}/ρ	$m^2\ kg^{-1}$		
총질량 저지능	Σ/ρ	$J\ m^2\ kg^{-1}$		$eV\ m^2 kg^{-1}$
선형 에너지 전이	Λ_{Δ}	$J\ m^{-1}$		$eV\ m^{-1}$
방사화학적 수율	G(x)	$mol\ J^{-1}$		
이온쌍 형성 소비 에너지	W	J		
에너지 부여	ε	J		eV
선형 에너지	y	$J\ m^{-1}$		$eV\ m^{-1}$
비에너지 전달	z	$J\ kg^{-1}$	Gy	rad
흡수선량	*D*	$J\ kg^{-1}$	Gy	rad
흡수선량률	$\mathring{D}$	$J\ kg^{-1}\ s^{-1}$	$Gy\ s^{-1}$	$rad\ s^{-1}$
커마	*K*	$J\ kg^{-1}$	Gy	rad
커마율	$\mathring{K}$	$J\ kg^{-1}\ s^{-1}$	$Gy\ s^{-1}$	$rad\ s^{-1}$
조사선량	*X*	$C\ kg^{-1}$		R
조사선량률	$\mathring{X}$	$C\ kg^{-1}\ s^{-1}$		$R\ s^{-1}$
붕괴상수	λ	s^{-1}		
방사능	A	s^{-1}	Bq	Ci
공기 커마율 상수	Γ_{δ}	$m^2\ J\ kg^{-1}$	$m^2\ Gy\ Bq^{-1}\ s^{-1}$	$m^2\ rad\ Ci^{-1}\ s^{-1}$

핵심용어 해설

방사선 radiation

첫째, 전자기파(electromagnetic wave) 또는 입자선(particleray) 중 직접 또는 간접적으로 공기를 전리하는 능력을 갖는 것으로 ① 알파선, 중양자선, 양성자선 및 베타선, ② 중성자선, ③ 감마선, ④ 전자선 및 엑스선을 말한다.

둘째, 방사성 동위원소의 붕괴에 따라 방사되는 입자선이나 복사선, 알파 선, 베타선, 감마선이 었다. 알파선은 헬륨의 원자핵, 베타선은 전자나 양 전자로 이루어지는 입자선, 감마선은 파장이 매우 짧은 전자기파로서, 모두가 기체를 전리하거나 사진작용, 형광작용을 나타낸다. 이러한 것들은 베크렐에 의해 우라늄 화합물에서 발견되었다.

셋째, 그 밖의 여러 가지의 입자선 및 복사선을 말한다.

방사능 activity, radioactivity

1. 방사성 핵종이 단위시간에 붕괴하는 원자수로, 그 단위는 1초에 1붕괴 를 1베크렐이라고 하며, 기호는 Bq를 쓴다. 또한 3.7×10^{10} Bq를 단위 로 한 특수단위를 1퀴리라 한다.
2. 방사성 물질의 핵으로부터 자연적인 현상에 의해 헬륨의 핵과 똑같은 구조를 갖는 미립자(알파입자) 또는 단순한 전자(베타입자)를 방사하는 현상을 말한다(알파선, 베타선, 감마선, 중성자선).
3. 방사성 물질이 방사선을 방출하는 현상이다.

방사성 active, radioactive

방사능을 가진 성질을 말한다.

전자기파 electromagnetic wave

첫째, 전기성분과 자기성분을 함께 가지고 있는 파동으로서 좁은 의미로는 전파인데, 넓은 의미로는 파장이 긴 것부터 무선용 전파, 적외선, 광선, 자외선, 엑스선, 감마선, 우주선 등의 총칭이며 진공 속을 $C=3x10^8[m/s]$의 속도로 진행하는 파동이다. 일반적으로 파장 λ와 진동수 v사이에는 C=λv인 관계가 있다.

둘째, 전자장의 진동에 따라 진공 속이나 물질 속을 전파하는 횡파이며 파장이 긴 쪽으로부터 차례로 전파, 적외선, 가시광선, 자외선, 엑스선, 감마선으로 분류한다. 진공 속에서는 광속도와 같으며, 물질 속에서는 그보다 느리며 진로가 바뀐다. 이것을 굴절이라 하며 파장이 짧을수록 크다. 또 빛과 같이 반사, 흡수, 분산, 편광 등의 성질을 가지며 전자기파에 의한 에너지의 전달을 방사라고 한다.

1864년 맥스웰은 전자기파를 이론적으로 도출하여, 빛도 전자기파의 한 가지라는 이론을 세웠는데, 1888년에 헤르츠가 전기불꽃에 의하여 이것을 증명하였다.

양자역학에서는 파동성과 입자성, 즉 이중성을 갖는다고 생각하였고, 전파와 같은 뜻으로 쓰이기도 한다(빛, 전자장).

스펙트럼 spectrum

첫째, 빛, 엑스선, 기타 복사선을 파장의 차이에 따라 분해했을 때, 이것을 어떤 면에서 받으면 파장의 순으로 병렬된다. 이 병렬을 스펙트럼이라고 한다. 스펙트럼은 크게 연속 스펙트럼, 휘선 스펙트럼, 대(band)스펙 트럼으로 나눌 수 있는데, 흡수 스펙트럼이 생길 때도 있다.

넓은 의미로 스펙트럼이란 어떤 특정한 성질을 갖는 것의 집합을 어떤 규칙에 따라서 배열한 것을 말한다. 스펙트럼은 다음과 같이 정의할 수 있다.

1. 가시광선, 기타의 빛을 분광기로 단색성분을 분해하여 파장 순으로 배열한 것.
2. 일정하지 않게 변동하는 분포가 주어졌을 때, 그 변동 중 진동수 성분과 강도의 관계를 나타낸 것.
3. 복잡한 성분을 단순한 성분으로 분해하여 어떤 양의 대소의 순으로 배열한 것.

둘째,

1. 분광기를 통과한 복사선을 하나의 면에 파장의 순서로 배열한 것을 말한다. 여러 가지 원자나 분자에서 나오는 빛이나 엑스선은 각기 고유한 것을 가지고 있다.
2. 복잡한 조성으로 된 것을 몇 개의 단순한 성분으로 나누고 그 성분을 특정한 양의 대소에 따라 순차적으로 배열한 것.

퀴리 curie

첫째, 방사능의 관습단위 1퀴리는 방사성 물질 중 방사성 핵종이 1초당 붕괴횟수가 3.7×10^{10}개일 때의 방사능이다. 1퀴리의 방사성 핵종의 질량은 3.19×10^{-10}x(반감기)x(질량수)이다. 1퀴리는 큰 양이므로 1밀리 퀴리, 더 작게 1마이크로퀴리, 그리고 1나노(mμ=n)퀴리를 사용하는 경우가 있다.

둘째, 방사성 물질의 양을 나타내는 단위이다. 1퀴리는 1초당 3.7×10^{10}개의 원자핵이 붕괴하는 물질의 양이다. 라듐에서는 1 g이 1퀴리에 상당하며, 기호는 Ci이다.

조사선량 exposure dose: X

엑스선, 감마선에 의해 질량 dm인 공기의 체적요소 내의 자유로운 모든 전자와 양이온이 완전히 공기 중에서 정지되었을 때 생기는 한쪽 부호의 전하의 합 dQ를 질량 dm으로 나눈 몫이다. 즉,

$$X = \frac{dQ}{dm}$$

뢴트겐 Röntgen

엑스선, 감마선의 조사선량의 단위이다. 1뢴트겐은 엑스선 또는 감마선의 조사를 받아 건조한 공기의 0.01293 g이 발생시킨 2차 전자가 공기중에 1 cgs-esu의 음, 양의 이온쌍(2.58×10^{-4}C·kg^{-1})을 생성시키는 엑스선 또는 감마선의 양을 말한다. 단, 감마선의 에너지가 3 MeV 미만인 경우로 제한한다. 기호는 R이다.

흡수선량 absorbed dose: D

질량 m의 체적요소 내의 물질에 전리방사선에 의해 부여된 평균 에너지 *dE*을 질량 *dm*으로 나눈 몫이다. 즉,

$D = \frac{dQ}{dm}$ 단위는 gray(Gy) 또는 rad를 쓴다.

커마 kerma: K

질량 *dm*인 물질의 체적요소 내에서 간접전리입자에 의해 자유로워진 전 하전 입자의 최초의 운동에너지의 합 *dE*를 *dm*으로 나눈 몫이다.

$K = \frac{dE}{dm}$ 단위는 gray(Gy) 또는 rad를 쓴다.

등가선량 equivalent dose: H_T

방사선 방어의 목적으로 피폭의 영향을 모든 방사선에 대해 같은 척도로 평가하기 위해 사용하는 양이다.

$$H_T = W_R \cdot D$$

※ D : 흡수선량, W_R : 하중계수, 단위 : 시버트(Sv)

선량 dose

첫째, 방사선의 양, 방사선 속의 물리적인 강도, 이것을 적산한 에너지, 이온화 작용의 강도 외에 조사되는 물체에 흡수되는 에너지나 조사되는 생물체에 주는 효과비 등 여러 가지 방법으로 나타낸다.

둘째, 조사선량 또는 흡수선량을 간단히 선량이라고 하는 경우가 있다. 또한, 선량당량을 의미하는 경우도 있다.

Key Words

3. Radiation

CHAPTER

4. 방사선의 이중성

Duality of Radiation

단원 학습목적

전자기파는 파동성과 입자성을 모두 가지고 있다. 마찬가지로 입자선도 입자적인 성질은 물론 파동적인 성질도 있다. 따라서 전자기파와 입자선의 두 가지 성질을 구체적으로 파악한다.

세부 학습목표

입자의 파동성을 이해할 수 있어야 한다.
전자기파의 파동성을 이해할 수 있어야 한다.
전자기파의 입자성을 이해할 수 있어야 한다.
드 브로이의 파동성을 설명할 수 있어야 한다.
광전효과(빛에 의한)의 기본 이론을 알 수 있어야 한다.

4.1 서론 introduction

분자, 원자, 원자핵, 전자 등으로 구성된 미시적 세계에서 입자나 파동은 별개로 존재하지 않는다.

우리들이 알고 있는 것과 같이 전자기파는 전하와 질량을 가지고 있지는 않지만, 역학적 법칙에 따라 움직이므로 전자기파를 입자로 간주해야만 할 때도 있다. 또한 전자기파를 입자뿐만 아니라 파동적으로 해석해야만 하는 경우도 있다. 다시 말하면, 전자기파를 어떤 경우에는 파동으로 간주하기도 하지만, 때로는 입자들의 연속적인 흐름처럼 생각하지 않으면 안 된다. 이와 같이 파동-입자의 이중성을 이해하는 기본 개념에 관하여 설명하기로 하자.

4.2 전자기파의 파동성 wave properties of electromagnetic radiation

전자기파는 맥스웰(J.C. Maxwell, 1831~1879)의 전장 및 자장의 이론과 이들 상호관계로부터 예시하였다.

그는 이론적으로 계산한 결과 진공 내에서 전자기파의 속도는 빛의 속도와 잘 일치한다는 점과 전자기파와 빛이 모두 횡파라는 점에서 빛도 전자기파의 일종이라고 추측하였다. 그 후 여러 방면의 실험에 의하여 그 정당성이 입증되었다.

맥스웰의 전자기 이론은 뉴턴의 만유인력의 법칙, 아인슈타인의 상대성 이론과 함께 물리학 분야에 중요한 위치를 차지하고 있다.

전자기학적 이론에 의하면 전류가 흐르는 도선의 둘레에는 자장(자기장, magnetic field)이 생기고, 대전된 물체의 둘레에는 전장(전기장, electric field)이 생긴다. 이와 같이 자장이나 전장은 물체와 함께 나타나고 있다. 그러나 라디오 또는 텔레비전에서 이용하는 전자기파는 아무것도 없는 공간을 수백 km 또는 수천 km의 먼 곳까지 전파되어 가는 것으로 보아 전자기파는 물체(매질)와는 관계가 없어 보인다.

한편, 정지하고 있는 전기와 자기는 아주 비슷한 성질을 가지고 있으나, 전기가 움직이면 자기를 만들어 내고 또 자기가 움직이면 전기를 만들어 낸다. 전기장과 자기장이 결합된 전자기장은 빛의 속도로 전파되고 또 전형적인 파동성이 있다는 것을 알게 되었다.

가속도를 받는 전하는 무한공간으로 전파되는 전자기적 교란을 만들어낸다는 사실과 전하들이 주기적 진동을 하면 이 교란은 파동이 되고 전자기파의 전기적 성분과 자기적 성분은 서로 수직을 이룬다. 또 이들 성분은 모두 파의 진행방향에 수직이다.

맥스웰에 의하면 연속적으로 변화하는 전기장과 자기장은 서로 결합되어 전자기파를 형성하며, 진공 중에서의 전자기파의 전파속도 c는 다음과 같이 계산할 수 있다고 발표하였다.

$$c = \frac{1}{\sqrt{\varepsilon_0 \, \mu_0}} = 2.998 \times 10^8 \mathrm{m \cdot s^{-1}} \qquad (4\text{-}1)$$

여기서 ε_0=는 자유공간에서의 전기유전율이고, μ_0=는 자기 투자율이다. 전자기파에 대하여 더욱 세밀하게 연구한 헤르츠는 이 전자기적 성분을 갖는 전자기파는 속도 이외에 반사, 굴절, 회절된다는 사실도 알았다. 빛과 모든 전자기파들은 근본적으로 같은 성질을 지니고 있지만, 그들이 물질과 상호작용 할 때 생기는 현상은 전자기파의 진동수에 따라 다르다. 눈으로 볼 수 있는 빛은 진동수가 약 4.3×10^{14} Hz에서부터 7.5×10^{14} Hz까지의 범위를 갖는다. 이 외에 전자기파는 무선통신에 사용되는 낮은 진동수에서부터 엑스선 혹은 감마 선과 같은 높은 진동수까지 범위가 아주 넓다.

전자기파의 진동수와 스펙트럼에 관한 자세한 내용은 **| 표 4-1 |**과 같다.

적외선, 가시광선, 자외선은 원자 또는 분자가 여기상태에서 기저상태로 변화할 때 전자기파를 방출하는 현상이다.

감마선은 여기된 원자핵 내부의 에너지가 외부로 방출하는 현상이다. 장파장의 전자기파는 안테나에서 아주 느린 진동전류에 의해서 발생한다. 레이더파와 라디오파는 이와 같은 과정에서 생겨난다. 따라

| 표 4-1 | 전자기파의 스펙트럼

진파수[Hz	파장[m]	명칭	진동수[Hz	파장[m]	명칭
10^{23}	3×10^{-15}	우주선, 광자	10^{10}	3×10^{-2}	마이크로파, 레이더
10^{22}	3×10^{-14}	감마선	10^{9}	3×10^{-1}	레이더
10^{21}	3×10^{-13}	감마선, 엑스선			성간수소(星間水素)
10^{20}	3×10^{-12}	엑스선	10^{8}	3	TV, FM 방송
		양전자 – 전자대소멸	10^{7}	3×10^{1}	단파 방송
10^{19}	3×10^{-11}	연 엑스선	10^{6}	3×10^{2}	AM 방송
10^{18}	3×10^{-10}	자외선, 엑스선	10^{5}	3×10^{3}	중파 방송
10^{17}	3×10^{-9}	자외선	10^{4}	3×10^{4}	유도가열
10^{16}	3×10^{-8}	자외선	10^{3}	3×10^{5}	
10^{15}	3×10^{-7}	가시 스펙트럼	10^{2}	3×10^{6}	전력
10^{14}	3×10^{-6}	적외선	10	3×10^{7}	전력
10^{13}	3×10^{-5}	적외선	1	3×10^{8}	
10^{12}	3×10^{-4}	적외선	0	무한대	직류
10^{11}	3×10^{-3}	마이크로파			

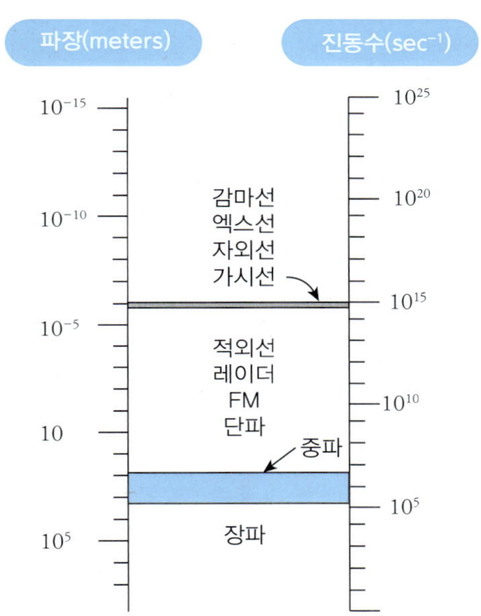

| 그림 4-1 | 전자기파의 스펙트럼

서 전송파(carrier wave)는 인위적 조정이 가능하다. 예를 들면 비교적 진동이 느린 진동수 AM과 FM은 우리에게 정보를 제공한다.

전자기파의 종류는 파장 또는 진동수에 의하여 분류된다. 즉, 라디오파와 같이 파장이 5마일 이상 긴 전자기파가 있는 반면에 엑스선, 감마선처럼 백만분의 1센치미터(cm) 이하의 극히 짧은 전자기파도 있다.

진료목적으로 이용하는 엑스선, 감마선은 파장이 짧은 쪽에 속한다. 파장의 단위는 특수단위인 옹스트롬(Å) 또는 카이 유니트(x unit)로 나타낸다.

전자기파의 파장과 에너지는 반비례하며 에너지의 정도에 따라 물질과 상호작용하는 현상은 달라진다.

파장이란 파의 공간적 주기, 즉 파동의 위상이 2π 만큼 다른 두 점 사이의 거리이며 일반적으로 파의 1주기의 길이를 말한다.

진동수란 교류가 1초간에 몇 번 그 방향을 변화하는가를 나타내는 것을 말한다.

주기란 교류가 일회전에 소요하는 시간이다.

주기와 진동수와의 관계는

$$\nu = \frac{1}{T} \tag{4-2}$$

이다. 여기서 ν는 진동수이고, T는 주기이다. 진동수와 파장과의 관계에서 전자기파의 속도 c는

$$c = \lambda \nu \tag{4-3}$$

이다. 여기서 λ는 전자기파의 파장이다. 또 전자기파의 에너지 E는

$$E = h\nu \tag{4-4}$$

이다. 여기서 h는 플랑크 상수이며 그 값은

$$h = 6.626 \times 10^{-34} [\mathrm{J \cdot S}] \tag{4-5}$$

이다. 광량자는 에너지를 가지고 있는 입자라는 뜻에서 광자라고 부르기도 한다. 또 광량자의 운동량 P는

$$P = \frac{h\nu}{c} = \frac{h}{\lambda} \tag{4-6}$$

로 나타낼 수 있다.

아인슈타인에 의하면 광전자의 방출은 1개의 광자가 그것이 가지고 있는 에너지 전부를 금속내의 1개의 전자에게 준 결과, 전자가 튀어나오는 것이라고 하였다.

이때 튀어나온 광전자의 최대 운동 에너지를 K_{max}이라고 하면,

$$K_{max} = h\nu - h\nu_0 \tag{4-7}$$

이다. 여기서 $h\nu_0$는 금속의 표면으로부터 전자를 떼어 내기 위한 최소 에너지이다.

특정 금속의 표면에 대해 특유의 값인 에너지 $h\nu_0$를 일함수(work function)라고 하며, 그 기호는 보통 ϕ로 쓰인다. 광전효과에 의한 특정 금속의 일함수는 **| 표 4-2 |**와 같다.

| 표 4-2 | **특정 금속의 일함수**

금속	기호	일함수(eV)
세 슘	Cs	1.9
칼 륨	K	2.2
나트륨	Na	2.3
리 튬	Li	2.5
칼 슘	Ca	3.2
구 리	Cu	4.5
은	Ag	4.7
백 금	Pt	5.6

4.3 전자기파의 입자성 particle properties of electromagnetic wave

때때로 전자기파는 질량이 없는 에너지 입자의 흐름이라고 가정하여 설명해 야만 되는 경우가 있다.

이와 같은 현상을 연구한 헤르츠(Hertz)는 방전전기에 빛을 쪼이면 전류가 흐른다는 사실을 알아냈다. 또 레날드(Lennard)는 **| 그림 4-2 |**와 같은 실험장치를 사용하여 파장이 짧은 빛을 쪼인 금속 표면으로부터 전자가 튀어나온다는 사실을 알았다. 이 전자를 광전자(photoelectron)라 하며, 이 현상을 광전효과(photoelectric effect)라고 한다.

| 그림 4-2 |와 같이 진공관 속의 양극 금속판에 빛을 쪼이면, 빛을 받은 면에서 튀어나온 광전자들은

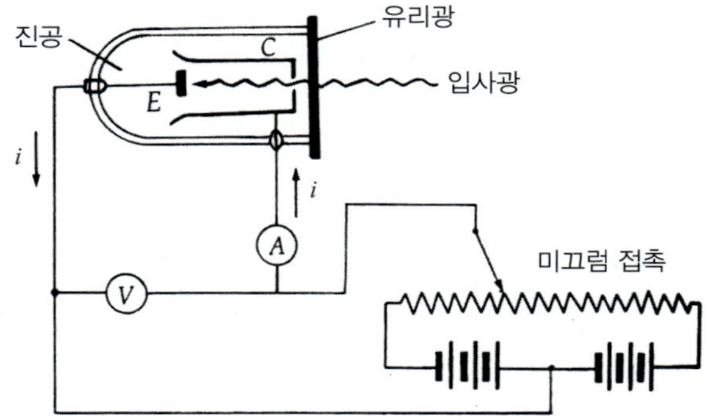

| 그림 4-2 | **광전효과 실험장치**

전류를 형성하여 전류계에 측정된다. 이때 방출된 광전자의 에너지 분포는 빛의 세기와는 관계가 없다는 것도 알았다. 다시 설명하면 강한 빛은 같은 진동수를 갖는 약한 빛보다 많은 광전자를 방출시키지만, 각 전자가 갖는 평균 에너지는 빛의 세기와 관계가 없다.

빛이 입자적 성질을 갖는다는 것을 증명한 아인슈타인은 광전효과를 설명하기 위해 플랑크(Planck)의 양자론(quantum theory)을 도입하였다.

플랑크에 의하면, 광자의 에너지는 진동수 ν 에 비례한다는 것을 알았다. 즉, 광량자 에너지 E는 광자의 에너지를 전자볼트(eV)로 환산하면

$$1[\mathrm{eV}]=1.60\times10^{-19}[\mathrm{J}] \qquad (4-8)$$

이므로 광자 에너지 E는

$$\begin{aligned} E&=h\nu \\ &=(6.63\times10^{-34}[\mathrm{J\cdot s}]/1.60\times10^{-19}[\mathrm{J/eV}])\cdot\nu \\ &=(4.14\times10^{-15}[\mathrm{eV\cdot s}])\cdot\nu \end{aligned} \qquad (4-9)$$

이다. 만약 전자기파가 파장으로 나타내었다면 광자의 진동수 v는

$$\nu = c / \lambda \tag{4-10}$$

이므로, 이 식을 식 $E=hv$에 대입하여 정리하면,

$$\begin{aligned} E &= h\nu \\ &= \frac{h \cdot c}{\lambda} \\ &= \frac{4.14\times10^{-15}[\text{eV}\cdot\text{s}](3\times10^{8}[\text{m/s}])}{\lambda} \\ &= \frac{12.42\times10^{-7}[\text{eV}\cdot\text{m}]}{\lambda} \\ &= \frac{12.42\times10^{-10}[\text{m}]}{\lambda}[\text{keV}] \end{aligned} \tag{4-11}$$

이 된다. 이때 파장 λ의 단위는 [m]이다.

4.4 입자선의 파동성 wave properties of particle rays

속도 v로 운동하는 입자의 파동성과 입자성은 동시에 관측되지 않는다. 그러므로 어느 것이 정확한가 하는 것을 단정할 수 없다. 다만, 우리가 논할 수 있는 것은 움직이는 입자가 어떤 경우에는 파동성을, 또 다른 경우에는 입자성을 나 타낸다는 것이다. 이 두 성질 중 어떤 성질이 더 잘 나타나는가 하는 것은 드 브로이(De Broglie) 파장과 그 입자의 크기 및 상호작용 현상에 의하여 결정된다.

드 브로이(De Broglie)는 이중성인 광자와 마찬가지로 입자가 속도 v로 운동하고 있을 때에도 파동성이 있다고 제안하였다. 즉, 광속도 c, 파장 λ, 진동수 ν라고 할 때 전자기파의 속도(광속도와 같음)는 식 (4-3)과 같다는 이론을 도입하였고, 따라서 광자의 에너지 E는 아인슈타인(Einstein) 공식에 의하여

$$\begin{aligned} E &= h \cdot \nu \\ &= \frac{h \cdot c}{\lambda} \end{aligned} \tag{4-12}$$

임을 식 (4-4)에 보였다. 여기서 식 (4-3) 및 (4-5)를 적용하여 광자의 운동량을 다음과 같이 표현할 수 있다.

$$P = \frac{E}{c} = \frac{h\nu}{c} = \frac{h}{\lambda} \quad (4-13)$$

드 브로이는 입자의 운동량 및 파장은 광자와 마찬가지 방법으로 생각해야 된다는 것을 제안하였다.

지금 식 (4-9)를 이용하면 $\lambda = \frac{h}{P}$이고,

입자의 질량 m, 속도 v 일 때 운동량 P는 $P = mv$이므로 결국, 물질파의 파장 λ는 다음과 같다. 즉,

$$\lambda = \frac{h}{mv} = \frac{h}{P} \quad (4-14)$$

이라고 하였다.

한편 입자의 운동 에너지 $E_k = \frac{1}{2}mv^2$ 이므로 식 (4-14)에 $v = \sqrt{\frac{2E_k}{m}}$ 를 대입하여 정리하면 다음과 같다.

$$\lambda = \frac{h}{\sqrt{2E_k m}} \quad (4-15)$$

여기서 E_k를 전자볼트 eV, 전자의 질량 m=9.109×10^{-31}[kg]을 식 (4-15)에 대입하면 다음과 같이 된다. 즉,

$$\lambda = \frac{12.4}{\sqrt{E_k(eV)}}[\text{Å}] \quad (4-16)$$

이다(Å=10^{-10}m). 예를 들면, 전위차(potential difference) 100 eV로 가속된 전자는 파장 1.23 Å이 생겨난다. 식 (4-15)에서 전자 및 기타 입자의 파동성은 수정체(crystal)에 의한 전자 및 중성자의 회절과 전자현미경에 의하여 실험실에서 관측할 수 있다. 현미경에 의한 해상력은 관측하기 위해 사용된 물질의 파장보다도 식별하고자 하는 물체의 회절 및 간섭에 의해 원칙적으로 제한된다.

자외선처럼 비교적 파장이 짧은(<4,000 Å) 것에 비하여 전자의 파장(10^4 eV 일 때 0.123 Å)은 아주 짧은 것이다. 따라서 전자현미경은 광학현미경보다 훨씬 큰 해상력을 갖는다. 현재 전자현미경의 해상력은 불완전한 자기 렌즈(imperfect magnetic lenses) 등 기타 요소들에 의하여 제한된다.

핵심용어 해설

분자 molecule

1. 원자의 집합체로서 화학물질로서의 최소입자이며 분자의 직경은 약 10^{-10}m 정도이다.
2. 물질의 기본적 성질을 잃지 아니하고 나눌 수 있는 그 물질의 가장 작은 입자이고, 몇 개의 원자로 이루어진다.
3. 한 단체를 이루는 하나하나의 구성원이다.

원자 atom

1. 원소를 특징짓는 입자로서, 물질의 기본적 구성요소이다.
2. 이 이상 더 잘게 나눌 수 없는 것이라는 개념은 현재에 와서 적용되지 않는다. 현재의 원자개념은 물질의 기본적 구성 단위로서 원자핵과 전자로 이루어져 있는 입자이다.

원자핵 atomic nucleus

1. 원자의 중심을 이루는 입자이며, Z개의 양성자와 (A-Z)개의 중성자로 되어 있다. 핵의 전하는 핵을 둘러싸는 전자에 의하여 중화되어 중성 원자로 되며, 원자의 질량은 거의 핵에 집중되어 있다.
2. 원자의 중심이 되는 양전기를 띤 입자. 양성자와 중성자로 이루어지며, 이 수에 따라 원자핵의 종류가 정해진다.

전자 electron

1. 음(-) 전기소량을 가진 소립자로서 전자라고 부르며, 기호는 e^-로 적는다. 전자와 질량이 같고, 양(+) 전기소량을 가진 소립자는 양 전자라고 부른다.
2. 원자를 구성하고 있는 소립자의 하나로서, 소립자 중에서 가장 가벼우며, 안정된 것이다. 질량은 9.1×10^{-31}kg이며, 전자전하의 절대값을 전기소량이라 한다.

파동 wave

물질의 움직임을 말하며, 공간의 한 점에 생긴 물리적인 상태의 변화가 차차 둘레로 퍼져가는 현상이다. 물질, 음파, 지진파 등의 탄성파와 빛, 엑스선 따위가 있으며, 회절, 간섭 등 특유한 현상을 나타낸다.

횡파 transverse wave

1. 파의 진행방향에 수직으로 경로를 따라 진동하는 운동으로 전자기파의 일종이다.
2. 파동의 진행방향과 매질의 진동방향이 직각으로 된 파동, 전자파, S파 등 고저파이다.

진동수(주파수) frequency

1. 물체가 단위시간 동안에 수행한 진동수를 뜻한다. 진동수는 주기의 역수이다.
2. 진동교류 또는 전파, 음파 따위가 1초 동안에 방향을 바꾸는 회수, 매 초당 몇 사이클이라 나타낸다.

광전효과 photoelectric effect

1. 광자가 자신의 에너지를 모두 물질에 부여한 결과 그 원자의 결합전자가 튀어 나오는 현상을 광전효과라 하고, 이때 튀어나온 전자를 광전자라고 한다.
2. 빛이 물질에 닿았을 때 자유전자를 방출하는 현상으로, 이 현상을 이용하는 것이 광전관이나 광전지이다.

- **파장** wave length

1. 파의 공간적 주기, 파동의 위상이 2π만큼 다른 두 점 간의 거리이며, 일반적으로 파의 1주기의 길이를 파장이라 한다.
2. 파동에 있어서 같은 위상을 가진 서로 이웃한 두 점 사이의 거리, 횡파 에서는 서로 이웃한 파구와 파구, 또는 파곡과 파곡과의 거리, 종파에 서는 서로 이웃한 밀과 밀 또는 소와 소와의 거리를 말한다.

Key Words

CHAPTER

5. 엑스선

X-ray

단원 학습목적

엑스선 발생원리와 그 성질을 이해하고 관전압, 관전류, 조사시간의 변화에 대해서 나타나는 특징을 살펴본다. 또한 여러 가지 법칙들을 학습한다.

세부 학습목표

1. 엑스선 강도를 이해한다.
2. 엑스선 발견과정을 살펴본다.
3. 엑스선 발생효율을 이해한다.
4. 연속 엑스선 스펙트럼을 이해한다.
5. Duane-Hunt의 법칙을 이해한다.
6. 전자와 물질과의 상호작용을 이해한다.
7. 엑스선의 성질을 이해할 수 있어야 한다.
8. 엑스선의 파동성을 이해할 수 있어야 한다.
9. 엑스선의 이중성을 이해할 수 있어야 한다.
10. Moseley의 법칙을 이해할 수 있어야 한다.

5.1 서론 introduction

엑스선은 1895년 독일의 물리학자 뢴트겐(W.C. Röntgen) 박사에 의해서 발견되었다. 그는 음극선을 연구하던 중 음극선관(cathode ray tube) 근처에 있던 형광체가 빛을 내는 것을 발견하고, 어떤 보이지 않는 미지의 선이 작용하는 현상이라고 생각했다. 뢴트겐은 이것을 미지의 선이란 의미로 엑스선이라 이름하여 물리의학회에 발표하였고, 의학회는 발견자의 공적을 기려서 뢴트겐선이라 명명하였다.

엑스선의 성질

- 투과작용
- 형광작용
- 사진작용
- 직진작용
- 전자장에 영향없다.

엑스선은 공업 분야와 의학분야에서 많이 이용되고 있다. 아울러 엑스선 검사장치, 상수용 검출기 등을 포함하는 시스템의 기술개발과 정보기술의 발달은 엑스선 진단의 이용을 보다 활성화하여 인류건강에 크게 기여하고 있다.

5.2 고속전자와 원자와의 상호작용 interaction of electron and atom

전자의 질량은 극히 작지만, 가속전압에 의해서 운동 에너지가 증가한다. 따라서 전자가 전압에 의해 가속되었을 때 갖는 에너지를 산출할 수 있다. 일반적으로 질량 m[kg]의 입자가 속도 v[m/sec]로 진행하고 있는 경우, 그 입자가 갖는 운동에너지는 $\frac{1}{2}mv^2$[J]로 표시된다.

전자가 전압에 의하여 가속되는 경우도 이와 같으며, 전자가 양극과 충돌하는 순간의 운동 에너지도 $\frac{1}{2}mv^2$[J]이다. 다만, 여기서 m은 정지 질량이고, v는 전자가 갖는 속도이다. 그런데 음극선의 본질인 전자는 음양극 사이에 가해진 전위차에 대하여 일을 하고 그 결과 전자의 운동 에너지가 증대된 것으로 생각 된다. 지금 그 전위차를 V라고 가정하면 전위차가 전자에게 준 일은 $\frac{1}{2}$eV[J]가 된다. 여기서 e는 전자의 전하를 coulomb으로 표시한 수치이다. 따라서 $\frac{1}{2}mv^2=eV$가 되어 e, m에 수치를 대입하여 계산하면 속도 $v \simeq 5.95\times10^5\sqrt{V}$ [m/sec]가 된다. 이와 같은 속도를 갖는 전자가 고진공도의 매체내를 진행하여 어떤 장애물에 충돌했다고 하면 장애물 속으로 깊이 진입하여 그 물체의 원자와 여러 가지 상호작용을 한다. 이와 같은 결과에 의하여 전자의 운동 에너지는 두 가지 에너지로 변환된다. 하나는 열 에너지이고 또 다른 에너지는 엑스선 에너지이다. 두 에너지 사이의 물리적 기전에 대해서 5.3절과 5.4절에서 설명하겠다.

5.3 연속 엑스선 continuous X-ray and atom

고속도로 진행하는 전자가 표적(target) 물질의 원자핵 근처의 강한 전자기장(Coulomb field)에 의해 저지되면서 손실된 운동 에너지에 해당하는 에너지가 전자기파로 발생한다(그림 5-1a). 이를 제동방사(Bremsstrahlung)라 하며, 이때 발생된 전자기파를 제동 엑스선, 연속 엑스선, 또는 백색 엑스선(white X-ray)이라고 한다.

연속 엑스선이라 함은 고에너지의 전자가 원자핵의 전자기장에 의해 저지될 때, 경우에 따라서는 0에서부터 전체까지 운동 에너지를 잃기 때문에 발생되어 나오는 엑스선의 에너지가 연속적인 분포를 이루어 붙여진 이름이고, 백색 엑스선은 모든 빛이 혼합될 때 백색의 빛이 되는 것에 비유하여 붙여진 이름이다.

다음은 연속 엑스선이 발생되는 원리를 설명하였다.

질량 m, 전하 e인 전자가 전압 V에서 가속되었을 때 전자의 최종속도를 v라 하면, 다음과 같은 관계가 성립한다.

$$eV = \frac{1}{2}mv^2$$

또한, 전자의 운동 에너지가 모두 엑스선 에너지로 변환될 때 엑스선의 진동수 ν와 파장 λ, Planck 상수 h 및 광속도 c는

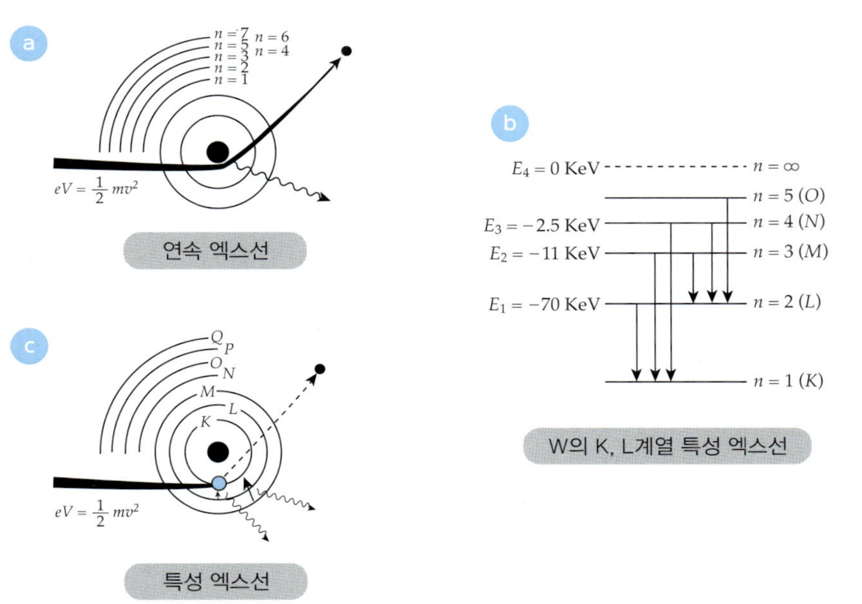

| 그림 5-1 | **엑스선 발생 원리도**

의 관계가 성립하고, 파장 λ에 대하여 정리하면 다음과 같다.

$$\lambda = \frac{hc}{eV} \qquad (5-1)$$

식 (5-1)에 엑스선 발생장치의 최대 가속전압(관전압) Vp(peak voltage)의 단위를 kV, 발생되는 연속 엑스선의 최단파장 $\lambda_{\min}$의 단위를 Å로 하고, 상수 h, c, e의 값을 대입하여 정리하면

$$\lambda_{\min} = \frac{12.39}{Vp[kV]}[\text{Å}] \qquad (5-2)$$

이다. 이와 같은 관계를 듀에인-헌트 법칙(Duane-Hunt's law)라 한다.

엑스선관에서 초당 발생되는 엑스선의 총 에너지 I_E는 표적 물질의 원자번호 Z와 관전류 I에 비례하고, 관전압 V의 제곱에 비례한다. 즉,

$$I_E = kZI\,V^2 \qquad (5-3)$$

이다. 여기서 k는 비례상수이다.

엑스선관에 공급되는 전기 에너지는 매초 전류×전압(IV)이므로, 엑스선 발생효율 η는 다음과 같다.

$$\text{엑스선의 발생효율} = \frac{\text{엑스선의 총에너지}}{\text{음극선의 총에너지}}$$

이므로, 엑스선발생효율 η는

$$\eta = k\frac{ZIV^2 \times 100}{IV} = kZV \times 100(\%) \qquad (5-4)$$

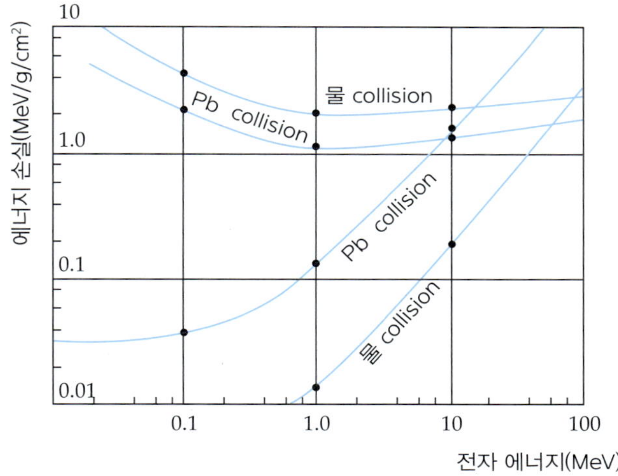

| 그림 5-2 | **물과 납(Pb)의 충돌 및 저지 엑스선 발생에 의한 에너지 손실**

여기에서 k는 비례상수이며 V의 단위가 [volt]일 때 약 1.1×10^{-9}이다. 그러므로 관전압 100kV, 텅스텐 표적(원자번호 74)에서 엑스선 발생효율은 약 0.8%가 된다. 그 외 대부분(99.2%)은 열 에너지로 변환된다.

| **그림 5-2** |는 고속전자의 운동 에너지에 따른 저지 엑스선 발생에 의한 에너지 손실(radiation loss)과 충돌(여기와 전리)에 의한 에너지 손실(collision loss) 의 변화를 조사한 것이다. 충돌손실은 원자번호가 낮은 물에서, 방사손실은 원자번호가 높은 납(Pb)에서 많이 일어난다. 전자의 운동에너지가 일정 이상이 되면 어느 물질에서나 방사손실이 충돌손실보다 커짐을 알 수 있다. 의료용 연속 엑스선에 관해서는 제12장에서 설명하겠다.

5.4 특성 엑스선 characteristic X-ray

고에너지의 전자(또는 전자기파)가 표적 물질을 이루는 원자의 내각궤도전자와 충돌하여 이를 원자 밖으로 축출시키면(전리시키면), 외각궤도전자가 에너지 상태가 낮은 내각궤도로 천이(transition)되면서 두 궤도전자의 에너지 차이에 해당하는 전자기파를 발생한다. 이러한 전자기파 중 파장이 엑스선 영역에 해당되는 것을 특성 엑스선 또는 고유 엑스선이라고 한다(| **그림 5-3** |).

원자마다 궤도전자의 에너지 준위의 차이가 일정하고, 이에 따라 특정 파장(에너지)의 엑스선을 발생

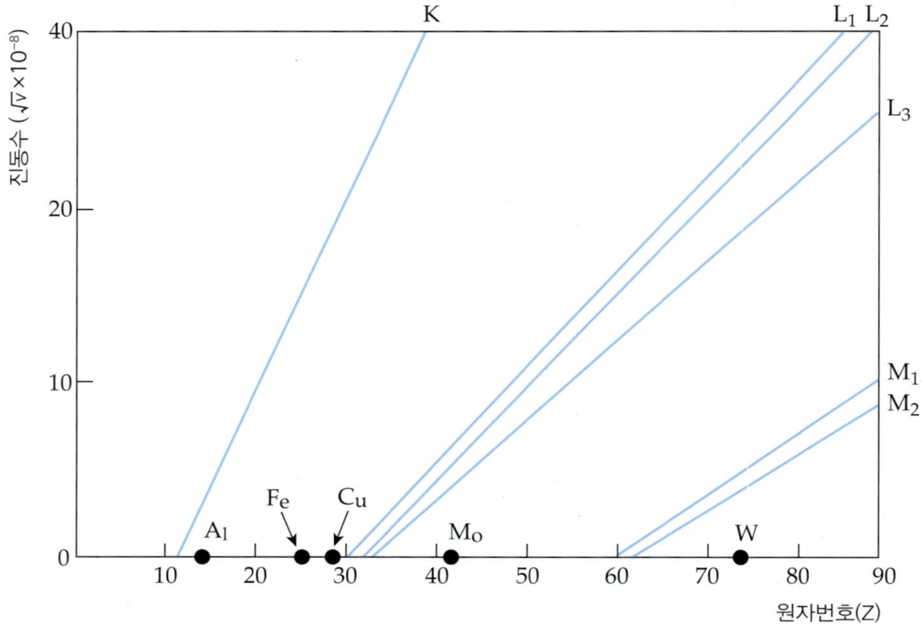

| 그림 5-3 | K, L, M계열 특성 엑스선의 진동수 $\sqrt{\nu}$와 표적 물질의 원자번호 Z와의 관계

하기 때문에 특성 엑스선이라 하며, 원자에 따라 그 파장이 고유한 값을 갖기 때문에 고유 엑스선이라 하기도 한다.

어떤 원자에서 한 내각궤도의 전자가 축출되면 특성 엑스선은 계열을 이루며 스펙트럼이 발생된다. 예를 들어 K각의 전자가 빠져나가면 L각의 전자가 천이하면서 K_α선, M의 전자가 천이하면서 K_β 선 등 계열을 이룬다. 이를 K 계열의 특성엑스선이라 한다. L 계열, M 계열 등도 있으나 발생확률은 점차 낮아진다. L, M 계열 등은 파장이 길어 대부분 공기 중에서 흡수되기 때문에 방사선 관리에서는 거의 무시된다.

| 표 5-1 | 특성 엑스선의 여기전압

원소	원자번호	여기전압(kv)	
		K 특성 엑스선	L 특성 엑스선
알루미늄	13	1.55	–
구리	29	8.86	–
몰리브덴	42	20.0	2.87
은	47	25.5	3.79
텅스텐	74	69.3	12.1
우라늄	92	115.0	21.7

임의의 원소에서 특성 엑스선을 발생시키기 위해서는 그 원소의 궤도전자를 축출시키기 위한 한계의

가속전압이 필요하다. 이것을 여기전압(exciting voltage)이라 하는데, | **표 5-1** |은 원소에 따른 K특성 엑스선, L특성 엑스선의 여기 전압을 나타내고 있다.

1913년 Moseley는 동일 계열(K계열, M계열 등)의 특성 엑스선의 진동수 ν와 표적 물질의 원자번호 Z와의 사이에 다음과 같은 관계식이 성립함을 확인하였다(그림 5-3).

$$\sqrt{\nu} = R(Z-\sigma) \quad (5-5)$$

여기에서 R은 Rydberg 상수 $R=1.09737\times10^7\frac{1}{m}$, σ는 차폐상수이며, 식 (5-5)를 모즐리 법칙(Moseley's law)라 한다. 이것을 동일 계열 특성 엑스선의 파장 λ로 정리하면

$$\lambda \propto = \frac{1}{(Z-\sigma)^2} \quad (5-6)$$

이 되어, 원자번호가 높은 표적 물질일수록 파장이 짧은 동일 계열 특성 엑스선을 발생한다는 것을 의미한다.

5.5 엑스선 스펙트럼 X-ray spectrum

텅스텐(W), 몰리브덴(Mo)을 표적 물질로 하여 발생되어 나오는 엑스선 스펙트럼을 조사해 보면 | **그림 5-4** |와 같다.

그림에서 연속 엑스선의 분포곡선은 최단파장 λ_{min}에서 출발하여 급격히 상승하여 어느 파장에서 최대 정점을 이룬다. 이때의 파장을 최강파장 λ_0이라 하며 최단파장 λ_{min}의 약 1.3~1.5배 위치에 있음을 알 수 있다. 이로부터 장파장 쪽으로 완만한 곡선을 그리며 하강하여 무한대 파장에서 거의 0이 된다. λ_{eff}는 엑스선의 흡수에서 연속 엑스선의 파장을 대표하는 실효파장(effective wave- length)을, 세로축의 상대강도는 엑스선의 상대적 출력강도를 나타낸다. 또한 K_α선과 K_β 선은 K 계열 특성 엑스선으로 K_β 파장이 K_α 파장보다 짧다.

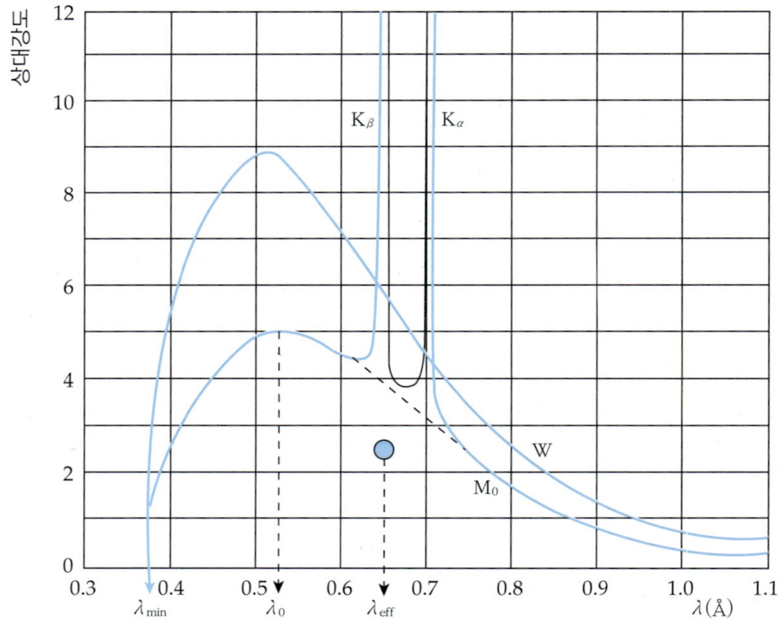

| 그림 5-4 | **W, Mo 표적 엑스선 스펙트럼**

엑스선관에서 관전압을 일정하게 하고 관전류를 증가시키면 연속 엑스선 파장영역(wavelength region) 변화가 없지만, 발생되는 엑스선 양에 비례하여 증가하면서 스펙트럼 분포곡선 면적이 커진다. 관전류를 일정하게 하고 관전압을 증가시키면 최단파장 최강파장이 단파장 쪽으로 이동하면서 파장영역이 넓

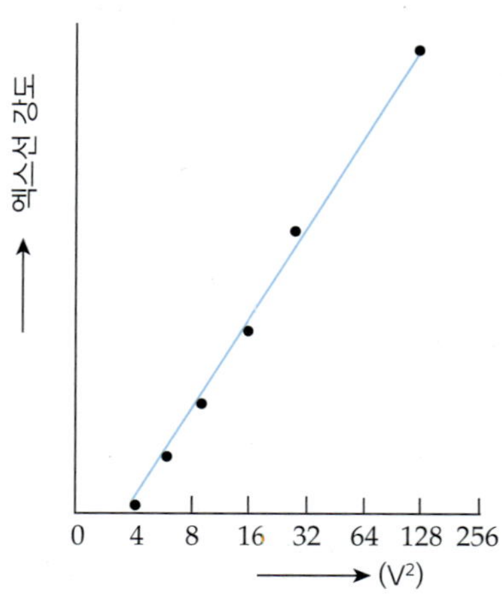

| 그림 5-5 | **관전압과 엑스선의 강도**

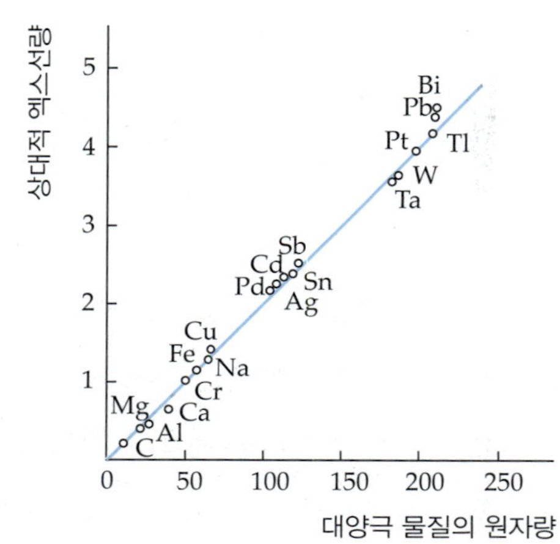

| 그림 5-6 | **표적 물질의 원자량과 상대적 엑스선량**

혀지고, 엑스 강도 | **그림 5-5** |와 같다. 또한 원자량이 큰 표적(대음극이라고도 한다) 물질일수록 상대적 엑스선 양이 | **그림 5-6** |과 같이 증가한다.

한편, 특성 엑스선의 파장은 관전압과는 관계가 없고, 타깃물질에 따라 고유한 값을 갖는다. 즉, 원자번호가 큰 표적 물질을 사용하면 동일 계열 특성 엑스선의 파장이 짧아진다(식 (5-6)).

5.6 엑스선 강도 X-ray intensity

엑스선관에서 발생하는 엑스선의 대부분은 연속 에너지 분포를 가진 제동방사선이다. 엑스선 검사에서는 엑스선 광자 에너지와 엑스선 광자수가 상호 관련된 엑스선 강도의 변화를 정보로써 이용하고 있다는 것이다. 즉, 개개의 엑스선 광자와 피사체 속의 물질과의 상호작용 방법은 그 에너지에 의해 크게 달라진다. 전체적인 엑스선 강도 변화만으로는 그 정보를 정확히 분석할 수 없다는 점에 주의해야 한다.

엑스선 검사에 있어서 물리적 인자를 이해하기 위해서 각각의 정보를 정확히 분석해야 한다. 그러나 현재로서는 엑스선 검사 시 그 에너지 분포의 변화까지는 분석하지 못하고 전체적인 엑스선 강도가 피사체에 의해 형성된 엑스선 영상의 질을 검토하고 있는 상황이다.

연속 엑스선의 선질표시 방법은 다음과 같다.

1. 반가층
2. 실효파장
3. 실효에너지
4. 엑스선의 스펙트럼 분포상태

1. 관전압(tube voltage)

엑스선관에서 방출되는 엑스선 강도는 관전압, 저지체의 종류, 엑스선관 방사구, 관전류에 의존한다. 우선 엑스선관전압에 대하여 설명해 보면 관전압이 100 kV일 때 삼상 12피크 방식과 단상전파정류방식일 때 엑스선 에너지 분포 를 | **그림 5-7** |에서 비교하였다.

일반적으로 삼상 12피크 정류방식에서는 그 전압변동이 최대치의 약 3% 정도로서 거의 정전압에 가깝다. 한편, 단상전파정류방식에서는 맥동성 전압파형 을 나타내고 있으며, 저에너지쪽이 고에너지보다 엑스선 광자가 많이 분포되어 있다.

삼상 12피크 정류방식에 의한 관전압 변화에 따른 엑스선 스펙트럼을 | **그림 5-8** |에 나타내었다. 이 그림에서 텅스텐 초점에서 방출된 K각 특성 엑스선도 에 너지 분포에 중요한 역할을 하고있다.

발생되는 엑스선의 최대 에너지는 관전압의 최고치와 같으며, 강도는 관전 압의 제곱에 비례한다.

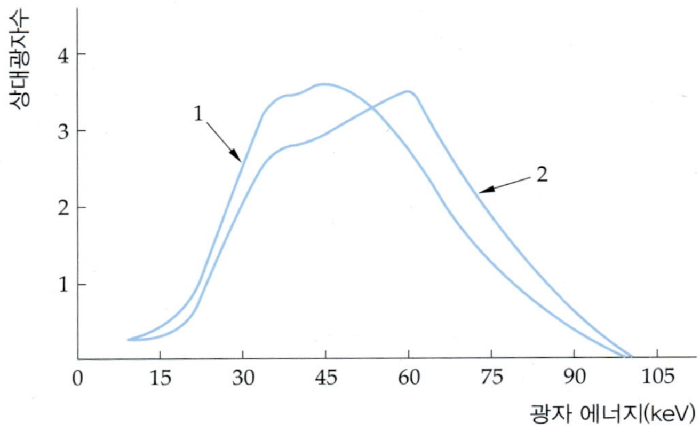

| 그림 5-7 | **100 kV 엑스선 스펙트럼 비교**

1. 단상(전파)회로, 2. 삼상 12파 회로, 필터 3 mm 알루미늄, 스펙트럼은 같은 수의 광자에 맞추어져 있다.

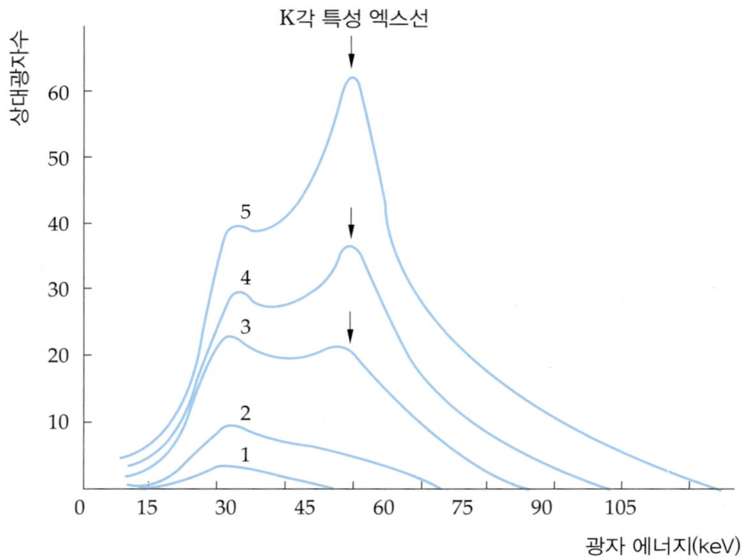

| 그림 5-8 | **관전압이 다른 경우와 동일한 경우에 발생한 엑스선 스펙트럼 비교**

발생기 : 삼상 12파 회로, 고유여과. 1 : 60 kV, 2 : 80 kV, 3 : 100 kV, 4 : 120 kV, 5 : 150 kV

2. 여과(filtration)

엑스선관에서 방출된 엑스선의 강도는 일단 관유리벽에서 장파장측은 흡수 되어 감약된다. 즉, 엑스선관 초점에서 방출된 엑스선 강도는 | **그림 5-9** |, | **그림 5-10** |에 나타난 것처럼 삼각형 분포를 나타내

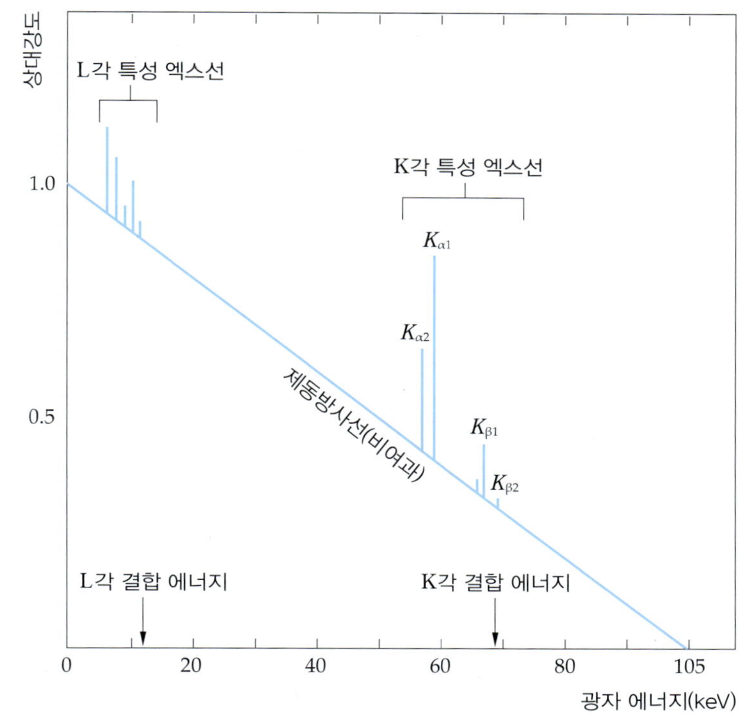

| 그림 5-9 | **텅스텐 표적로부터의 100 kV 엑스선의 에너지 분포**

표적에서는 제동방사선과 원자 특유의 특성 엑스선이 방출된다 특성 엑스선은 단일에너지 분포(선 스펙트럼)를 나타내며, 제동방사선은 연속 에너지 분포(연속 스펙트럼)를 나타낸다

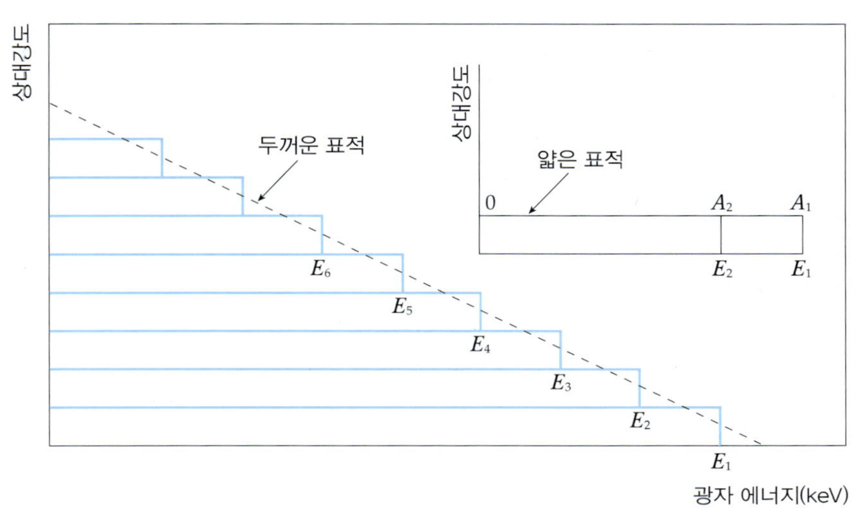

| 그림 5-10 | **제동방사선의 에너지 분포 설명도**

지만, 출구 등에서 저에너지의 엑스선이 감약된다. 이처럼 엑스선속의 일부 에너지 부분이 감소되는 것을 여과라 한다. 일반적으로 여과에 의해 저에너지의 엑스선 광자수가 감소되고 있으나 고에너지의 엑스선 광자수는 그다지 변화가 없다. 그러나 엑스선 강도의 평균 에너지는 증가한다. 이것을 엑스선의 경화(hardening)라 한다. 한편, 흡수체의 광전 흡수단에 일치한 에너지 광자도 감소된다. 즉, 여과에 의해서 저에너지보다도 고에너지 엑스선 광자를 더 많이 감소시키는 경우도 있으므로 주의해야 한다.

여과에는 고유여과(inherent filtration)와 부가여과(additional filtration), 피사체여과(object filtration)가 있다.

고유여과란 엑스선관과 그 용기벽 등 장치의 구조상 생기는 여과로서, 엑스선관의 유리벽, 절연유, 방사구 재료에 의해 생기는 여과를 뜻한다. 일반적으로 엑스선관의 유리벽은 그 원자번호가 높기 때문에 고유 여과에 가장 큰 역할을 하고 있다.

엑스선관의 엑스선속 중에는 고유여과에 의해 저에너지 엑스선이 대부분 제거되지만 아직 불필요한 저에너지 엑스선이 포함되어 있다. 이것을 제거하기 위해서 적당한 부가필터(added filter)를 삽입한다. 이것을 부가여과라 한다. 방사선 진단영역에서는 통상 알루미늄이 사용되고 있다. 알루미늄은 50 keV 이하의 엑스선을 잘 흡수하지만 50 keV 이상 고에너지일 경우에는 흡수가 되지 않는다.

이때는 구리 여과물질을 사용한다. 또 여과판의 두께를 적당히 선택함으로써 엑스선 검사에 적합한 진단용 엑스선속을 얻을 수 있다. **| 그림 5-11 |**은 삼상 12피크 정류회로, 100 kV, 엑스선속이 각각 1, 2, 3mm Al과 0.125mm Cu의 부가필터를 통과한 후의 엑스선 에너지 분포의 변화를 나타내고 있다. 엑스선속이 1 mm Al을 통과해도 그 에너지 분포는 그다지 변화하지 않지만, 0.125 mm Cu를 사용하면 저에너지 엑스선 광자는 물론 고에너지의 엑스선 광자도 감약되어 전체적인 엑스선 강도가 감약된다. 일반적으로 엑스선 진단에서는 고유여과 외에약 2 mm Al 두께 정도의 부가여과를 하고 있다.

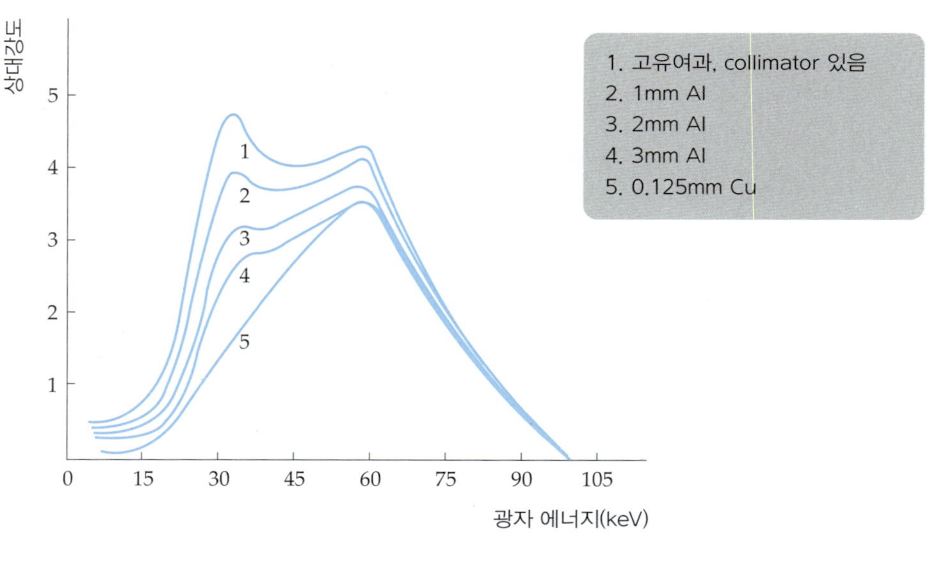

| 그림 5-11 | 100 kV에서 발생한 엑스선의 스펙트럼 분포에 대한 부가여과의 효과(3상 12파 회로)

3. 피사체(object)

고유여과 및 부가여과판에 의해 여과된 엑스선속은 피사체 내에서 더욱더 감약된다. 그 엑스선속의 공간적인 감약분포를 엑스선 검출기 등으로 영상화하여 엑스선 검사가 행해진다. **| 그림 5-12 |**는 100 kV에서 발생한 엑스선속이 복부 20 cm를 통과하였을 때의 엑스선 에너지 분포의 변화를 나타내고 있다. 피사체에 입사한 엑스선 속 중에서 주로 저에너지 엑스선 광자가 20 cm 두께의 복부에서 감약됨에 따라 그 엑스선 광자수의 약 98%는 감약되고 나머지 2%만 투과한다.

게다가 엑스선 영상을 만드는 데 직접 도움을 주는 2장의 증감지에 흡수되는 엑스선 광자수는 약 0.5% 정도이다.

인체의 원자구성은 거의 지방조직, 연부조직과 체액, 그리고 뼈조직의 세 가 지로 분류된다. 이들의 전자밀도는 거의 같다. 한편, 그것들의 실효원자번호는 각각 6.5, 7.6, 12.3이고 원자번호가 클수록 광전효과 기여율이 커진다. **| 그림 5-13 |**에서는 지방, 근육, 뼈 등의 상대질량 감약계수를 비교하였다. 또 **| 그림 5-14 |**에서는 18 cm의 물 팬톰에 각각 2 cm의 공기, 폐, 지방, 물, 뼈 10% 요소를 내부에 포함한 경우 입사광자수가 감약되는 비율을 나타내었다.

이상의 설명을 정리하면, 저에너지 광자일수록 광전효과가 커져 조직 내에서 감약의 차이가 생기고, 고에너지 광자일수록 콤프톤 효과가 주가 되어 그 감약의 차이가 별로 생기지 않는다. 즉, 엑스선 검사에서는 저에너지의 연속 엑스선 광자에 의한 광전효과가 중요한 역할을 하고 있다.

일반적으로 뼈와 연부조직의 농도차를 강조할 필요가 있을 경우는 저관전압 검사, 또 뼈의 뒤쪽에 숨

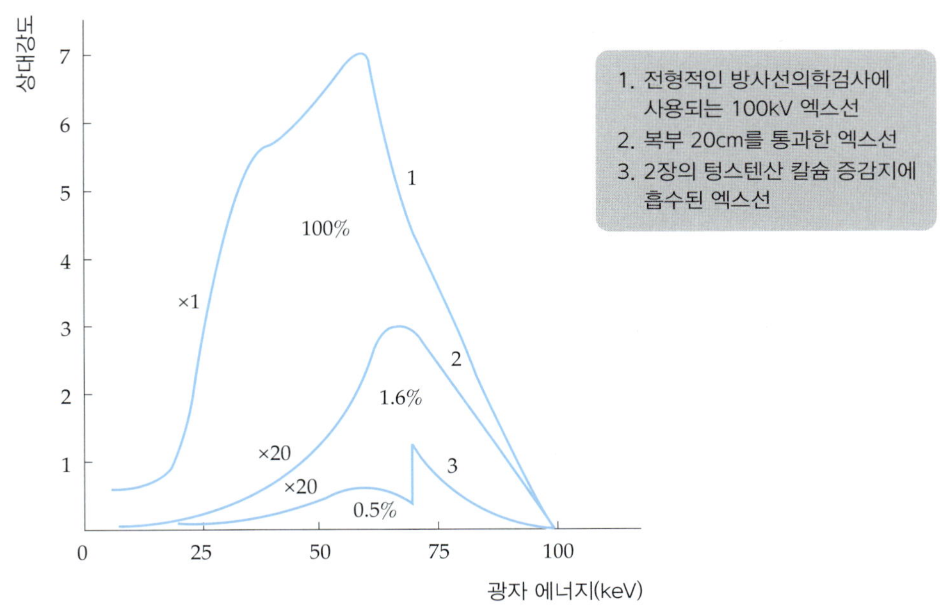

| 그림 5-12 | 100 kV에서 발생한 엑스선 에너지 강도 분포의 변화

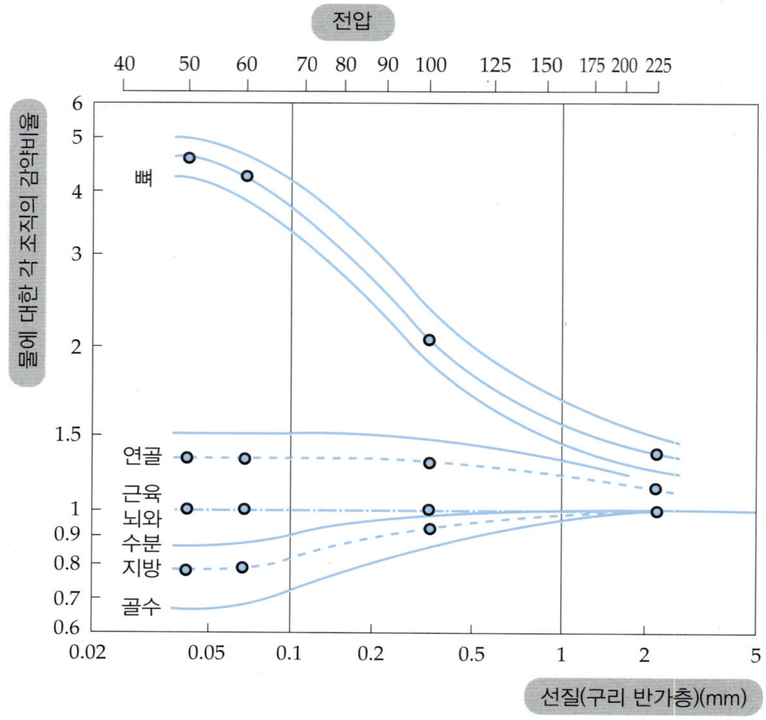

| 그림 5-13 | 각 조직의 질량 감약계수(Wachsmann 등)

어 있는 것을 보고자 할 때에는 고관전압촬영술을 실시한다.

관전압 결정은 피사체의 두께에 영향을 받아 피사체가 두꺼울수록 고관전압 촬영을 하면 그 투과율이 크고 효율도 좋다.

4. 관전류(tube current; mA)

연속 엑스선의 강도는 관전류에 비례한다

결론적으로 다른 조건을 동일하게 하면 연속 엑스선의 강도는 관전압의 제곱과 관전류의 상승적에 비례한다. 즉,

$$I = kV^2it \qquad (5-7)$$

이다. 여기서 I는 강도 V는 관전압 i는 관전류, t는 노출시간이다.

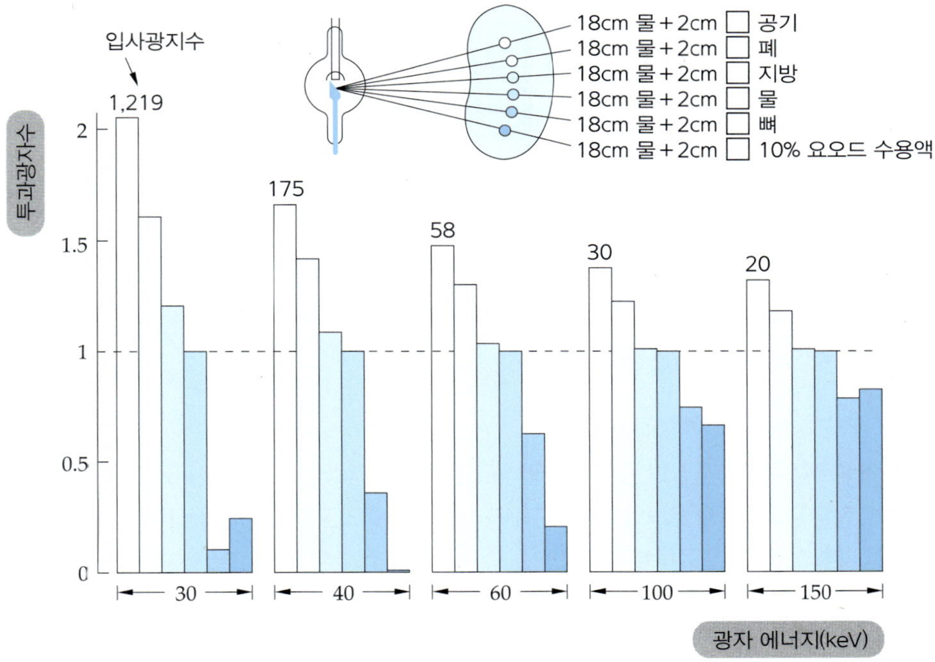

| 그림 5-14 | 18 cm의 물과 2 cm의 공기, 폐, 지방, 물, 뼈, 10% 요오드 수용액에서 엑스선의 감약 입사 광자수는 20 cm의 물을 1광자가 통과하는 것으로 하여 계산한 것이다.

핵심용어 해설

상호작용 interaction

교호작용이라고도 하며, 2개 또는 2개 이상의 사물 현상이 서로 서로 작용하여 원인이 되고 결과가 되는 것을 말한다.

저지선 bremsstrahlung

저지 엑스선, 제동복사선이라고도 하며, 전자가 원자핵에 의해 운동 에너 지를 잃고 방출하는 전자파이다. 제동엑스선을 방출하는 것을 제동방사 라 한다. 저지 엑스선의 파장은 연속 스펙트럼을 형성한다. 이것을 제동엑스선, 저지엑스선, 연속엑스선, 백색엑스선 등이라고 한다.

고유 엑스선 characteristic X-rays

엑스선의 선 스펙트럼은 표적 물질의 종류에 따라서 고유한 파장을 나타 내므로 특성 또는 고유 엑스선이라고도 한다. 이 스펙트럼은 단파장측으 로부터 K계열, L계열, M계열 등이라고 부르는 군을 이루어 나타나며, 각 계열은 다시 알파, 베타, 감마 등의 군으로 나누어진다.

원자의 안쪽에 있는 K, L, M 각 등의 전자가 음극선에 의해 이온화되어 그 자리에 그것보다 높은 준위에 있었던 전자가 천이할 때 그것이 L각의 전자라면 K_α, M각의 전자라면 K_β선이 방출되어, 이것들이 K각을 만든 다. L, M 계열에서도 같은 현상이 나타난다.

두에인-헌트의 법칙 Duane-Hunt's law

1. 연속엑스선 스펙트럼의 최단파장과 관전압의 사이에 $\lambda_{eff} = \dfrac{12.39}{Vp(kV)}$ [Å]이 성립한다.
2. 엑스선관에서 발생하는 연속 엑스선의 최단파장과 엑스선관 전압 Vp(kV)와의 관계식. 최단 파장은 관전압에만 의존한다.

엑스선 발생효율 efficiency of X-ray yield

엑스선관 전압 V, 관전류 I 및 표적의 원자번호를 Z라 할 때 엑스선 의 에너지는 ZIV^2이다. 한편, 엑스선관의 입력은 IV이므로 엑스선 발생효율은 $k\dfrac{ZIV^2}{IV} = kVZ$가 된다. 관전압의 단위를 V로 하면 k는 1.1×10^{-9} 정도이다.

모슬리 법칙 Moseley's law

1. 원자번호 Z인 원자의 특성 엑스선의 진동수 v에 대해 $\sqrt{v} = R(Z-\sigma)$가 성립된다. 단, R은 상수, σ는 차폐상수이다. 이것을 Moseley의 법칙이라고 하며, 금세기 새 원소의 발견에 위력을 발휘하였다. S는 작으므로 $\sqrt{v} = RZ$로 나타낼 수 있다.
2. 원자번호와 특성 엑스선의 진동수와의 관계를 정립한 법칙으로서 어 떤 원소의 원자번호 Z에서 발생하는 특성 엑스선의 진동수 v 또는 파장 λ는 통계적으로 일정한 관계가 있다는 법칙이다.

텅스텐 tungsten: W

1. 원자번호 74, 용융점이 높으므로 엑스선관 초점이나 전구의 필라멘트에 사용된다. 원자량 183.85, 비중 193이다.
2. 원자번호 74, 화학기호 W, 융접 3,400°C, 밀도 19.38 g/cm^{3}이다.

● 몰리브덴 molybdenum: Mo

원자번호 42, 화학기호 Mo, 은백색의 경질금속 원소로서 여러 종류의 동 위체가 있다. 연 엑스선 발생용의 엑스선관 표적에 사용되고 있다. 원자 량 95.94, 비중 10.2이다.

● 몰리브덴 표적 엑스선관 molybdenum target X-ray tube

몰리브덴(원자번호 42, 융점 2,630˚C)을 목표로 하여 그 특성 엑스선을 이용하는 연 엑스선용 엑스선관으로 T 방촬영에 사용된다. 방사 입구에는 베릴륨 창을 사용하고, 몰리브덴 여과판(0.03 mm)을 부가시키면 선택흡수함으로써 17~20 keV의 엑스선에 한하여 추출할 수 있다.

● 관전압 tube voltage

엑스선관으로부터 발생하는 엑스선의 질은 전압에 의해 좌우된다. 일반적으로 엑스선관의 양끝에 주어지는 고전압은 파형이 매우 불안정하기 때문에 파고치로 나타내도록 규정되어 있다. 고압변압기의 2차 전압과는 전혀 다르다.

● 관전류 tube current

엑스선관에 흐르는 양극전류로서 보통 평균치로 나타내지만, 콘덴서 장치에서는 파고치(mAp)로 나타내는 경우도 있다.

● 전파정류 full wave rectification

1. 단상교번전압을 전파정류회로에 가하면 (−)쪽의 반파에서나 (+)쪽의 반파에서도 부하측에 동일 방향의 전류가 흐른다. 이와 같이 교류의 (−), (+) 2개의 파를 모두 이용한 정류방식을 말한다. 단상교류일 때 는 단상전파정류라고 하는데, 정현파 교류를 전파정류했을 때의 정류 파의 실효치는 최대치의 0.707배이며, 파형률은 1.11, 파고율은 1.41 배이다.
2. 교류전압의 전체 주기를 정류기를 통하여 직류로 변환하는 회로이다. 단상 교류에서는 2개식인 것과 4개식인 것이 있으며 엑스선 발생장치에서는 4개식을 재용하고, 3상 장치에서는 Δ−Y, Δ−Y·Y, Δ−ΔY·ΔY 방식으로 연결하고 있다.

Key Words

CHAPTER

6. 방사성 원소
Radioactivity

단원 학습목적

방사성 핵종이 자발적으로 붕괴되는 과정을 이해하고 방사성 붕괴 계열과 방사선의 근원을 살펴본다.
알파, 베타 및 감마붕괴와 방사성핵종 분류를 이해한다.

세부 학습목표

1. 방사능
   1) 반감기를 이해한다.
   2) 붕괴상수를 이해한다.
   3) 핵 방사선 스펙트럼을 이해한다.
   4) 방사능의 정의 및 단위를 이해한다.
   5) 붕괴의 지수법칙을 수식으로 표현한다.
   6) 각 붕괴과정을 통해 핵의 변화를 이해한다.
   7) 알파, 베타, 감마 붕괴의 차이점을 이해한다.

2. 방사성 핵종
   1) 밀킹을 이해한다.
   2) 방사 평형을 이해한다.
   3) 방사성 핵종을 분류한다.
   4) 천연방사성 붕괴계열 및 공통점을 이해한다.

6.1 방사능 radioactivity,activity

자연적으로 붕괴하는 불안정한 원자핵은 알파, 베타, 감마선을 방출함으로써 자신이 가지고 있는 여기 에너지를 처리하고 안정된 원자핵으로 변화한다. 이와 같은 현상을 방사성 붕괴(radioactive decay)라고 한다.

1896년 베크렐(Becquerel)은 여러 가지 특수 화학약품을 빛에 노출시킨 후 흑색 종이로 감싸서 사진건판과 함께 놓아두고 엑스선의 작용과 같은 현상이 발생하는지를 알아보았다. 이 실험에서 우라늄 화합물을 사용하였을 때에만 필름이 감광되는 것을 발견하였다. 또한 우라늄 화합물은 빛에 노출시키지 않았을 때에도 감광작용을 하는 어떤 것이 방출되고 있음을 확인하였다. 그 후 베크렐은 특별한 장치가 필요한 엑스선과는 달리 우라늄 원소 자체에서 오랜 시간동안 자발적으로 일정한 강도로 방출되는 어떤 것을 발견하고 그것을 ‘베크렐선’ 이라고 이름 붙여 엑스선과 구별하였다.

그 후 퀴리(Curie) 부인은 우라늄 광물을 처리하여 알아낸 결과 우라늄과는 비교가 되지 않을 만큼 감광작용이나 형광작용이 훨씬 강한 폴로늄(polonium) 과 라듐(radium)을 발견하였다. 1898년 퀴리 부인은 이들 물질이 가진 성질을 ‘방사능’이라고 불렀으며, 방사능을 가진 물질에서 나오는 것을 ‘방사선’이라고 불렀다. 또한 러더포드(Rutherford)는 이들 물질이 방출하는 방사선에는 세 종류가 있다는 것과 방사선을 방출함으로써 새로운 원자핵으로 변한다는 사실도 발견하였다. 결론적으로 말하면,

방사능(radioactivity)이란 원자핵이 외부로부터 아무런 에너지를 공급받지 않고 자연발생적으로 방사선을 방출하는 현상이며, 다른 원자핵으로 변화하는 성질을 말한다. 또 방사능을 가진 핵종을 방사성 핵종(radionuclide), 또는 방사성 원소(radioactive element) 또는 방사성 동위원소(radioisotope)라고 부른다.

자연계에 존재하는 원소 중에서 원자번호가 작은 핵종은 ${}^{3}_{1}H$, ${}^{14}_{6}C$, ${}^{40}_{19}K$ 등과 같은 몇몇 핵종을 제외하고는 거의 안정되어 있지만 원자번호가 증가할수록 불안정하다. 특히 납(${}^{208}_{82}Pb$)보다 원자번호가 큰 핵종은 모두 불안정한 핵종으로서 방사성 원소이다.

방사성 원소에는 천연 방사성 동위원소와 인공 방사성 동위원소가 있는데, 이것들은 공업, 의료 및 기초과학 분야 등에 널리 사용되고 있다.

방사성 동위원소에서 방출하는 방사선의 종류는 전기장과 자기장 내에서 각기 다른 진로와 물질을 투과하는 정도에 의해서 구별된다. 전기장 내에서 진행할 때 알파입자는 음극 쪽으로, 베타입자는 양극 쪽으로 편향되고, 감마선은 직진한다. | **그림 6-1** |은 지면 위로 향하는 자기장 내에 놓인 라듐원소로부터 방출되는 알파, 베타 및 감마선의 진로를 나타낸 것이다. 자기장에서 알파입자는 베타입자보다 덜 휘어지며, 감마선은 자기장의 영향도 받지 않음을 알 수 있다. 또 | **그림 6-2** |는 이들 방사선의 투과력을 비

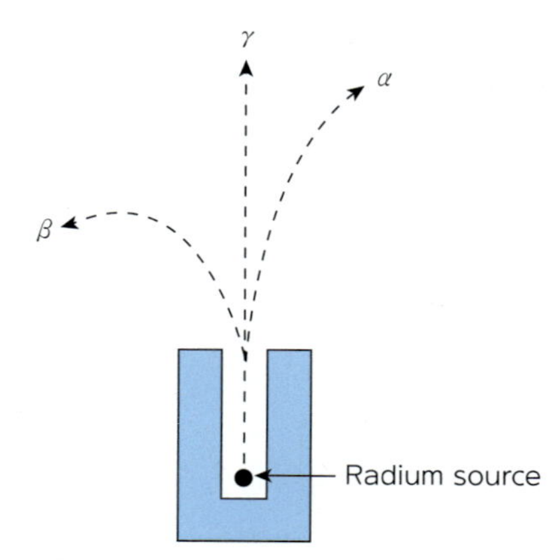

| 그림 6-1 | **지면에 수직한 자기장 내에서 라듐으로부터 방출되는 방사선의 편향**

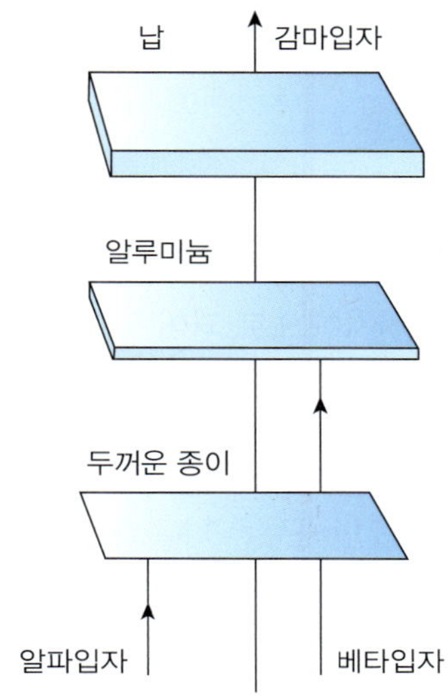

| 그림 6-2 | **알파, 베타 및 감마선의 투과력**

교한 것이다. 알파입자는 공기 중을 약간(수 cm)만 투과하고 두꺼운 종이는 투과하지 못한다. 반면에 베타입자는 알파 입자선보다는 투과력이 강하지만, 얇은 금속판은 잘 투과하지 못한다. 감마선은 투과력이 매우 우수하다.

알파입자는 양전하를 지니고 있고 전하량은 전자의 2배이다. 질량은 헬륨 원자핵과 동일하다. 따라서 알파 입자는 $^{4}_{2}He$ 원자의 핵과 동일한 입자가 원자핵에서 방출되는 것임을 알 수 있다.

베타입자는 전하량과 질량이 전자와 동일하며 원자핵에서 방출되는 고속 전자라는 것이 확인되었다.

감마선은 원자핵이 붕괴 할 때 핵의 여기 에너지가 파장이 짧은 전자기파, 즉 에너지가 큰 광자(photon)의 형태로 방출되는 것으로서 질량과 전하량은 없다. 감마선은 엑스선과 발생근원에 의해서만 구별된다. 즉 엑스선은 핵 근처에서 발생하지만, 감마선은 핵속에서 발생하는 광자이다.

알파선, 베타선 및 감마선도 엑스선과 같이 전리방사선이므로 공기 등 물질을 전리하며 생체 내에서는 생물학적 효과를 나타낸다.

6.2 방사성 붕괴 decay of activity

1. 붕괴법칙(exponential law)

원자핵의 방사성 붕괴는 통계적인 현상으로서 어느 특정 원자핵이 언제 붕괴를 일으키는가에 대해서는 전혀 예측할 수 없다. 그러나 수많은 원자핵으로 되어 있는 방사성 선원이 있는 경우, 붕괴되어 절반으로 감소되는 시간은 정확히 예측할 수 있다.

방사능(activity)이란 의미의 두 가지 중 하나는 그 물질을 구성하고 있는 원자핵의 단위시간당 붕괴수로 정의한다. 원자핵의 수를 N이라고 하면 방사능은 다음과 같이 나타낸다.

$$\text{방사능} = -\frac{dN}{dt} \tag{6-1}$$

여기서 단위시간에 붕괴하는 방사성 원자핵의 수 $\frac{dN}{dt}$는 원래 음의 값을 가지므로 (−)부호를 붙여 방사능이 양의 값이 되게 하였고, 그 순간에 존재하는 원자핵의 수 N에 비례한다. 따라서

$$\frac{dN}{dt} = -\lambda N \tag{6-2}$$

여기에서 람다(λ)는 비례상수로서 붕괴상수(decay constant, or transformation constant)라고 불린다. 이것은 단위시간에 붕괴가 일어나는 확률로서 방사성 핵종에 따라 고유한 값을 가지며 온도, 압력, 기타 화학적 혹은 물리적 환경에 의해서도 전혀 변하지 않는 상수이다. 따라서 원자핵의 붕괴속도는 불변이고, 핵 밖의 궤도전자의 상태가 변화하는 화학변화의 반응 속도가 온도나 압력 등 외계의 영향을 강하게 받는 것과는 다르다. 식 (6−2)는 다음과 같은 미분방정식으로 나타낼 수 있다.

$$\begin{aligned} dN &= -\lambda N\,dt \\ \frac{1}{N}dN &= -\lambda\,dt \end{aligned} \tag{6-3}$$

이를 적분하면

$$\int \frac{1}{N} dN = -\lambda \int dt$$

$$\ln N = -\lambda t + C \qquad (6-4)$$

이고, 최초에 N_0개의 원자핵이 있었다고 하면($t=0$일 때 $N=N_0$), $C=\ln N_0$이므로

$$\ln \frac{N}{N_0} = -\lambda t \qquad (6-5)$$

$$N = N_0 e^{-\lambda t} \qquad (6-6)$$

가 된다.

식 (6–6)에서 보여주는 바와 같이 방사성 물질의 원자핵 수는 시간이 지남에 따라 지수함수적 감소를 보인다. 따라서 이를 방사성 붕괴의 지수법칙이라고 한다.

2. 반감기(half life: T)

식 (6–6)을 그래프로 나타내면 | **그림 6–3** |과 같다. 이와 같은 곡선을 감약곡선이라고 부른다. | **그림 6–3** |의 A는 선형 그래프 용지에 나타낸 것이고 이를 종축이 대수눈금으로 된 반대수(semi–log) 그래프에 그리면 | **그림 6–3** |의 b와 같이 직선이 된다.

방사성 동위원소가 붕괴하여 처음 원자핵 수의 반으로 줄어드는 데 걸리는 시간을 반감기(half–life)라고 하며 기호는 T로 표시한다.

반감기 T는 원자핵 수가 처음 원자핵수의 반($\frac{1}{2}$)이 되는 데 걸리는 시간이므로

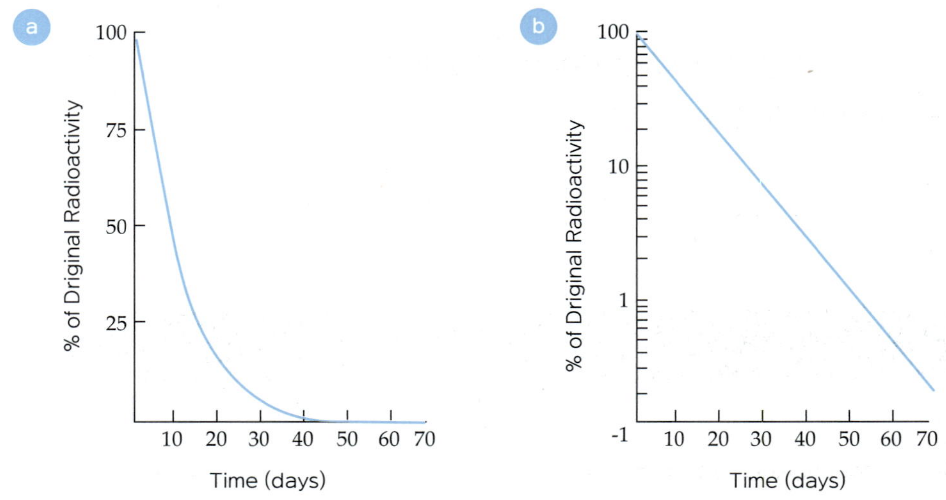

| 그림 6-3 | **선형 그래프 ⓐ와 반 대수 그래프 ⓑ에 나타낸 방사성 붕괴의 감약곡선**

$$N = N_0 e^{-\lambda t}$$
$$\frac{1}{2} = e^{-\lambda T} \qquad (6-7)$$

가 되고, 이것을 다시 정리하면,

$$-\ln 2 = -\lambda T \qquad (6-8)$$

로서 ln 2가 0.693일 때 반감기와 붕괴상수 사이의 관계를 나타내는 식을 얻을 수 있다. 식 (6-8)을 다시 정리하면,

$$T = \frac{0.693}{\lambda} \qquad (6-9)$$

이다. 반감기와 붕괴상수의 관계를 이용하여 식 (6–6)을 붕괴상수 대신 반감기로 나타내면 다음과 같다.

$$N = N_0 e^{-0.639\, t/T} \tag{6–10}$$

$$N = N_0 \left(\frac{1}{2}\right)^{t/T} \tag{6–11}$$

이다. 또 시간 t가 반감기의 n배가 경과하면 방사성 원자핵 수 $\left(\frac{1}{2}\right)^n \cdot N_0$가 된다.

지금까지 설명한 원자핵의 수 N과 식 (6–1)의 방사능 A는 식 (6–2)로부터 다음과 같이 나타낼 수 있다.

$$A = \lambda N \tag{6–12}$$

따라서 방사능 A에 대해서도 식 (6–6) 및 식 (6–11)과 같은 형태의 식 (6–13) 및 식 (6–14)가 성립된다.

$$A = A_0 e^{-\lambda t} \tag{6–13}$$

$$A = A_0 \left(\frac{1}{2}\right)^{t/T} \tag{6–14}$$

로 표현할 수 있다.

3. 평균수명(mean life: Ta)

시간 t와 시간 간격 $t+dt$ 사이에 붕괴한 λN개 원자의 수명은 t가 된다. 원자의 평균수명(mean life)은 붕괴한 원자핵수와 그들의 수명 t를 곱하고 모든 원자에 대하여 이 곱을 합한 후 최초의 전체 원자핵수 N_0로 나누면 된다. 즉,

$$T_a = \frac{N}{N_0}\int_0^\infty \lambda N dt = \int_0^\infty \lambda N t e^{-\lambda t} dt = \frac{1}{\lambda} \tag{6-15}$$

$$T_a = \frac{1}{\lambda} \tag{6-16}$$

이다. 식 (6-16)을 식 (6-9)와 비교하면 다음과 같은 식을 얻을 수 있다.

$$T_a = 1.44T \tag{6-17}$$

평균수명은 방사성 핵종이 몸 안에 투여되었을 때 체내 피폭 계산에 이용된다.

4. 방사능의 단위(activity unit: A)

방사능의 단위는 방사성 핵종의 단위 시간당 붕괴수로 나타낸다. 1초마다 한 개가 붕괴하는 경우 1 dps(disintegration per second)라고 하며 SI 단위로서는 Bq(Becquerel)이 사용된다. 이는 방사능의 최초 발견자인 베크렐의 이름을 딴 것이다.

실용적 단위로서 지금까지 사용하고 있는 Ci(curie)와의 관계는 다음과 같다.

$$1\text{Ci} = 3.7\times10^{10}[\text{Bq}] \tag{6-18}$$

Ci는 퀴리부인의 이름을 따서 붙인 것으로 ^{226}Ra 질량 1g이 1초 동안 붕괴한 개수로서 정의된다. 현재

정확한 실측결과는 3.7×10^{10}Bq을 1Ci로 정의한다.

5. 비방사능(specific activity)

방사성 동위원소 질량 1g의 방사능 강도를 비방사능(specific activity)이라고 한다. 비방사능의 단위는 Ci/g, Bq/g으로 표시하며 다음과 같이 계산할 수 있다.

$$\text{비방사능} = \frac{0.693\times N_A}{3.7\times10^{10}\times T\times A}(\text{Bq/g}) \qquad (6-19)$$

여기에서 N_A는 아보가드로 수(Avogadro number, 6.03×10^{23}개/mol), T는 반감기, A는 핵종의 질량수(mass number)를 나타낸다.

식 (6-19)는 비방사성 핵종이 섞여 있지 않은 상태인 무담체(carrier free)의 경우에 성립된다. 그러나 비방사능이란 용어는 방사성 동위원소가 어떤 핵종을 포함하는 경우에도 방사성 물질 1g당 방사능의 강도로서 사용된다.

비방사능은 방사성 의약품을 선택할 때 중요하게 고려해야 한다. 비방사능이 큰 물질은 생체 내에서 대사를 방해하지 않을 정도의 미량이라도 충분한 방사능을 갖고 있으므로 핵의학 검사 등 생화학적 대사 연구에 필요한 추적자로사용할 때 유리하다.

무담체 경우의 각종 물질의 비방사능을 | **표 6-1** |에 나타내었다. 표에서 알 수 있듯이 핵의학 검사에 사용되는 μCi, mCi 정도의 방사능은 물질의 양으로서는 거의 무시할 수 있는 정도의 미량이다.

| 표 6-1 | **핵종에 따른 비방사능**

핵종	반감기(T)	비방사능(Ci/g)
^{232}Th	1.39×10^{10}y	1.11×10^{-7}
^{238}U	4.51×10^{9}y	3.35×10^{-7}
^{14}C	5568y	4.61
^{226}Ra	1617y	0.98(∼1)
^{137}Cs	30y	87.3
^{90}Sr	27.7y	1.44×10^{2}
^{3}H	12.26y	9.8×10^{3}
^{60}Co	5.24y	1.15×10^{3}
^{125}I	60d	1.74×10^{4}
^{32}P	14.3d	2.85×10^{5}
^{131}I	8.14d	1.23×10^{5}
^{198}Au	2.7d	2.44×10^{5}

^{24}Na	15.07h	8.68×10^{6}
^{99m}Tc	6.04h	5.25×10^{6}
^{113m}In	104m	1.53×10^{7}

6.3 방사성 붕괴 형식 radioactive decay type

원자핵의 붕괴는 세 가지 형태로 분류된다. 한 개의 핵종이 두 개의 핵종으로 변환되는 알파 붕괴와 질량수는 일정하게 유지되면서 중성자와 양성자 사이의 상호변환인 베타 붕괴, 그리고 핵종의 변화 없이 에너지 상태만 변화하는 감마 붕괴로 나눌수 있다.

1. 알파 붕괴(alpha decay)

원자핵의 결합에너지는 핵자수에 비례한다. 그러나 양성자 사이에 작용하는 쿨롱 반발력은 원자번호의 제곱에 비례하지만 핵자수가 많은 핵에서는 양성자 간의 척력을 이겨내는 데 한계가 있다. 알파 붕괴는 이와 같은 상태의 핵(주로 원자번호 83번 이상)에서 양성자 2개와 중성자 2개로 구성된 알파입자를 방출하여 그 크기를 줄임으로써 핵의 안정성을 높이는 방법이다. 따라서 알파 붕괴 후 핵종은 원자번호 2개, 질량수 4개가 줄어들게 된다. 이 반응은 다음과 같이 나타낼 수 있다.

$$^{A}_{Z}X \rightarrow {}^{A-4}_{Z-2}Y + {}^{4}_{2}He(\alpha) \qquad (6\text{-}20)$$

여기에서 X는 모핵종, 즉 붕괴되기 전의 원자핵이며, Y는 붕괴된 후 변환된 핵종인 자핵종 또는 낭핵종을 나타낸다.

알파 붕괴의 예로서 라듐의 반응을 다음과 같이 표시할 수 있다.

$$^{226}_{88}Ra \rightarrow {}^{222}_{86}Rn + {}^{4}_{2}He(\alpha) + Q_{\alpha} \qquad (6\text{-}20A)$$

라듐은 붕괴하여 라돈과 헬륨핵이 되고 Q는 붕괴과정에서 방출된 에너지로서 붕괴 전, 후의 질량결손

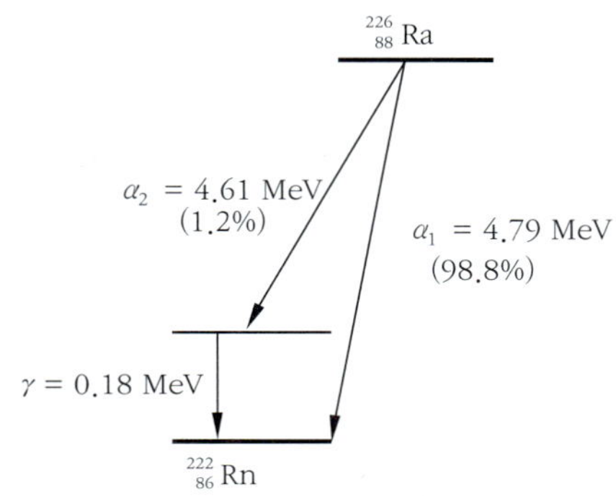

| 그림 6-4 | $^{226}_{86}Ra$의 붕괴도

에 의해 발생하는데, 이것은 알파입자의 운동에너지와 감마선 에너지 및 자핵종의 반발 에너지가 된다. 붕괴에너지는 다음과 같이 표시할 수 있다.

$$Q_\alpha = \{m_x - (m_y + m_\alpha)\} C^2 \quad (6-21)$$

이때 자핵종은 알파입자에 비해 질량이 훨씬 크므로 대부분의 에너지를 알파입자가 가지고 방출한다. **| 그림 6-4 |**는 라듐의 붕괴도(decay scheme)이다 라듐은 알파 붕괴 후 감마선을 방출하지 않고 대부분 라돈이 되지만(94%), 약간(6% 정도)은 감마선을 방출하는 것도 있음을 알수 있다

2. 베타 붕괴(beta decay)

베타 붕괴는 방사성 원자핵이 고속도 전자를 방출하여 안정된 핵으로 변환하는 과정으로서 핵 내 양성자와 중성자의 비율이 불안정할 때 일어난다 붕괴 형식은 음베타(음전자)입자를 방출하는 음베타 붕괴, 양베타입자(양전자)를 방출하는 양베타 붕괴 및 궤도전자를 포획하여 다른 핵종으로 변환하는 궤도전자 포획이 있다 베타 붕괴의 문제점은 원자핵 내에는 전자(e)가 존재하지 않는데도 원자핵이 전자를 방출하고 있는 점이다. 그러나 핵 내에서 중성자가 양성자로, 혹은 양성자가 중성자로 변화할 때 음전자 혹은 양전자가 생성되고 생성된 즉시 원자핵을 떠난다고 생각하면 이 문제는 해결된다.

1) 음베타(β^-) 붕괴(negative decay)

중성자수가 양성자수에 비해 많으면 과잉인 중성자 1개가 양성자로 변화하면서 음전자인 음베타입자

를 방출하는 반응이다. 즉

$$n \rightarrow p + \beta^- + \overline{\nu} \qquad (6\text{-}22)$$

이다. 여기에서 n, p, β^-는 각각 중성자, 양성자 및 음전자(electron 또는 negatron)를 나타내며 $\overline{\nu}$는 반중성미자(antineutrino)로서 질량이 거의 0이며 전기를 띠지 않는 입자이다. 이 붕괴과정에서는 원자핵 속의 양성자와 중성자의 합, 즉 질량수는 변하지 않고 양성자수도 한 개 증가하므로 원자번호도 한 개 증가한다. 따라서 다음과 같이 나타낼 수 있다.

$$^{A}_{Z}X \rightarrow \, ^{A}_{Z+1}Y + \beta^- + \overline{\nu} + Q_{\beta^-} \qquad (6\text{-}23)$$

붕괴에너지는 다음과 같이 표시할 수 있다.

$$Q_{\beta^-} = (m_x - m_y) \cdot C^2 > 0$$

음베타 붕괴의 예로서 ^{32}P의 붕괴도를 **| 그림 6-5 ⓐ |** 에 나타내었다 .

$$^{32}_{15}P \rightarrow \, ^{32}_{16}S + \beta^- + \overline{\nu} + Q_{\beta^-} \qquad (6\text{-}24)$$

| 그림 6-5 ⓑ |는 이 과정에서 방출되는 음베타선의 에너지 분포로서 알파입자 방출때와는 달리 일정한 에너지가 아니고 0에서 특정한 최고 값까지 분포하는 연속 스펙트럼을 나타낸다. 이는 음베타입자 외에 이 반응에 관련된 입자가 더 있음을 의미한다. 이것이 중성미자이다. 음베타 붕괴에서는 중성미자가 음베타 입자와 에너지를 나누어 가진다고 할 수 있다. 음베타선의 최고 에너지는 반응 전·후의 질량결손에 해당하는 에너지로서 핵종에 따라 특정한 값을 갖지만, 실제 방출되는 음베타선의 에너지는 **| 그림 6-5 ⓑ |**와 같이 여러 가지 에너지를 가질 수 있는데, 평균 에너지는 대체로 최고 에너지의 1/3영역이다.

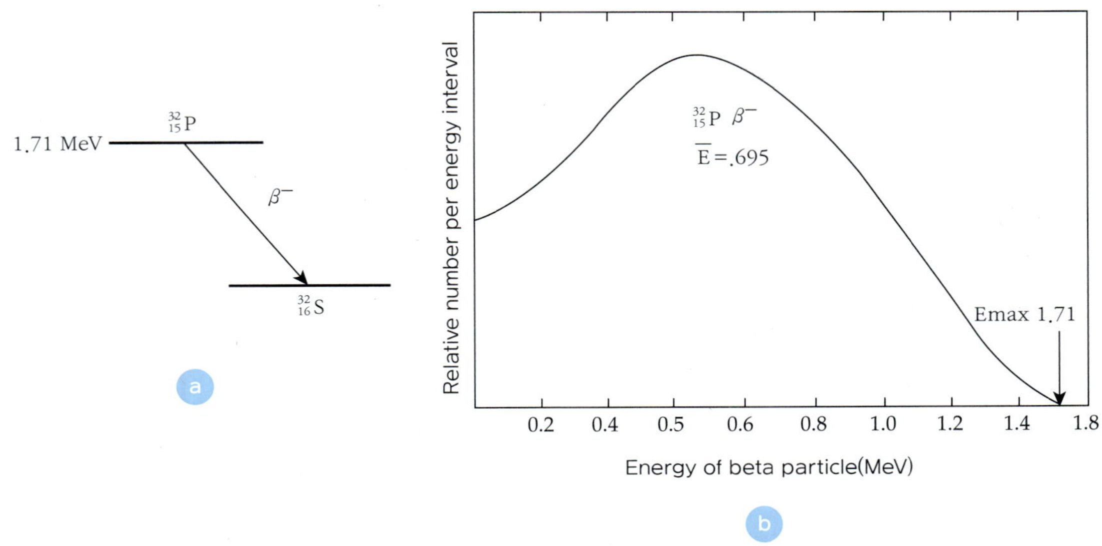

| 그림 6-5 | $^{32}_{15}P$의 붕괴도 및 베타입자의 에너지 분포

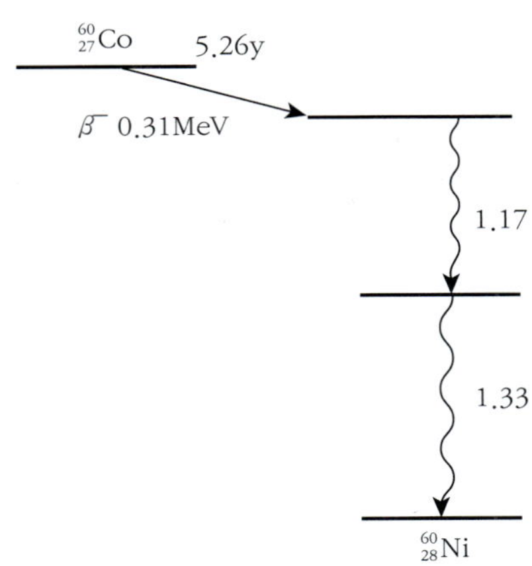

| 그림 6-6 | $^{60}_{27}Co$의 붕괴도

음베타 붕괴의 경우 자핵종이 다시 불안정한 상태에 있으면 감마선을 방출하여 안정된 핵이 되는 것도 있다. ^{60}Co의 경우가 그 예로서 다음과 같다(| **그림 6-6** |).

$$^{60}_{27}Co \rightarrow\ ^{60}_{28}Ni + \beta^- + \bar{\nu} + Q + \gamma \qquad (6-25)$$

이때 음베타선의 최고 에너지는 0.31 MeV이며, 1.17 및 1.33 MeV의 에너지를 갖는 2개의 감마선을 방출한다.

음베타 붕괴를 하는 핵은 원자로에서 중성자 반응에 의하여 만들어진 것에서 많이 볼 수 있다. 이는 중성자 포획반응에 의해 원자핵 내에 중성자가 양성자수보다 많기 때문이다.

이와는 반대로 고에너지 가속장치에서 양성자의 핵반응에 의해 생성된 양성자수가 중성자수보다 많으면 핵에서는 양전자(positron)를 방출하여 양성자가 중성자로 변환된다.

양(+) 전자 방출 현상을 양(+)베타붕괴라고 부른다.

2) 양베타(β+) 붕괴(positron decay)

위에서 설명한 바와 같이 양베타 붕괴는 양성자수가 중성자수보다 많으면 양성자가 중성자로 변환되며, 양전자인 양베타 입자를 방출하는 현상이다. 즉, 다음과 같다.

$$P \rightarrow n + \beta^{+} + \nu \qquad (6\text{-}26)$$

양베타 붕괴는 붕괴 전후의 질량수는 변화하지 않지만 원자번호가 한 개 감소 한다.

$${}^{A}_{Z}X \rightarrow {}^{A}_{Z-1}Y + \beta^{+} + \nu \qquad (6\text{-}27)$$

양베타 붕괴의 예로서 ^{12}N의 붕괴를 들 수 있다.

$${}^{12}_{7}N \rightarrow {}^{12}_{6}C + \beta^{+} + \nu + Q \qquad (6\text{-}28)$$

붕괴에너지는 다음과 같이 표시할 수 있다.

$$Q_{\beta} + = \{m_x - (m_y + 2m_e)\} \cdot c^2 > 0$$

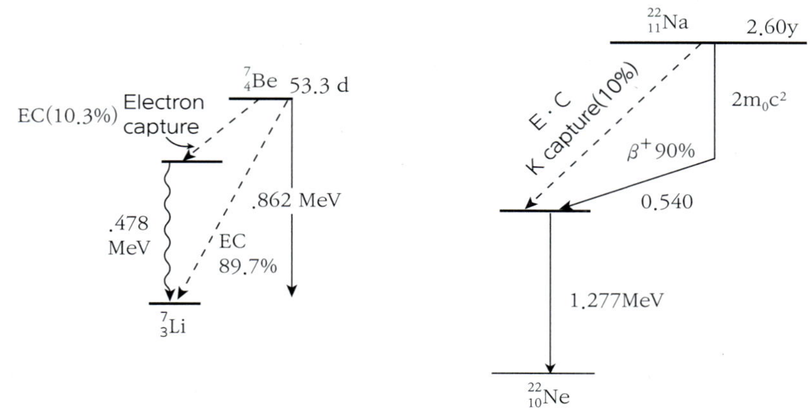

| 그림 6-7 | **양베타 붕괴 및 전자포획의 예**

이 경우 Q 값은 16.34 MeV이며 양전자와 중성미자(neutrino)가 에너지를 나누어 가지고 방출된다. 따라서 양베타 입자는 0에서 16.34 MeV까지 다양한 에너지를 가지고 방출한다. 양전자(positron)는 질량과 전하량은 전자와 동일하지만 전하의 부호가 양(+)인 불안정한 입자로서 물질 내에서 전자와 동일한 상호작용을 하며 공간을 진행하다가 그 운동 에너지를 모두 잃게 되면 부근의 전자와 결합하여 소멸한다. 이때 전자의 정지질량 에너지에 해당되는 0.511 MeV의 에너지를 갖는 두 개의 광자를 서로 반대방향(180°)으로 방출한다. 이것을 소멸복사선(annihilation radiation)이라고 한다. β^+ 붕괴 시에는 에너지 분포가 연속적인 양베타선을 방출한다.

3) 전자포획(electron capture)

양성자수가 중성자수보다 많은 핵종이 양베타 붕괴를 하기 위해서는 모핵종의 에너지가 자핵종의 에너지보다 $2\,m_0\,c^2$(=1.02 MeV) 이상 되어야 한다. 양성자수가 많은 핵종이지만 양베타 붕괴를 하기에 충분한 에너지를 갖지 못한 경우에는 핵 내 양성자가 궤도전자를 흡수하여 중성자로 변화한다. 이를 전자 포획(EC : electron capture) 혹은 궤도전자포획(orbital electron capture)이라고 한다. 전자포획 후의 변화는 붕괴 전과 질량수는 동일하지만 원자번호는 하나 감소한다. 즉, 다음과 같다.

$$P + e^{-} \rightarrow n + \nu \qquad (6\text{-}29)$$

이것은 양베타 붕괴의 변형으로 볼 수 있으며 이 경우에도 중성미자가 방출 한다. 궤도전자 포획은 대부분 K각 전자가 포획되므로 K각 궤도에 빈 자리(정공, hole)가 생긴다. 이때 바깥쪽 궤도 전자가 이동하면서 특성 엑스선이 발생 하거나 오제(Auger) 전자를 방출하는 경우도 있다.

붕괴에너지는 다음과 같이 표시할 수 있다.

$$Q_{EC} = (m_x - m_y) \cdot c^2 - B_k > 0$$

양성자수가 많은 모핵종의 에너지가 자핵종의 에너지보다 $2m_0c^2$ 이상 많지 않을 때에는 전자포획만이 일어난다. **| 그림 6-7 |**에서 $^{7}_{4}Be \rightarrow ^{7}_{3}Li$의 경우 두 원자 사이의 에너지 차이는 0.862 MeV여서 양베타 붕괴는 일어나지 않고 전자포획 반응만 일어난다. 반응의 89.7%는 K각 전자포획에 의해 $^{7}_{3}Li$의 기저상태가 된다. 이때 약 0.862 MeV의 에너지를 갖는 중성미자가 방출한다. $^{22}_{11}Na$의 경우는 모핵종이 자핵종의 에너지보다 $2m_0c^2$(=1.02 MeV) 이상 많은 에너지를 가지므로 이때에는 전자포획과 양베타 붕괴가 함께 일어난다. $^{22}_{11}Na$의 경우 90%는 양베타 붕괴를, 10%는 K각 전자포획을 통해 $^{22}_{11}Na$의 여기상태가 되고 1.277 MeV의 감마선을 방출하여 기저상태가 된다. 이는 100개의 $^{22}_{11}Na$이 붕괴하였을 때 1.277MeV의 에너지를 갖는 감마선이 100개, 0.87KeV의 에너지를 갖는 엑스선이 10개, 90개의 양베타 선이 0.54 MeV의 에너지를 중성미자와 나누어 가지면서 방출한다는 것을 의미한다. 그리고 90개의 양전자는 결국 소멸하여 180개의 0.511MeV의 소멸복사선을 방출하게 된다.

3. 감마 붕괴와 내부전환(gamma decay and internal conversion)

원자핵이 알파 붕괴 또는 베타 붕괴를 하면 붕괴 후 자핵종이 불안정한 상태 가 되는 경우가 많다. 이때 감마선을 방출하면 안정상태가 된다. 이는 핵의 에너지 상태만이 변화하는 과정으로서 감마선을 방출해도 원자번호나 질량수에 는 변화가 없다.

1) 내부전환(internal conversion)

알파붕괴, 베타붕괴 후 불안정한 상태에 있는 핵은 감마선을 방출하며 저에너지 상태로 되는 것이 일반적이지만 에너지를 핵 밖의 전자에게 주어 그 전자를 방출시키는 경우가 있다. **| 그림 6-8 |**은 이러한 현상을 설명한 것으로 원자핵의 여기에너지가 감마선으로 방출되거나 또는 그 원자의 궤도전자에게 주어져서 전자를 원자 밖으로 이탈시킨다고 볼 수 있다. 이때 방출된 전자를 전환전자 (conversion electron; CE)라고 한다. 감마선의 에너지를 γ_1, 이탈된 전자의 결합 에너지를 E_K라고 하면 방출된 전환전자는 $\gamma_1 - E_K$의 단일 에너지를 갖게 된다. 따라서 베타 붕괴를 하는 핵종에서 방출되는 전자의 에너지 스펙트럼 중에는 베타선의 연속 스펙트럼 위에 내부전환에 의한 전환전자의 선 스펙트럼이 나타나는 것을 볼 수

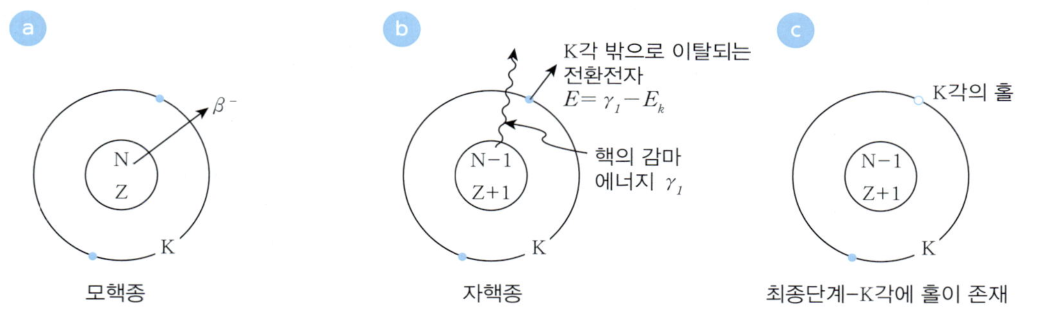

| 그림 6-8 | **내부전환의 개략도**

있다. 그리고 궤도전자가 방출된 다음에는 원자가 여기상태에 있으므로 특성 엑스선이나 Auger 전자를 방출한다.

내부전환은 K각 전자에 대해서 가장 많이 일어나는데, 내부전환에 의해 전환전자가 방출되는 경우와 감마선으로 방출되는 경우의 비율인 e/γ를 내부전환계수라고 한다. 내부전환계수는 원자번호가 큰 원소에서 큰 값을 나타낸다.

2) 핵이성체 전이(isomeric transition, 감마 붕괴)

원자핵 붕괴가 일어나고 붕괴 후 원자핵이 대체로 10^{-6} sec 이내에 감마선 혹은 전환전자를 방출하여 안정상태가 되지만, 어떤 핵종에서는 몇 초, 몇 분 혹은 며칠간 준안정상태(metastable state)로 머물러 있는 것도 있다. 이러한 상태에 있는 핵종을 핵이성체(isomer)라고 한다. 핵이성체가 고유한 반감기를 가

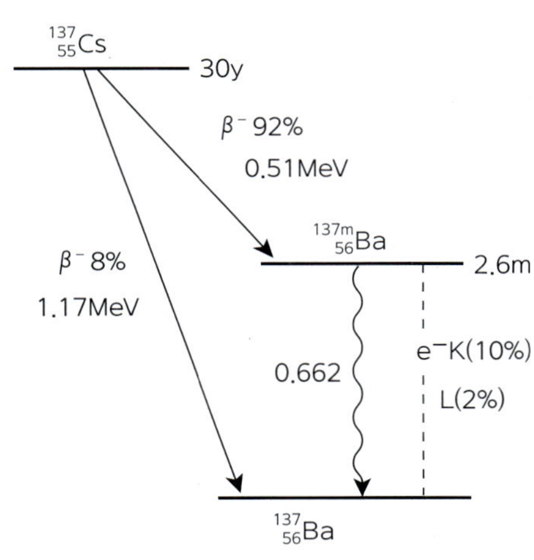

| 그림 6-9 | **^{137}CS의 붕괴도**

지며 감마선을 방출하며 안정상태로 되는 붕괴방식을 핵이성체 전이(IT; isomeric transition)라고 하며, 준안정상태(metastable state)를 나타내는 m을 질량수 다음에 붙여 ^{99m}Tc(6.04 h), ^{137m}Ba(2.6 m)과 같이 나타낸다. 괄호 안은 준안정상태의 반감기이다. | **그림 6-9** |는 ^{137}Cs의 붕괴도인데 ^{137}Cs은 음베타 붕괴 후 ^{137m}Ba이 되어 준안정상태를 유지하게 된다(반감기 2.6분).

이때 ^{137m}Ba을 ^{137}Cs로부터 분리하면 짧은 반감기의(즉 비방사능이 큰) 감마 핵종이 되므로 추적자로 사용할 수 있다.

3) 오제 효과(Auger effect)

전자포획이나 내부전환 혹은 광전효과에 의해 전자궤도에 빈 자리(hole)가 생겼을 때 바깥쪽 궤도 전자가 이동하면 그 에너지 차이를 특성 엑스선으로 방출하거나 또는 그 대신 궤도전자에게 에너지를 주어 전자가 방출되는 경우가 있다. 이 전자를 오제(Auger) 전자라고 하며, 이러한 현상을 오제(Auger) 효과라고 한다. | **그림 6-10** |은 K 각의 빈 자리에 L궤도 전자가 이동하고, 이때 특성 엑스선을 방출하는 대신 M 궤도의 전자를 원자 밖으로 방출시키는 과정을 나타낸 것이다. 이때 K_α 특성 엑스선이 방출될 경우의 에너지는 E_K-E_L(각각 K 각 및 L각의 결합 에너지)이며, 또는 M각의 전자가 방출될 경우 오제(Auger) 전자는 $E_K-E_L-E_M$의 에너지를 갖게 된다.

K 궤도에 빈 자리가 생겼을 때 특성 엑스선이 방출될 확률을 형광수율(fluorescent yield)이라고 하는데, 이것은 원자번호가 증가할수록 증가한다. 즉,

$$\omega_K = \frac{\text{K 특성 엑스선의 수}}{\text{K 각의 빈자리 수}} \qquad (6-30)$$

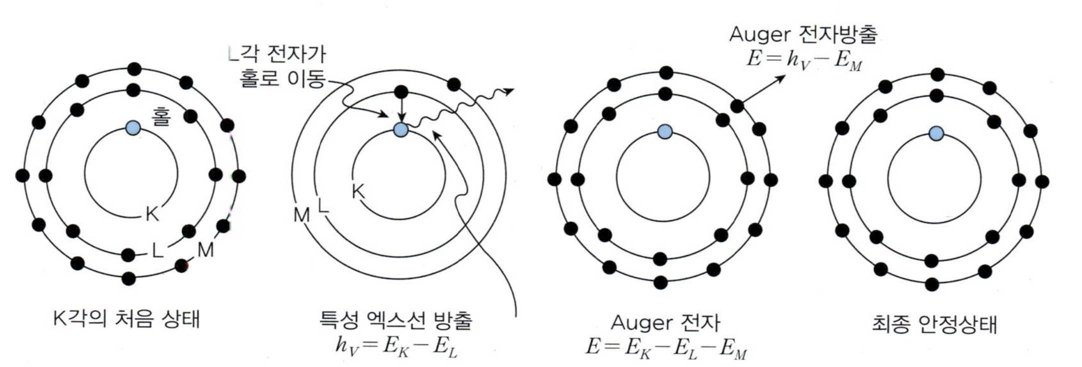

| 그림 6-10 | K각의 빈 자리(hole)에 의한 Auger 효과의 개략도

이며, 따라서 $1-\omega_K$는 오제(Auger) 전자가 방출될 확률이 된다.

| 표 6-2 | 원자핵의 붕괴

붕괴 형식	질량 수	원자 번호	방출 방사선
α 붕괴	−4	−2	α선(단일 에너지)
β^- 붕괴	불변	+1	β^-선(연속 에너지) 반중성미자($\overline{\nu}$) γ선(단일 에너지)
β^+ 붕괴	불변	−1	β^+선(연속 에너지) 중성미자(ν) γ 선(단일 에너지) 소멸복사선(0.51 MeV 감마선 2개)
궤도전자 포획	불변	−1	γ 선(단일 에너지) 중성미자(ν) 특성 X선(단일 에너지) Auger 전자(단일 에너지)
핵이성체 전이	불변	불변	γ 선(단일 에너지)
내부전환	불변	불변	K, L전자(단일 에너지) 특성 X선(단일 에너지) Auger 전자(단일 에너지)

이상 설명한 각 원자핵 붕괴를 정리하면 | **표 6-2** |와 같다.

4. 붕괴도(decay scheme)

방사성 붕괴과정에서 일어나는 핵종 변화, 에너지 변화, 방출방사선 및 반감기 등을 한꺼번에 볼 수 있도록 나타낸 그림이 붕괴도(decay scheme)로서, 다음의 몇 가지 규칙을 따른다.

첫째, 에너지 준위는 기저상태를 기준으로 하며, 수평선으로 표시하고 에너지 사이의 간격은 에너지 차이를 나타낸다.

둘째, 핵종의 기호는 그 에너지 준위선 위에 표시하며, 반감기는 핵종의 오른쪽에 표시한다.

셋째, 알파붕괴, 양베타 붕괴 및 궤도전자 포획과 같이 원자번호가 감소하는 붕괴는 왼쪽으로, 원자번호가 증가하는 음베타 붕괴는 오른쪽으로, 원자번호에 변화가 없는 감마 붕괴 및 핵이성체 전이는 수직 아래 방향의 화살표 로 표시한다. 알파, 베타 및 감마선의 에너지는 화살표 옆에 MeV 또는 keV로 표시한다.

넷째, 두 종류 이상으로 붕괴하는 분지붕괴의 경우 분지비를 %로 표시한다(| **그림 6-4** |).

붕괴도의 해설

❶ ─ : 핵의 에너지 상태를 표시
❷ ↘ : 원자번호 증가 붕괴(β^-)
❸ ↙ : 원자번호 감소 붕괴(α, β^+, EC) 붕괴
❹ ↓ : 원자번호 변화 없는 붕괴(γ선, 핵이성체 전이)

붕괴도에 의해서
알 수 있는 물리적 사항은
① 반감기
② 핵종의 종류
③ 에너지 준위
④ 핵종의 붕괴종류
⑤ 각종 방사선의 붕괴방식과 비율
등이다.

6.4 붕괴계열 decayseries

1. 자연 방사성 붕괴계열(natural decay series)

지금까지는 방사성 붕괴가 일어날 때 모핵종이 한 번 붕괴함으로써 질량수와 원자번호가 일정한 자핵종으로 변하는 경우에 대하여 설명하였다. 그러나 모핵종에서 생긴 자핵종 역시 방사성 핵종인 경우도 있으며, 이것들은 붕괴계열을 형성한다고 한다. 자연계에서 발견되는 대부분의 방사성 원소는 3개의 긴 방사성 붕괴계열을 구성하는 핵종들이다.

이들 3개의 붕괴계열 명칭은 모핵종의 이름을 따서 우라늄 계열, 악티늄 계열 및 토륨 계열이라고 한다. 이들은 모두 지구연령에 비교되는 긴 반감기의 원소를 모핵종으로 하고 있으며 붕괴 계열 도중에 기체상태인 라돈이 포함되고 최후에는 모두 안정된 납으로 되는 특징이 있다.

자연 방사성 붕괴 계열의 공통점은 비교적 반감기가 길고 계열붕괴 도중에 라돈 가스가 발생하며 최종핵종은 납이다.

우라늄 계열은 4.51×10^9년의 반감기를 갖는 $^{238}_{92}U$을 모핵종으로 하고 최종적으로는 $^{206}_{82}Pb$으로 된다. 따라서 여덟 번의 알파 붕괴와 여섯 번의 베타 붕괴를 일으킨다. 이 계열을 구성하는 핵종의 질량수는 모두 4n+2(n은 정수)이므 로 4n+2 계열이라고도 불린다. 우라늄 계열을 이루는 핵종의 붕괴형식을 | **그림 6-11** |에 표시하였다.

토륨 계열은 1.39×10^{10}년의 반감기를 갖는 $^{232}_{90}Th$를 모핵종으로 하는 4n계열이며 $^{208}_{82}Pb$에서 끝난다. 토륨 계열을 이루는 핵종의 붕괴형식을 | **그림 6-12** |에 나타내었다.

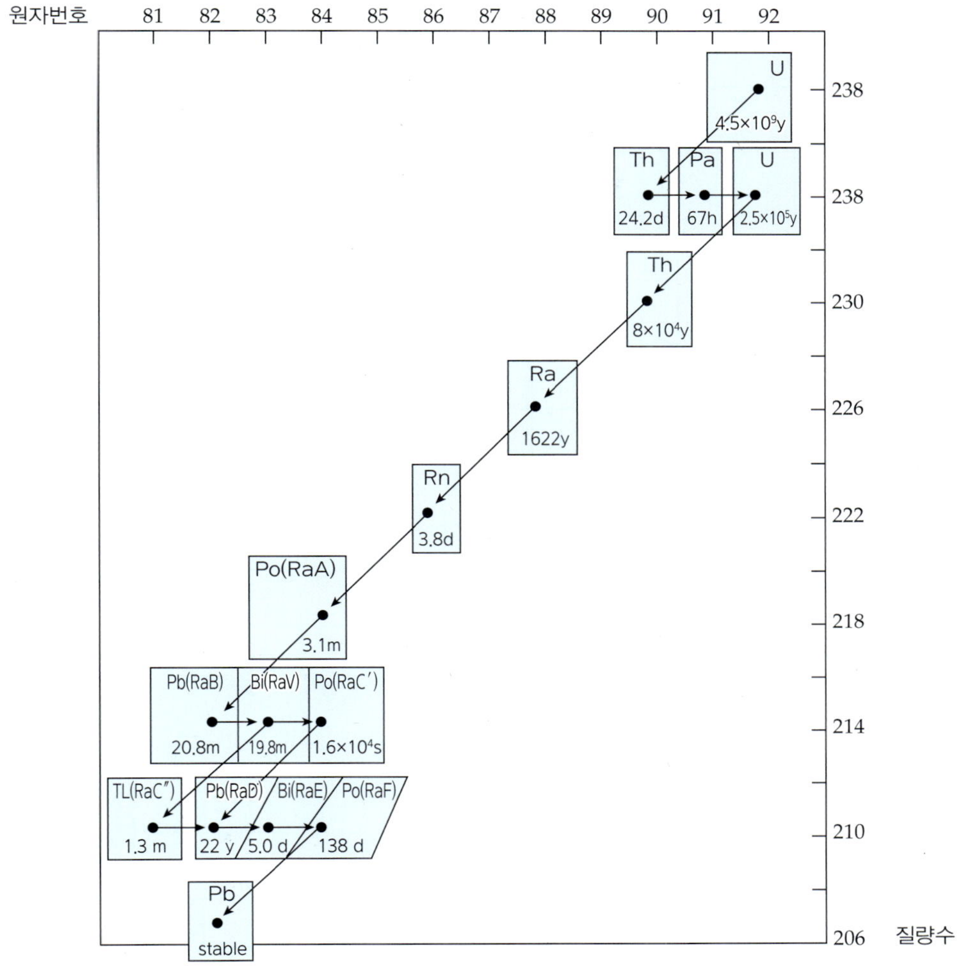

| 그림 6-11 | Uranium(4n+2) 계열

악티늄 계열은 7.10×10^{8}년의 반감기를 갖는 $^{235}_{92}$U을 모핵종으로 하는 4n+3 계열이다. 붕괴과정에서 악티늄 $^{227}_{89}$Ac 원소가 발생되므로 악티늄 계열이라고 부르며 $^{207}_{82}$Pb에서 끝난다. 악티늄 계열을 이루는 핵종의 붕괴형식을 | **그림 6-13** |에 나타내었다.

자연계에 존재하면서 붕괴계열을 형성하지 않는 방사성 핵종들은 | **표 6-3** |에 나타내었다. 이들은 ^{3}H와 ^{14}C를 제외하고는 모두 매우 긴 반감기를 갖는다. ^{3}H와 ^{14}C는 짧은 반감기를 가지므로 자연에 존재하기 위해서는 계속 생성되어야 한다. 이들 핵종은 우주선(cosmic ray)과 안정된 핵종과의 핵반응에 의해 대기 상층에서 만들어진다.

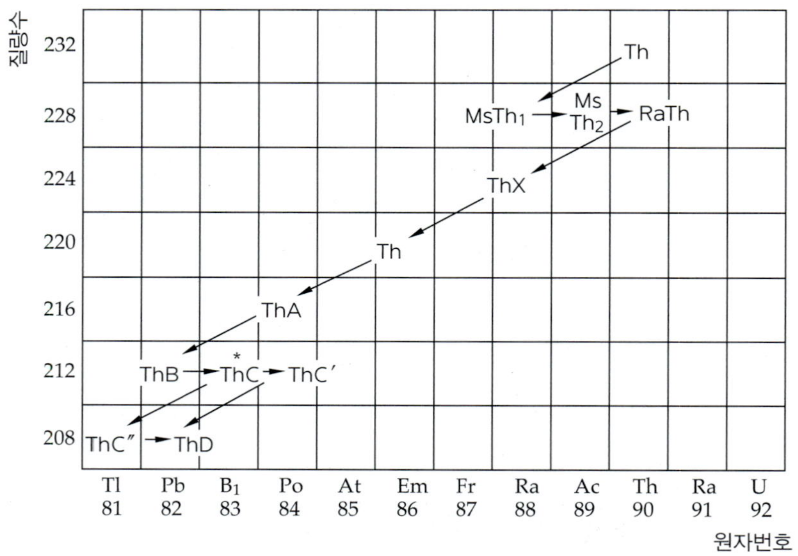

| 그림 6-12 | Thorium(4n) 계열

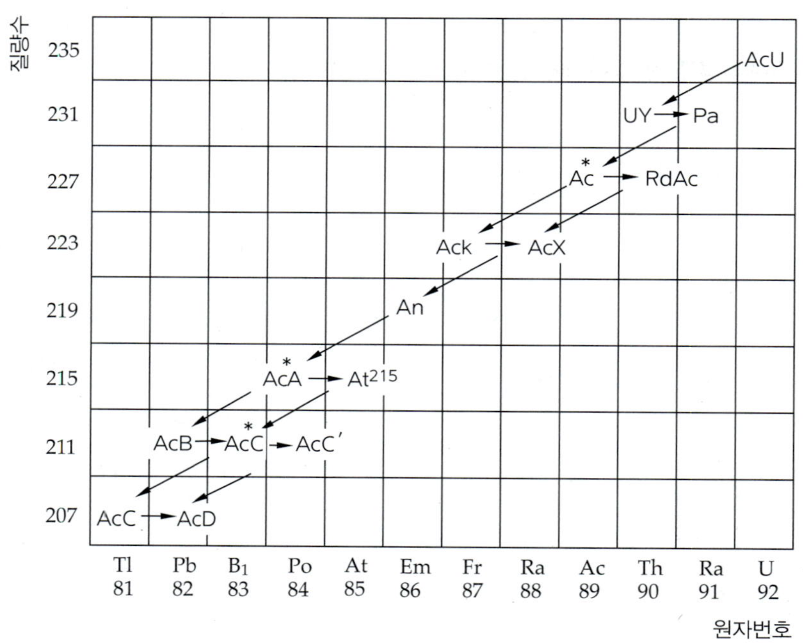

| 그림 6-13 | Actinium(4n+3) 계열

| 표6-3 | 붕괴계열을 구성하지 않는 자연 방사성 핵종

핵종	동위원소 존재비(%)	반감기(y)	붕괴방식
^{40}K	0.0118	1.26×10^{9}	β^-(89%), EC(11%), β^+
^{50}V	0.25	6×10^{15}	β^-(~30%), EC(~70%)
^{87}Rb	27.85	4.8×10^{10}	β^-
^{115}In	95.77	6×10^{14}	β^-
^{123}Te	0.87	1.2×10^{13}	EC
^{138}La	0.089	1.12×10^{11}	β^-(~30%), EC(~70%)
^{142}Ce	11.07	$\sim5\times10^{15}$	α
^{144}Nd	23.87	2.4×10^{15}	α
^{147}Sm	15.07	1.05×10^{11}	α
^{152}Gd	0.20	1.1×10^{14}	α
^{178}Lu	2.60	2.2×10^{10}	β^-
^{174}Hf	0.163	2.0×10^{15}	α
^{187}Re	62.93	4.3×10^{10}	β^-
^{190}Pt	0.0127	6.9×10^{11}	α

| 표 6-4 | 붕괴계열

붕괴계열	계열	모핵종	α 붕괴횟수	β^-붕괴횟수	최종핵종
토륨계열	$4n$	$^{232}_{90}Th$	6	4	$^{208}_{82}Pb$
넵트륨계열	$4n+1$	$^{237}_{93}Np$	7	4	$^{205}_{81}Tl$
우라늄계열	$4n+2$	$^{238}_{92}U$	8	6	$^{206}_{82}Pb$
악티늄계열	$4n+3$	$^{235}_{92}U$	7	4	$^{207}_{82}Pb$

2. 인공 방사성 붕괴계열(artificial decay series)

1947년 시카고 대학 아르곤 연구소의 Seaberg와 캐나다 원자력 위원회의 과학자들은 자연에는 존재하지 않는 $4n+1$ 계열에 해당하는 새로운 방사성 붕괴 계열을 발표하였다. 이 계열을 넵투늄 계열이라 하며, 계열 중에서 가장 긴 반감기를 갖는 것은 넵투늄($^{237}_{93}Np$)으로서 2.25×10^{7}년이다. 반감기가 지구 나이에 비해 짧아 현재 이 계열에 속하는 핵종은 자연에서 찾을 수 없다. 이 계열은 아메리슘($^{241}_{93}Am$)에서 시작하여 최종적으로는 탈륨($^{205}_{81}Tl$)가 된다. 기존에 $^{209}_{83}Bi$가 안정동위원소인 것으로 알려져 있었습니다. 하지만 2003년에 이 핵종이 알파붕괴를 하는 방사성동위원소인 것이 발표되었다. 결과적으로 $^{205}_{81}Tl$이 최종 산물이지만, $^{209}_{83}Bi$의 반감기가 약 1.9×10^{19}년으로 매우 길어서 비스무트도 안정된 동위체로 취급하고 있다.

이 밖에 다음의 예처럼 몇 단계 붕괴하여 안정된 동위원소가 되는 인공 방사성 원소도 있다.

$$^{90}\text{Sr} \xrightarrow[28\text{y}]{\beta^-} {}^{90}\text{Y} \xrightarrow[64\text{y}]{\beta^-} {}^{90}\text{Zr}(\text{안정}) \tag{6-31}$$

$$^{140}\text{Xe} \xrightarrow{\beta^-} {}^{140}\text{Cs} \xrightarrow[64\text{y}]{\beta^-} {}^{140}\text{La} \xrightarrow[64\text{y}]{\beta^-} {}^{140}\text{Ce}(\text{안정})$$

6.5 방사평형 radioactive equilibrium

모핵종의 반감기가 낭핵종의 반감기보다 길 때 일정한 시간이 경과한 후에는 두 붕괴율이 일정하게 되고, 두 원자수의 비도 거의 일정하게 된다. 이러한 상태를 방사평형이라고 한다.

방사성 핵종이 붕괴계열을 형성할 때 모핵종의 원자수와 붕괴상수를 각각 N_1, λ_1, 낭핵종의 원자수와 붕괴상수를 각각 N_2, λ_2라고 하자. 낭핵종은 모핵종의 붕괴에 의해 생성되므로 낭핵종의 원자수는 단위시간에 $N_1\lambda_1$개 만들어진다. 한편, 낭핵종은 자신의 붕괴상수 λ_2에 의해 단위시간에 $\lambda_2 N_2$의 비율로 붕괴 되므로 낭핵종 원자의 단위시간당 붕괴수는 다음과 같이 나타낼 수 있다.

$$\frac{dN_2}{dt} = N_1\lambda_1 - \lambda_2 N_2 \tag{6-32}$$

식 (6-32)의 미분방정식을 풀면 낭핵종의 원자수를 구할 수 있다.

$$N_2 = N_1^0 \frac{\lambda_1}{\lambda_2 - \lambda_1}(e^{-\lambda_1 t} - e^{-\lambda_2 t}) \tag{6-33}$$

여기에서 N_1^0는 t=0일 때의 모핵종의 원자수이다.

붕괴계열을 형성할 때 모핵종의 붕괴에 의해 생성되는 낭핵종의 증가와 낭 핵종 자신의 붕괴에 의한 원자수 감소가 일정한 비율을 유지할 때 모핵종과 낭 핵종은 방사평형(radioactive equilibrium)을 이루었다고 한다. 방사평형에는 과도평형과 영속평형이 있다.

1. 과도평형(transient equilibrium)

모핵종의 반감기가 낭핵종의 반감기의 7~10배인 경우에 잘 일어나는 현상으로서, 모핵종의 반감기 T_1이 낭핵종의 반감기 T_2 보다 긴 경우 ($T_1 > T_2$ 혹은 $\lambda_1 < \lambda_2$).

오랜 시간이 경과하면 $e^{-\lambda_2 t}$는 $e^{-\lambda_1 t}$에 비해 무시할 수 있다.

따라서 식 (6−33)은 다음과 같이 된다.

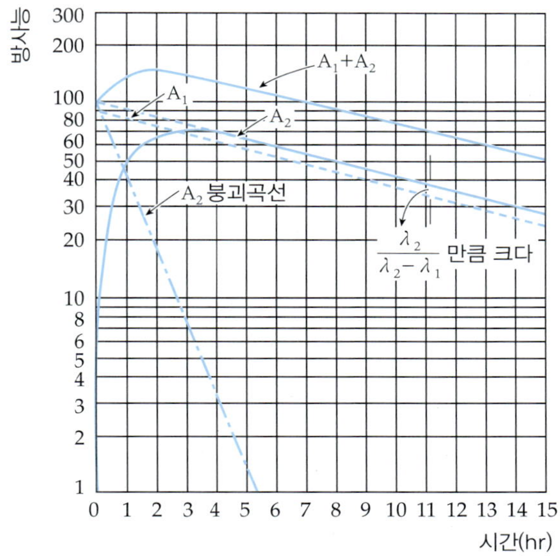

| 그림 6−14 | 과도평형 상태의 모핵종(T1=8.0h)과 자핵종(T2=0.8 h)의 방사능
(—·— : 모핵종으로부터 분리한 자핵종만의 방사능(A_2)의 감약)

$$N_2 = N_0^1 \frac{\lambda_1}{\lambda_2 - \lambda_1} e^{-\lambda_1 t} = N_1 \frac{\lambda_1}{\lambda_2 - \lambda_1} \tag{6-34}$$

즉, 오랜 시간이 지난 후의 모핵종과 낭핵종의 원자수 비는 시간에 관계없이 일정한 값이 된다는 것을 알 수 있다.

$$\frac{N_2}{N_1} = \frac{\lambda_1}{\lambda_2 - \lambda_1} \tag{6-35}$$

한편, 모핵종의 방사능을 A_1, 자핵종의 방사능을 A_2라고 할 때 식 (6-35)를 방사능의 비로 나타내면 다음과 같다.

$$\frac{A_2}{A_1} = \frac{\lambda_1}{\lambda_2 - \lambda_1} \text{ 혹은 } \frac{T_1}{T_1 - T_2} \tag{6-36}$$

즉, 낭핵종의 방사능은 모핵종보다 $\frac{\lambda_1}{\lambda_2 - \lambda_1}$ 배가 되며 모핵종과 낭핵종은 일정한 원자수의 비율을 유지하면서 모핵종의 반감기에 따라 감약된다. 이것을 과도평형(transient equilibrium)이라고 한다. 과도평형상태의 방사능의 시간 변화를 **| 그림 6-14 |**에 나타내었다. 모핵종으로부터 분리되지 않았을 때 낭핵종은 모핵종의 반감기로 감약되나 분리되면 자신의 반감기로 감약된다.

과도평형은 동위원소 발생기에 응용된다. 반감기가 짧은 방사성 핵종은 진단에 사용할 때 환자에 대한 피폭을 적게 하는 이점이 있으나 운반과정에서의 감약을 고려하면 동위원소 생산시설에서 멀리 떨어진 곳에서는 사용하기 어려운 문제점이 있다. 그러나 동위원소 발생기를 사용함으로써 비교적 간단하게 반감기가 짧은 낭핵종만을 화학적으로 분리 추출할 수 있고 추출 후 시간이 지나면 다시 방사평형에 도달하므로 반복 추출이 가능하다. 이러한 조작을 우유짜기(milking)라 하며, 이러한 시스템을 radioactive cow 또는 generator라고 한다. 이 장치는 비교적 반감기가 긴 모핵종을 이온교환수지 또는 Al column에 흡착시켜 두고 사용 시에 적당한 용제를 첨가함으로써 낭핵종을 추출할 수 있다. 보통 모핵종의 반감기는 수일 이상의 것이 사용되며, 낭핵종은 반감기가 수분 혹은 수시간 정도의 짧은 것으로 인체 외부에서 검출할 수 있는 정도의 에너지를 갖는 감마선을 방출하는 것이 임상에서 사용된다.

이들 중 현재 가장 많이 보급되어 있는 ^{99}Mo$-^{99m}$Tc generator에 대해서 살펴보기로 하자. 원자로에서 중성자 포획반응을 통해서 또는 우라늄의 핵분열편을 정제하여 ^{99}Mo를 얻을 수 있다. ^{99}Mo는 다음과 같은 붕괴계열을 형성한다.

$$^{140}_{56}\text{Ba} \xrightarrow[(12.8\text{ds})]{\beta^-} {}^{140}_{57}\text{La}(40.22\text{hrs}) \xrightarrow{\beta^-} {}^{140}_{58}\text{Ce}(\text{안정}) \tag{6-37}$$

$$^{99}_{42}\text{Mo} \xrightarrow[66\text{시간}]{\beta^-} {}^{99m}_{43}\text{TC} \xrightarrow[6\text{시간}]{IT} {}^{99}_{43}\text{Tc}$$

^{99m}Tc은 핵이성체 전이에 의해 140 keV의 감마선을 방출하며, 이를 모핵종으로부터 추출하면 6시간의 반감기이므로 핵의학 진단에 이용하기에 적절하기 때문에 가장 많이 이용되고 있다.

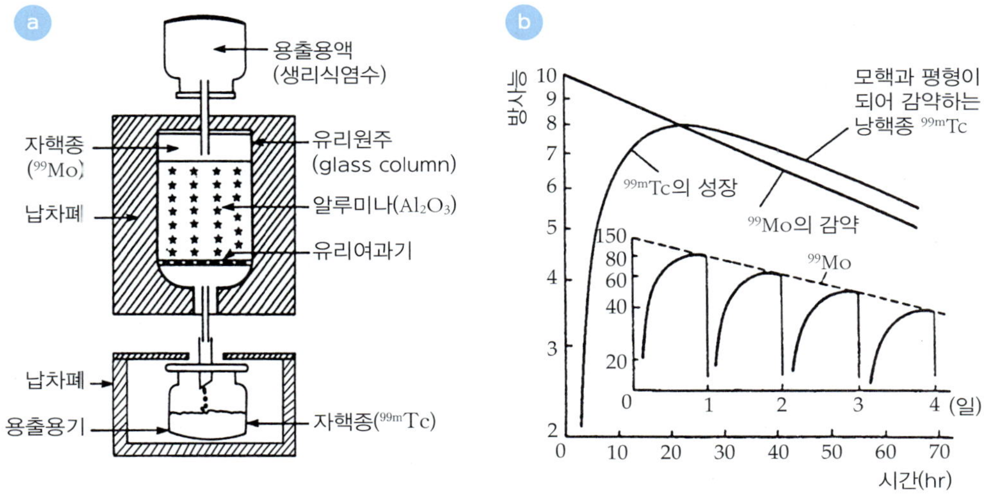

| 그림 6-15 | ^{99}Mo–^{99m}Tc 발생기 및 ^{99}Mo의 감약과 ^{99m}Tc의 성장곡선

| 그림 6-15 ⓐ |는 ^{99}Mo를 Al에 흡착시킨 ^{99}Mo–^{99m}Tc 발생기로서 column의 위쪽에서 생리식염수를 넣으면 ^{99m}Tc가 녹아서 나온다. **| 그림 6-15 ⓑ |**는 ^{99}Mo의 감약과 ^{99m}Tc의 성장곡선으로서 추출 후 24시간 내에 다시 방사평형에 도달하며, 이때 ^{99m}Tc의 방사능이 최대가 되는 것을 알 수 있다. 따라서 매일 1회 우유짜기(milking)를 할 수 있으나 모핵종이 감약되므로 매일 약 80%, 62%, 49%, 38%로 감소되어 가는 것을 고려해야 한다.

일반적으로 낭핵종의 방사능이 최고가 되었을 때 밀킹을 실시한다.

2. 영속평형(secular equilibrium)

모핵종의 반감기가 아주 긴 경우($T_1 \gg T_2$ 혹은 $\lambda_2 \gg \lambda_1$), 어느 정도 시간이 지나면 $\lambda_2 - \lambda_1 = \lambda_2$가 되어 식 (6–35)는 다음과 같이 된다.

즉, $N_2 \cdot \lambda_2 = N_1 \cdot \lambda_1$로서 낭핵종의 방사능은 모핵종의 방사능과 같아진다.

$$A_2 = A_1 \tag{6–39}$$

차례로 계속 붕괴하는 경우에는 다음과 같아진다.

$$\lambda_1 - N_1 = \lambda_2 N_2 \cdots\cdots = \lambda_i N_i = \text{일정} \qquad (6\text{-}40)$$

이러한 경우를 영속평형(secular equilibrium)이라고 한다. **| 그림 6-16 |**은 영속평형상태에서의 모핵종과 낭핵종의 방사능 변화를 보여주고 있다. 영속평형이 이루어지기 위해서는 충분히 오랜 시간 동안 물질이 교란되지 않아야 한다. 즉 붕괴 생성물이 제거되지도 않고 없어지지도 않아야 한다.

감마선 선원으로 많이 사용되는 $^{137}_{55}Cs$의 경우 다음과 같은 붕괴계열을 형성하며, 영속평형에 도달한다.

$$^{90}_{38}\text{Sr}(28\text{년}) \xrightarrow{\beta^-} {}^{90}_{39}\text{Y}(64\text{시간}) \xrightarrow{\beta^-} {}^{90}_{38}\text{Zr}(\text{안정}) \qquad (6\text{-}41)$$

$$^{137}_{55}\text{Cs} \xrightarrow[30\text{년}]{\beta^-} {}^{137m}_{56}\text{Ba} \xrightarrow[2.6\text{분}]{IT} {}^{137}_{56}\text{Ba} \qquad (6\text{-}42)$$

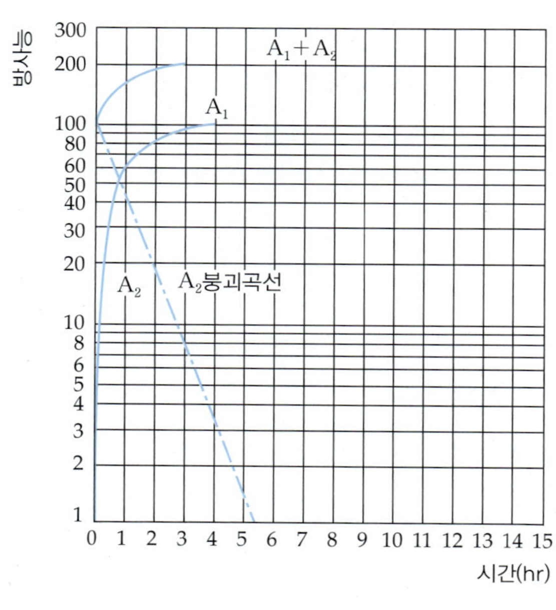

| 그림 6-16 | **영속평형상태의 모핵종($T_1=\infty$)과 자핵종($T_2=0.8$ h)의 방사능**
(—·— : 모핵종으로부터 분리한 자핵종만의 방사능(A_2) 감약)

방사평형상태에서는 모핵종이 낭핵종의 반감기로 붕괴되므로 이 경우 낭핵종인 핵이성체 $^{137m}_{56}$Ba를 모핵종인 $^{137}_{55}$Cs로부터 분리하지 않으면 $^{137m}_{56}$Ba에서 방출되는 감마선을 이용하면서 0시에 모핵종 $^{137}_{55}$Cs의 긴 반감기로 감약되므로 선원으로 사용하기에 유리하다. 또 모핵종에서 분리하면 반감기가 짧은 감마선 방출핵종이 되므로 추적자로 사용할 수 있다.

| 표 6-5 | 방사평형

방사평형	반감기	붕괴상수	핵자수비	방사능비
과도평형	$T_1 > T_2$	$\lambda_1 < \lambda_2$	$\frac{N_2}{N_1} = \frac{\lambda_1}{\lambda_2 - \lambda_1}$	$\frac{A_2}{A_1} = \frac{T_1}{T_1 - T_2}$
영속평형	$T_1 \gg T_2$	$\lambda_1 \ll \lambda_2$	$N_1\lambda_1 = N_2\lambda_2$	$A_1 = A_2$

6.6 인공 방사성 동위원소의 제조 radioisotope generation

자연 방사성 원소가 어떤 원자핵을 다른 원자핵으로 바꿀 수 있다는 사실을 알아낸 후에도 한동안 인공적으로 원자핵을 바꾼다는 것은 불가능하다고 생각되어 왔다. 그러나 1919년 러더포드(Rutherford)가 Th C에서 나오는 알파선을 질소에 조사하였더니 산소와 양성자가 생긴다는 것을 알아냈다. 이것이 최초의 인공적인 핵변환(nuclear transformation)이다. 그 후 1934년 퀴리 부부는 Al에 알파선을 조사하여 중성자와 양전자가 생긴다는 것을 발견하였다. 즉 다음과 같이 나타낼 수 있다.

$$^{27}_{13}\text{Al} + ^{4}_{2}\text{He} \longrightarrow ^{30}_{15}\text{P} + ^{1}_{0}\text{n} \qquad (6-43)$$

더구나 알파선원을 제거하면 동시에 중성자는 없어지지만 양전자는 계속 방출 되며 그것이 약 3분간의 반감기로 감약된다는 것을 발견하였다. 이는 핵반응에 의해 생성된 $^{30}_{15}$P 가 불안정하여 양전자를 방출하여 $^{30}_{14}$Si 로 붕괴되는 것이다. 이 실험이 최초의 인공 방사성 원소의 발견이었다.

그러나 알파선에 의한 핵반응은 표적 원자핵이 커지면 쿨롱 반발력에 의해 알파입자가 핵에 접근할 수 없는 한계가 있었다. 이와 같은 어려움을 해결하기 위하여 입자를 고속으로 가속하는 가속기가 개발되었다. 여기에서 가속된 하전 입자(양성자, 중양자, 알파입자 등)를 안정된 동위원소에 충돌시킴으로써 방사성핵종을 얻을 수 있게 되었다. 특히 인체의 중요 구성요소로서 핵의학 진단에 이용되는 ^{14}C, ^{15}O, ^{18}F 등의 동위원소는 사이클로트론(cyclotron)으로 가속된 중양자를 사용해서 생산하고 있다. 또한 원자로가 개발됨에 따라 원자로 안에서 강력한 중성자 선속을 얻을 수 있게 되었으며, 이를 충돌입자로 사용하여 인공 방사성 원소를 쉽게 만들게 되었다. 진단용 방사성 핵종은 많은 경우 원자로에 의해서 만들어진다.

또한 원자로에서는 $^{235}_{92}U$의 핵분열에 의해 핵분열 파편인 원자핵이 다양하게 만들어진다. 이들 핵종은 정해져 있지 않으나 중간 크기인 질량수 140과 90에 가까운 원소들이 가장 많이 생겨나는데, 모두 중성자 과잉 핵종으로서 음베타 붕괴에 의해 안정된 핵종에 도달한다. 따라서 이들 각종 핵분열 파편을 분리 정제함으로써 대량의 방사성 원소를 얻을 수 있는데 ^{137}Cs, ^{90}Sr, ^{99}Mo 등이 그 예이다. 그 외에 앞에서 설명한 동위원소 발생기를 통해 짧은 반감기의 인공 방사성핵종을 생산할 수 있다.

핵심용어 해설

알파선 alpha rays

1. 방사성 원자핵이 붕괴할 때 방출되는 입자로서, 양성자 2개, 중성자 2개로 구성되어 있어, 헬륨($^{4}_{2}He$)의 원자핵과 동일하다. 따라서 알파선을 방출하면 낭핵종은 모핵종보다 원자번호 2, 질량수가 4만큼 감소 한다.
   알파입자의 질량은 4,00280 U, 결합 에너지는 27.2 MeV이다. 알파선은 핵종마다 특유한 일정한 에너지를 가지고 있다. 공기중에서의 비정(도달거리)은 약 10 cm 정도로서, 물질의 투과력이 매우 약하다.
2. 라듐 등의 방사성 물질에서 나온 방사선 중의 하나이다. 알파입자는 두 개의 양성자와 2개의 중성자를 가진 헬륨의 핵과 같은 전기를 띤 알맹이로, 양성자의 약 4배가 되는 질량을 가지고 있다.

베타선 beta rays

1. 방사성 핵종이 베타 붕괴에 의하여 원자핵 속에서 방사되는 전자 또는 양전자이다. 앞의 것은 음베타선 또는 음베타 입자, 두 의 것은 양베타선 또는 양베타 입자라고 한다. 베타선의 에너지는 0부터 그 방사성 핵종에 대해 일정한 최대치에 이르기까지 연속적으로 분포되어 있으며 베타선 에너지는 보통 최대치로 부르는데 평균 에너지는 대개 최대치의 $\frac{1}{3}$ 정도로 보아도 된다. 베타선 방출과 함께 중성미자가 방출된다.
2. 방사성 원소에서 나오는 방사선의 한 가지이며 고속도의 전자 또는 양전자로 이루어져 있다. 인공적인 전자선도 베타선이라 부를 때가 있다.

감마선 gamma rays

1. 방사성 핵종의 붕괴에 의해 핵의 여기상태로부터 보다 낮은 에너지 상태로 떨어질 때 핵에서 방사되는 전자기파이다.
   감마선은 방사성 핵종마다 특유한 일정한 에너지를 갖는다. 핵의 여기 에너지가 직접 궤도전자에 주어져 이것을 방출시키는 현상을 내부전환(변환)이라고 한다. 감마선은 그 파장 영역이 비슷한 엑스선과 물리적 성질은 같다. 단위는 카이단위(1X단위 = 10^{-3} Å)로 나타낸다.
2. 방사성 물질에서 나오는 방사선 종류의 하나이다. 파장이 몹시 짧은 전자기파로서 물질을 투과하는 능력이 무척 강한데, 인공적으로 만들 어지는 엑스선도 이 정도의 파장을 가진 것은 감마선이라고 부른다.

방사성 핵종 radioactive nuclide

방사성 붕괴를 하는 핵종을 말한다.

방사성 원소 radioactive element

1. 방사성 붕괴를 하는 원소로 엄밀하게는 방사성 핵종이라고 해야 한다.
2. 방사선을 방출하는 원소로서 자연적으로 존재하는 것에는 우라늄, 악티늄, 토륨 계열의 여러 원소 등이 있으며, 인공적으로 만들어지는 것에는 넵투늄 계열의 원소도 있다.

방사성 붕괴 radioactive decay

1. 방사성 핵종이 자발적으로 방사선을 내어 다른 핵종으로 변하는 현상으로 방사선의 종류에 따라 알파 붕괴, 베타 붕괴 등으로 부른다.
2. 원자핵이 자연적으로 입자 또는 전자기파를 방출해서 안정된 원자핵으로 바뀌는 것을 말한다.

지수법칙 exponential law

어떤 방사성 핵종이 붕괴할 때 처음 원자핵의 수를 N_0라고 했을 때 어느 일정한 시간이 경과한 후 원자핵의 수가 N으로 되었다고 하면, 일정시간 경과한 후의 결과 $N = N_0 exp(-\lambda t)$로 표시되는 식을 말한다. 여기에서 λ는 붕괴상수이며, t는 시간이다.

반감기 half-value period

1. 방사성 물질이 붕괴하여 원자핵이 최초의 절반으로 되기까지 걸리는 시간을 말한다.
   이것을 T라 하면 $T=\frac{0.693}{\lambda}$ 로 표시된다.
2. 방사성 물질이 방사선을 내면서 붕괴되는 과정에서 그 원소의 원자수 가 최초의 반으로 감소될 때까지 걸리는 시간을 말하며, 라듐은 1600년, 우라늄은 45억 년이다.

붕괴상수 decay constant

1. 방사성 물질에 있어서 그 1개의 원자핵이 단위시간당 자연적으로 붕괴 를 일으키는 확률로 평균수명의 역수와 같다.
   붕괴상수 λ와 반감기 T 또는 평균수명 τ 사이에는 $T=\frac{0.693}{\lambda}$ 및 $\tau=\frac{1}{\lambda}$ 의 관계가 있다.
2. 방사성 원소 또는 소립자의 붕괴 빠르기를 나타내는 그 원소 또는 소립자에 고유한 양을 말한다.

평균수명 mean life

1. 어떤 방사성 핵종의 각 원자가 붕괴하기까지의 시간의 합을 원자수로 나눈 것으로 붕괴상수의 역수이다. 반감기와 평균수명과의 관계는 $\tau=1.44T$이다.
2. 방사성 원소나 소립자가 붕괴하여 다른 종류의 원소나 소립자로 바뀔 때, 낱낱의 입자가 붕괴할 때까지 걸리는 시간의 합을 전체 입자수로 나눈 몫을 말한다.

비방사능 specific activity

1. 단위질량당 방사능을 말한다.
2. 방사성 핵종이 들어 있는 물질의 단위 질량당 방사능(Bq/kg)이다. 통 상 Ci/kg, mCi/kg 등으로 표시한다. 그 외에 mCi/mol, mCi/m^3 등이 있다. 또한 방사선원이 방사성 핵종과 비방사성 핵종을 포함하는 경우는 그 방사성 핵종의 비율로서 표시한다. 방사성 핵종의 원자수가 그 원소의 전체 원자수의 비로 나타낸다.

알파 붕괴 alpha decay

1. 알파입자를 방출해서 다른 핵종으로 변환하는 방사성 붕괴를 말한다. 알파 붕괴에 의해 생기는 낭핵종은 모핵종보다 질량수 4, 원자번호 2 만큼 적다.
2. 원자핵이 알파선을 내며 다른 종류의 원자핵으로 변화하는 현상이다.

베타 붕괴 beta decay

1. 원자핵 내에서 전자를 방출하거나 아니면 양전자를 방출하는 것, 또는 궤도전자를 포획해서 다른 핵종으로 변환되는 현상을 말한다. 이때 낭 핵종의 질량수는 친핵종나 같으나 원자번호는 하나 증가(β^-붕괴 시) 하거나 감소(β^+붕괴 시, 전자포획)한다.
2. 방사성 물질의 원자핵 또는 소립자가 베타선을 방사하여 다른 원자핵 또는 소립자로 변하는 현상이다.
   베타 붕괴 후의 원소는 질량수가 변하지 않고 원자번호만 하나 변화 한다.

감마 붕괴 gamma decay

원자핵의 방사성 붕괴의 일종으로 감마선이 방출되는 것을 말하는데, 좁 은 뜻으로는 핵이성체 전이에 의한 감마선 방사를 말한다.

전자포획 electron capture

원자핵 붕괴에 있어서 궤도전자를 핵 내에 포획하여 중성미자를 방출하 는 경우가 있는데, 이것을 전자포획이라 한다. 포획되는 전자는 K각 전자가 가장 많으며, 이것을 K전자포획이라 한다. 전자포획에 수반하여 공석이 된 궤도전자를 메꾸기 위해 특성 엑스선 또는 오제전자가 발생한다.

내부전환 internal conversion

원자핵이 감마선을 방출하는 대신 그 에너지를 직접 궤도전자에게 주어 전자를 방출시키는 것을 말하며, 방출된 전자를 내부전환전자라고 한다. 감마선으로 방사되는 광자의 수를 λ_γ, 내부전환으로 방출되는 전자의 수를 λ_e라 할때 λ_e/λ_γ를 내부전환계수라고 한다. 이 현상은 K각 전자인데, 내부전환이 일어나는 확률은 원자번호의 3승에 비례하여 증가한다. 전자의 에너지는 일정하며 고유한 값을 갖는다.

내부전환전자 internal conversion electron

여기상태에 있는 원자핵이 보다 낮은 에너지 상태로 옮겨갈 때, 그 에너지 차이를 감마선으로 방출하는 대신 그 에너지를 핵외의 궤도전자에 주어 전자가 방출되는 현상을 말한다.

핵이성체 전이 isomeric transition

1. 방사성 핵종 붕괴형식의 타종으로, 준안정된 핵이성체가 타정한 반감기를 거쳐 감마선을 방출하여 에너지 상태가 낮은 핵종으로 변화하는 현상을 말한다.
2. 높은 에너지 준위에 있는 핵이 감마선을 방출하든가, 아니면 내부전환을 하여 보다 낮은 준위의 핵종으로 변하는 현상을 말한다.

핵이성체 isomer

이성핵이라고도 하며, 이것은 원자번호와 질량수는 같으나 에너지 준위 가 다른 두 종류 이상 핵종이 존재할 때 그것들을 핵이성체라고 한다. 이 측정 가능한 정도의 반감기를 갖는 여기된 핵은 m을 붙여 구별한다. 이성핵은 서로 별개의 핵종으로 취급된다.

오제 효과 Auger effect

1. 여기상태에 있는 원자가 특성 엑스선을 방출하지 않고, 에너지를 궤도 전자에 옮겨준 결과 궤도전자를 방출시키는 것을 말하며, 이 전자를 오제 전자라고 한다.
2. 여기상태에 있는 원자가 보다 낮은 에너지 상태로 옮겨갈 때 감마선을 방출하는 대신 그 원자의 궤도전자를 방출하는 현상이다.

붕괴도 decay scheme

1. 어떤 방사성 원소의 붕괴상태를 그림으로 나타낸 것을 말한다. 음베타 붕괴는 우하쪽으로 사선, 알파, 양베타, 전자포획은 좌하쪽으 로 사선, 감마선 방출은 수직선으로 나타내며, 그 밖에 에너지 준위나 붕괴의 비율, 반감기 등이 기입된다.
2. 방사성 동위체가 붕괴할 때 방출되는 방사선의 종류와 그 순서, 에너지, 반감기, 강도비 등을 도시한 것이다.

우라늄 계열 uranium series

천연 붕괴계열의 하나로서 우라늄의 동위체($^{238}_{96}U$)로 시작하여 8회의 알파 붕괴와 6회의 베타 붕괴를 하여 납의 안정 동위체($^{206}_{82}Pb$)로 끝난다. 이 계열 핵종의 질량수는 모두 4로 나누면 2가 남으므로 4n+2 계열이라고도 한다. 도중에 $^{226}_{86}Ra$이 존재하므로 라듐 계열, 또는 우라늄-라듐 계열이라고도 한다.

토륨 계열 thorium series

천연 붕괴계열의 하나로서 토륨 동위체($^{232}_{90}Th$)로 시작하여 6회의 알파 붕괴와 4회의 베타 붕괴를 하여 최후에 납의 안정 동위체($^{208}_{82}Pb$)가 되 는 것을 말한다. 이 계열에 속하는 핵종의 질량수를 4로 나누면 떨어 지므로 4n 계열이라고도 한다.

악티늄 계열 actinium series

1. 천연 붕괴계열의 하나로서 $^{235}_{92}U$로 시작하여 7회의 알파 붕괴와 4회의 베타 붕괴를 하여 최후로 $^{207}_{82}Pb$ 가 되는 것을 말한다. 도중에 $^{227}_{39}Ac$을 거치므로 악티늄 계열이라고 한다. 이 계열에 속하는 핵종의 질량수는 4로 나누면 3이 남으므로 4n+3계열이라고 한다.
2. 우라늄-235에서 시작하여 안정된 납($^{207}_{82}Pb$)에 이르는 방사성 붕괴계열이며 질량수는 4n+3이다.

방사평형 radioactive equilibrium

1. 붕괴계열에 있어서 모핵종의 반감기가 낭핵종의 반감기보다 길 때 일 정한 시간이 경과한 후에는 두 붕괴율이 거의 일정하게 되고, 두 원자 수의 비도 거의 일정하게 된다. 이 상태를 방사평형이라고 한다. 방사 평형에는 과도평형과 영속평형이 있다.
2. 모핵종 및 낭핵종의 원자수, 붕괴상수를 N_1, N_2, λ_1, λ_2라 하면 친핵 종의 반감기 T_1가 낭핵종의 반감기 T_2에 비해서 그다지 길지 않을 때, 즉 $T_1 > T_2$이면 과도평형이라고 하며, 현저히 길 때, 즉 $T_1 \gg T_2$이면 영속평형이라고 한다.

Key Words

CHAPTER

7. 전자기파와 물질과의 상호작용

Interaction of Electromagnetic Wave with Matter

단원 학습목적

전자기파가 물질을 투과할 때 어떤 작용에 의하여 그 에너지가 감소되는지를 파악하고 강도가 감약되는 원인을 이해하여 영상의학, 방사선종양학, 핵의학과에 적응시킬 수 있는 실력을 배양한다.

세부 학습목표

1. 전자파의 상호작용
   1) 고전산란을 이해한다.
   2) 광전효과를 이해한다.
   3) 광핵반응을 이해한다.
   4) 콤프톤산란을 이해한다.
   5) 전자쌍생성을 이해한다.
2. 방사선과 원자 번호와의 관계를 이해한다.
3. 반가층을 이해한다.
4. 감마상수를 이해한다.
5. 지수법칙을 이해한다.
6. 거리역자승 법칙을 이해한다.
7. 감약계수들의 특징을 이해한다.

7.1 서론 introduction

원자나 원자핵의 구조와 성질, 엑스선 및 감마선의 발생과 특성에 대해서는 이미 논하였다. 여기서는 전자기파가 물질을 통과할 때 물질 내에서 흡수와 산란, 기하학적 원리에 의하여 전자기파 에너지와 강도는 어떻게 감약되는지에 관해서 논의하겠다.

엑스선과 감마선은 물질을 직접 전리시키지 못하고 2차적인 현상에 기인하여 간접 전리시킨다.

엑스선의 강도는 엑스선관 초점이나 감마선원으로부터 빔이 퍼짐에 따라서 감약된다.

이러한 근본원리가 방사선 영상이론과 방사선 측정, 의학, 이공학적 응용분야에 적용되는 것이다. 따라서 방사선과 물질과의 상호작용 관계가 방사선 물리학의 주가 될 것이다. 여기서는 엑스선 및 감마선과 물질과의 기본 상호작용 현상과 감약원리 및 흡수계수에 대하여 알아본다.

엑스선이나 감마선 같은 전자기파가 물질에 조사되면 그 물질을 구성하는 원자와 상호작용하여 광자가 흡수되거나 산란된다. 만일 분자 내 전자와 상호 작용하였다면 결합력이 와해되면서 분자구조가 변할 수도 있으나, 분자결합 에너지는 입사광자 에너지가 미칠 수 있는 힘이 약하기 때문에 분자구조 자체보다는 원자와 작용한다. 전자기파와 원자의 상호작용 현상은 전자기파 에너지와 원자 내 전자의 결합에너지 정도에 따라 궤도전자의 외각장이나 내각 또는 핵장에서 일어나는 확률이 각기 다르게 발생된다. 전자기파와 물질과의 기본 상호작용에는 고전산란, 광전효과, 콤프톤 산란, 전자쌍생성, 광핵반응등이 있다.

진단방사선 에너지 영역에서는 광전효과와 콤프톤 산란이 주로 관계되나 치료방사선 영역에서는 전자쌍생성도 고려되어야 한다

7.2 상호작용 종류 interaction type

1. 고전산란(coherent scattering, classical scattering)

고전산란(coherent scattering, classical scattering)은 입사된 엑스선, 감마선 파장에는 아무런 변동 없이 방향 변화만을 일으키므로 탄성 산란(elastic scattering)이라고도 한다. 고전산란은 톰슨 산란(Thomson scattering)과 레일레이 산란(Rayleigh scattering)으로 구분된다. 톰슨 산란은 원자 내 각각의 전자와 상호작용을 하지만, 레일레이 산란은 원자 내 모든 궤도전자, 즉 원자와의 상호작용을 말한다.

| 그림 7-1 |은 레일레이 산란현상을 나타낸 것이다. 그림에서와 같이 낮은 에너지의 광자가 원자와 충돌하여 입사광자 에너지는 모든 전자들을 진동시켰다가 다시 광자를 방출하여 안정된다. 즉 입사광자의

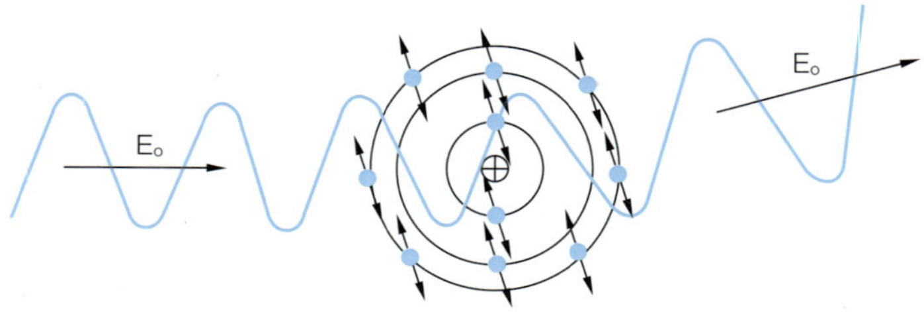

| 그림 7-1 | 레일레이 산란현상

에너지만큼 원자를 진동하여 여기시킨 후 입사 에너지에 해당하는 주파수의 광자 에너지를 방출한다. 그러므로 상호작용 후 파장의 변화가 없고, 단지 진행방향만 변화될 뿐 전리작용은 아니다.

고전산란은 다른 상호작용 현상에 비하여 발생빈도가 매우 낮아 주작용이 될 수 없다. 고전산란에서 입사광자는 원자 내부로 진행토록 되어 있고 입사광자의 방향에 대하여 작은 각도로 산란된다.

2. 광전효과(photoelectric effect)

궤도전자는 핵과의 쿨롱력에 의한 결합 에너지를 갖고 있으며, 핵에 가까운 궤도전자일수록 핵과의 결합 에너지가 높다. | **표 7-1** |은 각 원소에서 핵과 궤도 전자들 간의 결합 에너지를 나타내고 있는데, 같은 궤도에서는 원자번호가 클 수록, 또 내각전자일수록 결합 에너지는 증가한다.

| 표 7-1 | **핵과 궤도전자 간의 결합 에너지**

원소	O	Al	Ca	Cu	Ba	W	Pb	U
각 \ Z	8	13	20	29	56	74	82	92
K	0.532	1.559	4.038	8.982	37.432	69.51	87.95	115.04
L_I		0.087	0.399	1.100	5.995	12.094	15.861	21.757
L_{II}			0.350	0.954	5.629	11.538	15.200	20.944
L_{III}		0.072	0.346	0.935	5.250	10.200	13.033	17.163
M_I M_{II} M_{III} M_{IV} M_V			0.047 0.026	0.121 0.077	1.297 1.143 1.068 0.800 0.783	2.814 2.570 2.274 1.867 1.804	3.852 3.558 3.067 2.584 2.482	5.546 5.179 4.301 3.723 2.546

광전효과는 | **그림 7-2** |와 같이 엑스선, 감마선이 물질에 입사하면 원자의 내각 전자와 충돌하여 입사광자의 모든 에너지를 전자에게 주고, 입사광자는 사라진다. 이와 같이 에너지를 받은 궤도전자가 원자 밖으로 튀어나오는 현상을 광전효과(photoelectric effect)라 한다. 또 원자권 밖으로 튀어나온 전자를 광전자(photoelectron)라 한다. 궤도전자가 원자 밖으로 튀어나오려면 입사 광자의 에너지는 최소한 전자와 핵과의 결합 에너지 ϕ 보다 커야 한다. 이때 광전자의 운동 에너지는 $h\nu-\phi$ 가 된다.

즉, 광전자의 운동 에너지 T는 다음과 같다.

$$T = h\nu - \phi \tag{7-1}$$

여기서 $h\nu$는 광자 에너지이고, ϕ 는 결합 에너지이다.

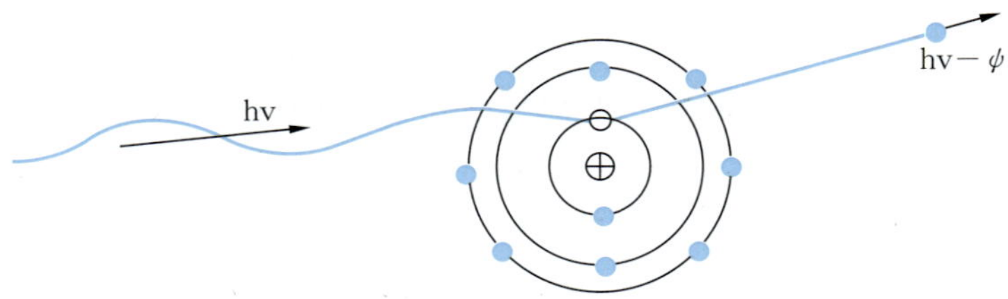

| 그림 7-2 | **광전효과**

광자 에너지가 K각 전자의 결합 에너지보다 크게 되면 모든 궤도전자에 대하여 광전효과를 일으킬 수 있다. 그러나 어떤 특정한 궤도전자가 원자 밖으로 이탈되기 쉬운 광자 에너지는 그 궤도전자의 결합 에

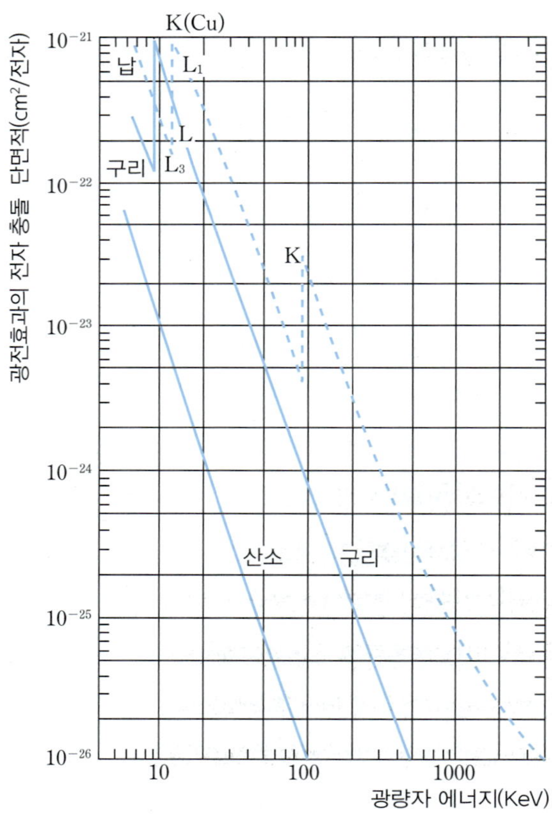

| 그림 7-3 | **광전효과의 전자 충돌 단면적**

너지 근방의 에너지보다 큰 경우이다. 즉 K각 전자는 그 결합 에너지보다 약간 큰 광자 에너지를 잘 흡수한다.

| 그림 7-3 |은 산소, 구리, 납에 대한 전자 한 개당 광전 흡수 단면적으로서 전자 충돌 단면적을 나타내고 있다. 예를 들면, 구리의 K각 결합 에너지는 약 9.0 keV로서, 이 값보다 약간 낮은 광자 에너지에 대한 충돌 단면적은 $120\times10^{-24}cm^2$ 이지만 9.0 keV를 약간 넘는 광자 에너지에 대해서는 $1,000\times10^{-24} cm^2$ 라는 큰 값을 가진다. 9.0 keV 이하에서는 K각 전자는 광전효과에 가담하지 않고, 그 외각인 L각이나 M각의 전자와 상호작용한다. 그러나 광자 에너지가 이 값을 넘으면 K각 전자를 포함한 모든 각전자가 광전효과에 관여하여 흡수계수가 비약적으로 증가하게 되는데, 이러한 흡수계수의 비약을 흡수단(absorption edge)이라 부른다. K각 전자에 의한 흡수단을 K흡수단이라 한다. K각에 의한 광전 흡수계수는 L각 이상의 전자에 의한 흡수계수보다 커서 전 흡수계수의 80%가 된다. 납에서는 네 개의 흡수단이 있으며, 장파장측에 있는 세 개의 흡수계수 비약은 L흡수단인데, 장파장측으로부터 L3, L2, L1 흡수단이라 한다. 입사광자 에너지가 약 16 keV로부터 88 keV 범위에서는 주로 L각의 광전흡수가 일어나며, 88 keV 이상에서는 K각 전자에 의한 광전흡수가 일어난다.

이와 같이 진료 엑스선 에너지 범위에서의 흡수계수는 장파장으로부터 단파장으로 됨에 따라 흡수계수는 대체로 에너지의 3승에(질량 흡수계수는 원자번 호의 3승, 원자 흡수계수는 원자번호의 4승) 따라 감소되는데, 어느 파장부분에서 비약적으로 흡수계수가 크게 되고, 그것을 지나면 다시 3승에 비례하여 작게 됨을 알 수 있다. 흡수단 중 특정한 파장에 대하여 특히 강하게 흡수하는 곳을 선택흡수(selective absorption)라 한다. 흡수단에 해당하는 파장은 원소 특유의 것으로 일반적으로 원자번호가 낮은 금속에서는 장파장측에, 원자번호가 높은 것에는 단파장측에 주로 흡수단이 있다.

광전효과도 궤도전자가 원자 밖으로 튀어 나오면, 원자는 여기되고 궤도전자가 튀어나간 빈 자리는 그 외각 전자의 천이(transition)로 특성 엑스선이 발생된다. 납과 같이 원자번호가 큰 원소에서 K 특성 엑스선은 K각 전자의 결합 에너지 88 keV에 해당하는 큰 광자 에너지를 갖고 있어서 또 다른 광전효과를 일으키면서 물질의 상당한 곳까지 투과하게 된다. 그러나 원자번호가 낮은 가벼운 원소에서는 특성 엑스선이 발생하여도 매우 파장이 길기 때문에, 즉시 그장소에서 흡수된다.

광전효과의 흡수단면적은 이론적으로 계산하기란 매우 복잡하다. **| 그림 7-4 |**는 광전자의 각도 분포를 나타내고 있으며, 단위 입체각당 광전자의 수는

$$\frac{dN}{d\Omega}=\frac{\sin^2\theta}{(1-\beta\cos\theta)^4} \qquad (7-2)$$

로 구할 수 있다. 여기서 베타는 v/c 로서 광전자의 에너지가 클수록 전방으로 향한다.

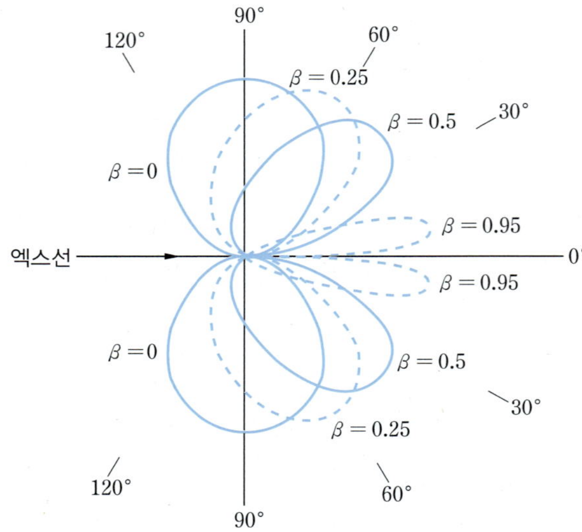

| 그림 7-4 | **광전자의 각도 분포** (β=0, 0.25, 0.5, 0.95에 대한 에너지는 17 keV, 79 keV, 1 MeV, 13 MeV)

3. 콤프톤 산란(Compton scattering)

광전효과는 입사 에너지 전부가 궤도전자에게 흡수되는 경우로, 주로 내각전자와의 상호작용이지만 콤프턴산란은 핵과의 결합력이 거의 없는 외각전자와의 상호작용이다. 이때 외각전자는 결합 에너지가 입사광자 에너지에 비하여 무시할 수 있는 정도로 작기 때문에 자유전자로 간주하기도 한다.

| 그림 7-5 |와 같이 콤프톤 산란(Compton effect, Compton scattering)은 광자가 자유전자 혹은 결합력이 매우 약한 외각전자와 충돌하여 입사광자 에너지(*hv*) 일부를 전자에게 준 결과 전자를 원자 밖으로 축출시키고, 입사광자는 에너지가 감소되어 산란광자(scattered photon *hv′*)로 산란되는 현상을 말한다. 광자

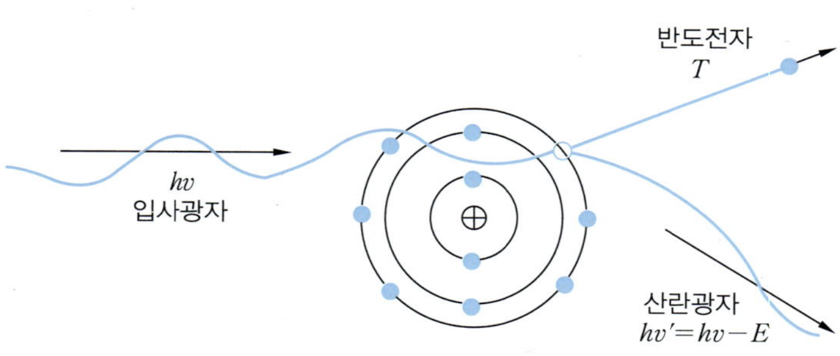

| 그림 7-5 | **콤프톤 산란**

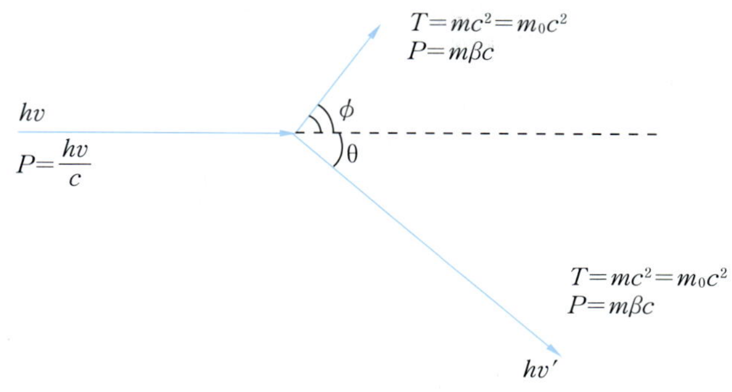

| 그림 7-6 | **콤프톤 산란의 운동과 에너지 보존관계**

의 에너지를 받아 원자 밖으로 튀어 나온 전자를 반도전자(recoil electron, E)라 하는데 물질을 통과하는 도중에 많은 전리를 일으키면서 그 운동에너지를 소비한다. 이와 같이 입사광자의 에너지는 둘로 분배되는데, 일부분은 반도전자의 운동 에너지가 되고, 나머지는 산란광자의 에너지가 된다.

반도전자의 운동 에너지 T는

$$T = h\nu - h\nu' \tag{7-3}$$

이다. 여기서 $h\nu'$은 산란광자의 에너지이다.

이때 입사광자와 자유전자는 | **그림 7-6** |과 같이 충돌 전후에 있어서 에너지와 운동량은 보존법칙에 따른다. 여기서 θ를 산란각, ϕ를 반도각이라 할 때,

$$\begin{aligned} h\nu &= h\nu' + E \\ \frac{h\nu}{C} &= \frac{h\nu'}{C}\cos\theta + \mathrm{m}\beta\mathrm{C}\cos\phi \\ 0 &= \frac{h\nu'}{C}\sin\theta - \mathrm{m}\beta\mathrm{C}\sin\phi \end{aligned} \tag{7-4}$$

의 관계식이 성립되며 식 (7-4)는 다시

$$hv = hv' + \left(\frac{hv'}{\sqrt{1-\beta^2}}\right) m_0 c^2$$

$$hv = hv' + \cos\theta + \frac{\beta}{\sqrt{1-\beta^2}} m_0 c^2 \cos\phi \qquad (7-5)$$

$$0 = hv' + \sin\theta + \frac{\beta}{\sqrt{1-\beta^2}}\Big) m_0 c^2 \sin\phi$$

의 식으로 된다. 상기 식의 운동량과 에너지 보존 법칙으로부터 다음과 같은 식 (7-6~7-10)을 얻을수 있다.

$$\cos\theta = -(1+\alpha)\tan\frac{\phi}{2}$$

$$\alpha = \frac{hv}{m_0 c^2} = \frac{0.0243\,\text{Å}}{\lambda} \qquad (7-6)$$

$$= \frac{\text{입사광자에너지[MeV]}}{0.511\text{[MeV]}}$$

산란광자가 입사광자브다 늘어난 파장($\Delta\lambda$)은 산란광자의 파장(λ')과 입사광 자의 파장(λ)과의 차이이므로

$$\Delta\lambda = \lambda' - \lambda$$

$$= \frac{h}{mc}(1-\cos\theta) \qquad (7-7)$$

가 된다. 여기서 h는 Planck 상수, m은 전자의 정지질량, c는 광속도이므로

$$\frac{h}{mc} = 0.0243 \times 10^{-10}\text{m}$$

가 되어

$$\Delta\lambda = 0.0243(1-\cos\theta)\,\text{Å} \tag{7-8}$$

의 식이 된다. 식 (7-8)에서 파장의 변화는 입사광자의 파장과는 관계없고 산란각만이 관계하고 있다. 그리고 산란광자의 에너지(hv')와 반도전자의 운동 에너지(T)는 다음과 같이 된다.

$$hv' = \frac{hv}{1+\alpha(1-\cos\theta)} \tag{7-9}$$

$$T = \frac{hv\cdot\alpha(1-\cos\theta)}{1+\alpha(1-\cos\theta)} \tag{7-10}$$

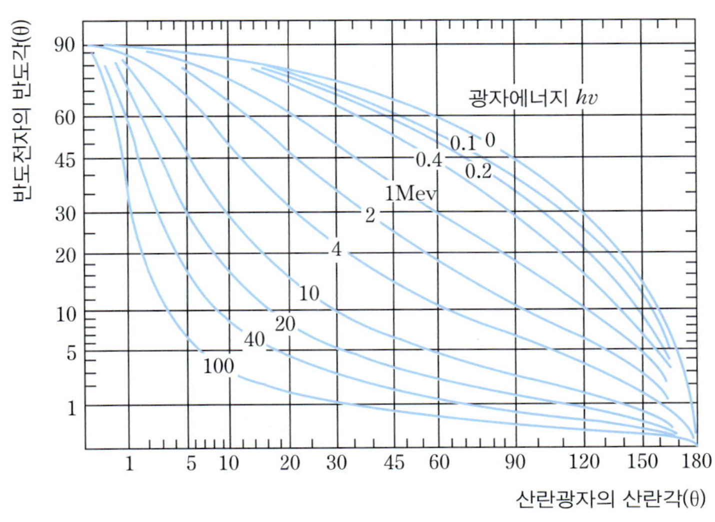

| 그림 7-7 | 광자 에너지에 따른 산란각과 반도각의 분포

상기 식 (7−6), (7−7)에서 산란각이 180°후방 산란시의 반도전자의 운동 에너지는 최대가 되어 $T_{max} = hv\frac{2\alpha}{1+2\alpha}$의 식이 되고, 산란광자의 에너지는 최소가 되어 $hv'_{min}=\frac{hv}{1+2\alpha}$의 식이 된다. 그리고 파장과 에너지의 관계식 $hv(\mathrm{keV})=\frac{12.4}{\lambda}$으로부터 식 (7−7)과의 상호 환산으로서 콤프톤 산란 전후의 광자 에너지나 파장의 변화를 알 수도 있다.

입사광자의 에너지가 작을 때에는 산란광자는 입사광자의 에너지와 거의 같은 에너지이지만, 반도전자의 에너지는 작다. 이와 반대로 입사광자 에너지가 큰 경우에는 입사 에너지의 대부분이 반도전자의 운동 에너지로 이행한다.

또한 산란각이 커질수록 산란광자의 에너지는 약해지는 반면 반도전자에 부여된 에너지는 커지고, 반도각은 작아진다. **| 그림 7−7 |**은 입사광자 에너지에 따른 산란광자의 산란각 분포와 반도전자의 반도각 분포를 나타내고 있다. 입사광자 에너지가 커질수록 산란각 및 반도각은 작아지는 경향을 나타내고 있으며 반도전자는 결코 후방으로 방출하지 않는다.

입사 엑스선의 에너지가 커질수록 전방 산란선이 많아지기 때문에 고에너지 엑스선 촬영 시의 피사체에 의하여 생긴 산란선을 제거하기 위하여 산란선 제거용 격자를 사용한다.

콤프톤 산란이 생기는 확률, 즉 한 개의 전자에 의해 입사광자 중 몇 할이 Ω 방향의 단위 입체각 중에 콤프톤 산란하는 정도는 산란각 θ에 대하여 0°에서 180°에 걸쳐서 단위구면상에서 적분하면 콤프톤 산란에 의한 전자 충돌 단면적을 구할 수 있는 이론식을 얻어낼 수 있다. 이 식을 클라인니시나의 공식

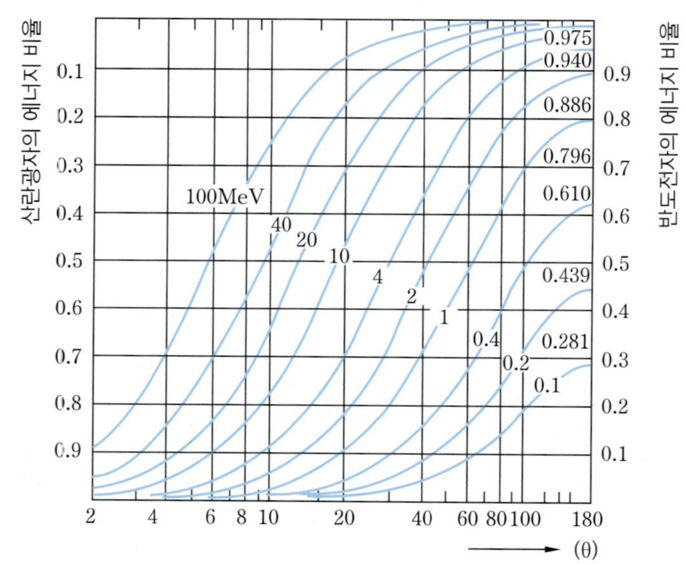

| 그림 7−8 | **콤프톤 산란 시 산란각에 따른 산란광자 에너지와 반도전자의 에너지 비율**

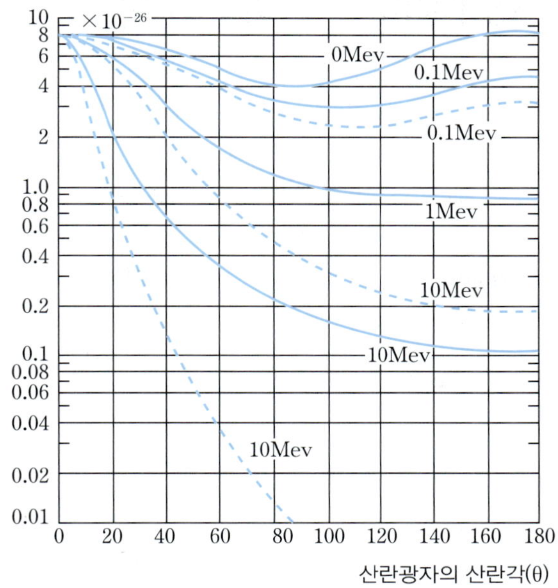

| 그림 7-9 | **콤프톤 산란에 대한 미충돌 단면적**

실선 : 산란광자수 점선 : 산란광자 에너지

(Klein–Nishina' s formula)이라 한다.

이것은 미적분을 이용하여 수식으로 표현하기는 복잡하므로 도표를 가지고 알아본다. **| 그림 7-8 |**은 입사광자 에너지에 따른 산란광자 에너지와 반도전자의 에너지 비율을 나타낸 것으로, 1 MeV의 광자인 경우 산란선의 산란방향이 180°후방 산란일 때 반도전자는 입사선 방향과 동일 방향(0°)으로 반도되어 그 에너지 배분은 반도전자 0.796에 대하여 산란광자의 에너지 비율은 0.204가 됨을 알 수 있다.

| 그림 7-9 |는 콤프톤 산란에 대한 미분 충돌 단면적이다. 실선은 θ 방향의 단위 입체각 중 산란광자가 산란되는 확률(개수)을 나타낸 것이며, 실선의 값에 $\dfrac{hv'}{hv}$를 곱한 값은 θ 방향의 단위 입체각에 산란되는 광자 에너지와 입사광자 에너지에 대한 비율로서 점선으로 표시하고 있다. 이 점선을 산란미분계수라하며, 산란미분계수를 θ에 대하여 적분하면 입사광자 에너지 중 산란광자 에너지로서 이행되는 비율을 표시하는 산란계수 ${}_e\sigma_s$를 얻을 수 있다. 콤프톤 산란에서 반도전자의 에너지 비율을 ${}_e\sigma_a$라면

$$ {}_e\sigma_t = {}_e\sigma_s + {}_e\sigma_a \qquad (7-11) $$

이므로

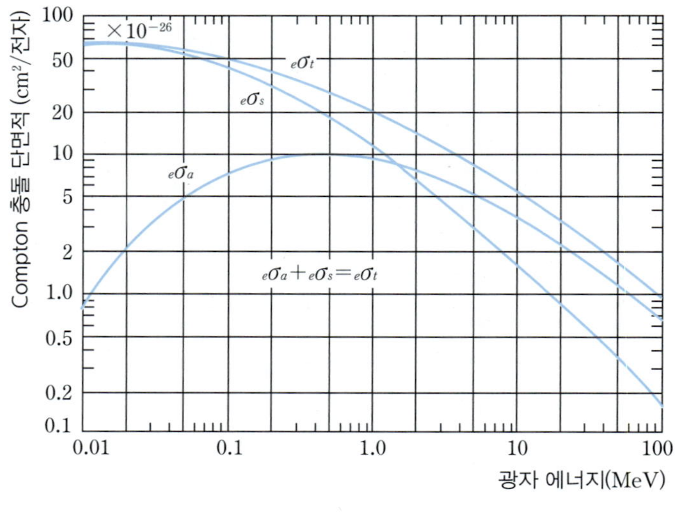

| 그림 7-10 | **콤프톤 산란 충돌 단면적**

$$ {}_e\sigma_a = {}_e\sigma_t + {}_e\sigma_s \qquad (7-12) $$

가 된다.

| **그림 7-10** |은 ${}_e\sigma_t$, ${}_e\sigma_s$, ${}_e\sigma_a$를 표시한 것으로, 물질 1 g 중의 전자수를 알고 있다면 입사광자 에너지 중 얼마만큼 콤프톤 산란에 의하여 물질 1 g에 실제로 흡수되고 산란되었는지를 계산할 수 있다.

4. 전자쌍생성(pair creation)

입사광자 에너지($h\nu$)가 원자핵의 강한 쿨롱장을 받아 소멸되고 대신에 양전 자(+)와 음전자(−) 한 쌍을 발생시키는 현상을 전자쌍생성(pair production, pair creation)라 한다(| **그림 7-11** | 참조).

이 때 음양전자가 얻은 운동 에너지를 각각 T^-, T^+라 할 때 $T^+ + T^- = h\nu - 2m_0c^2$이 된다. 여기서 $2m_0c^2$는 2개의 전자의 정지질량 에너지(0.51×2MeV)인 1.02MeV에 해당하므로 입사광자의 에너지($h\nu$)는 1.02MeV보다 커야만 전자쌍생성이 일어난다. 전자가 갖는 운동 에너지 T^-는

$$ \begin{aligned} T^+ &= T^- \\ &= \frac{h\nu - 1.02}{2}\,[\text{MeV}] \end{aligned} \qquad (7-13) $$

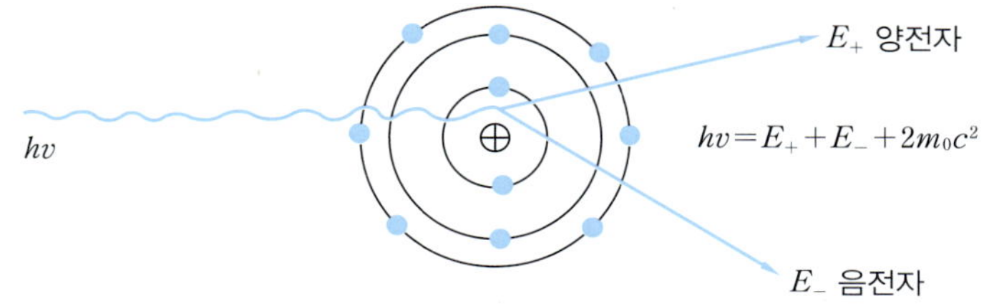

| 그림 7-11 | **전자쌍생성**

이다.

Dirac 이론에 의하면 양전자의 생성은 $2m_0c^2$ 이상의 에너지를 가진 광자가 음에너지 상태에서 없어지면 그곳에 한 개의 빈 자리(hole)가 남게 되는 데, 이것은 한 개의 양전자가 나타남을 의미하므로 한 쌍의 입자가 생성되는 것이다. 각 입자는 m_0c^2인 정지질량을 가져야 하기 때문에 입사광자는 적어도 2 m_0c^2 이상의 에너지를 가져야 한다. 이 전자쌍생성은 핵 근처의 전장 내에서 일어나는데, 그 까닭은 두 계의 에너지와 운동량이 보존되기 위해서는 어떤 물체가 반도 에너지와 반도운동량을 받아야 하기 때문이다.

전자쌍생성에 관한 원자당 단면적 α의 수치는 1.02 MeV 이하에서는 '제로'이며, 에너지가 커짐에 따라서 늘어나다가 나중에는 급격히 증가한다. 이 단면적은 원자번호의 제곱 Z^2에 비례하므로 일정한 광자 에너지에 대한 전자쌍생성은 원자번호에 따라 급격히 증가하며, 근사적으로 다음과 같이 단면적을 표시한다.

$$\begin{aligned}\Phi &= \frac{Z^2}{137} \times \frac{e^2}{m_0c^2} \\ &= Z^2 \times 5.796 \times 10^{-28}\mathrm{m}^2\end{aligned} \qquad (7\text{-}14)$$

| 그림 7-12 |는 공기와 납에 대하여 $\alpha = hv/m_0c^2$의 함수로 표시된 α^k/Φ의 곡선을 나타내고 있다. **| 표 7-2 |**에는 몇몇 광자 에너지에서 Al과 Pb에 대한 α/Φ 와 α^k/Z^2의 수치가 기재되어 있다. 약 $10m_0c^2$, 즉 5 MeV 정도 이상의 광자 에너지에서의 전자쌍생성은 핵으로부터 얼마간 떨어진 곳에서 생성될 것이며, 이 거리가 일부 전자각보다 밖에 있게 될 때에 전자쌍생성이 이루어진 핵만 있는 경우의 전장보 다 약해질 것이다. 따라서 전자쌍생성의 확률은 적어진다. 그러므로 고에너지 광자(25 MeV 정도)에서는 Pb

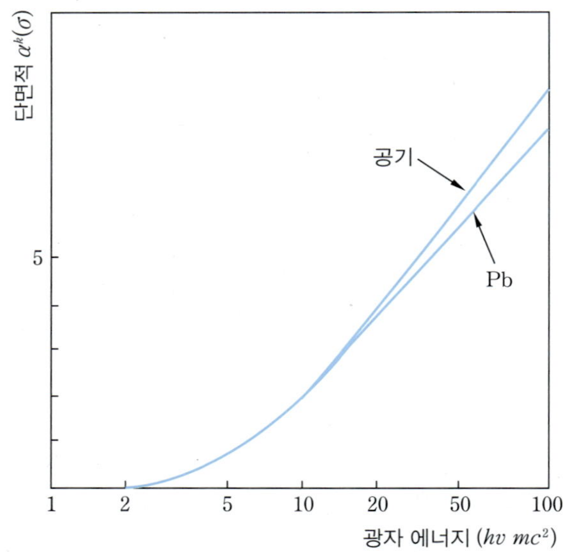

| 그림 7-12 | 광자 에너지가 표시된 원자당의 전자쌍생성 단면적

| 표7-2 | 전자쌍생성 단면적

광자에너지	$\alpha^{k/\Phi}$		α^{k/Z^2}	
(MeV)	Al	Pb	Al	Pb
25.54	6.14	5.96	3.56	3.64
17.01	5.07	4.90	2.94	2.84
10.22	3.66	3.60	2.12	2.08
7.662	2.93	2.86	1.70	1.66
5.108	1.98		1.15	
3.065	0.905		0.524	
2.043	0.327		0.189	
1.533	0.086		0.050	

가 공기나 Al 보다 작아진다.

핵에서 떨어진 원자의 외각장에서 발생하는 전자쌍생성은 입사광자의 에너지가 $4m_0c^2$ 이상에서 일어나는데, 이는 양전자 1개와 음전자 2개가 방출되므로 3전자 생성(triplet production)이라 한다. 3전자 생성의 충돌 단면적 $\sigma_{\text{pair,e}}$는

$$б_{pair.e} = \frac{Z}{137}\gamma_0{}^2 \cdot F\left(\frac{\alpha}{mc^2}\right) \tag{7-15}$$

로 나타낸다. 여기서 α=0.44, 20, 50에서 F(α)는 0.04, 2.05, 4.78이 되어 F(α)는 α의 10% 정도 이하이다. 일반적으로 $\sigma_{pair.e}$는 σ_{pair}에 비하여 무시되고 있다.

| 그림 7-13 |은 납에 대한 전자쌍생성의 에너지 분포를 나타내고 있으며, **| 그림 7-14 |**는 핵단면적(σ pair.e)의 관계를 나타내고 있다. σ는 실곡선의 값에 원자번호의 제곱 Z^2을 곱하고, $\sigma_{pair.e}$는 점곡선의 값에 원자번호 Z를 곱한 것이 된다. σ <원자번호 Z <82인 다른 원소는 곡선에서 탄소와 납의 중간에 있게 된다.

전자쌍생성으로 생성된 양전자는 원자와 충돌하여 그 에너지를 잃고 결국에는 정지하고 만다. 정지된 양전자는 존재하지 못하므로 주위의 전자와 결합하여 음양전자는 소멸되고 서로 반대방향으로 각각 0.511 MeV의 에너지를 지닌 광자로 방출된다. 이러한 소멸이 핵에서 떨어진 곳에서 일어나는 것이라면 운동량이 보존되기 위해서 2개의 광자가 필요하게 된다. 전자-양전자 소멸에서 나타나는 광자를 소멸복사(annihilation radiation)라고 부른다.

전자쌍생성에 의한 엑스선, 감마선의 흡수현상은 저에너지의 2차 복사선의 출현 때문에 복잡하게 된다. **| 그림 7-15 |**는 전자쌍생성과 소멸복사를 간략하게 나타낸 것이다. 2 m_0c^2 이상의 입사 광자 에너지(hv)는 음양전자를 생성하는 데 $2m_0c^2$의 에너지가 소비되고 나머지는 음양 전자의 운동 에너지로 각각

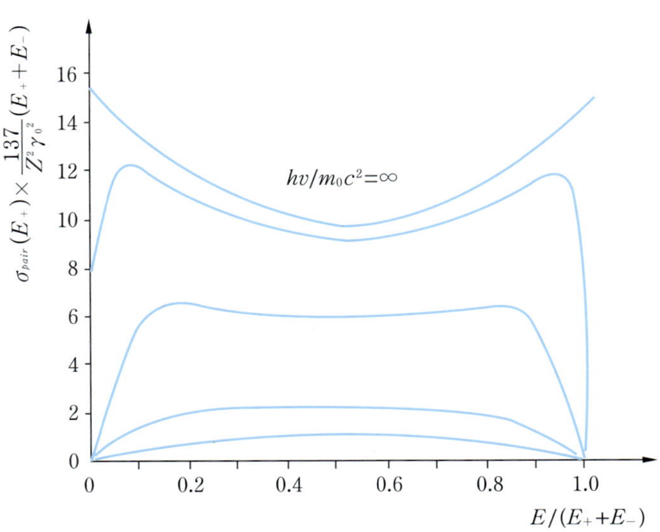

| 그림 7-13 | **납에 대한 전자쌍생성 에너지 분포**

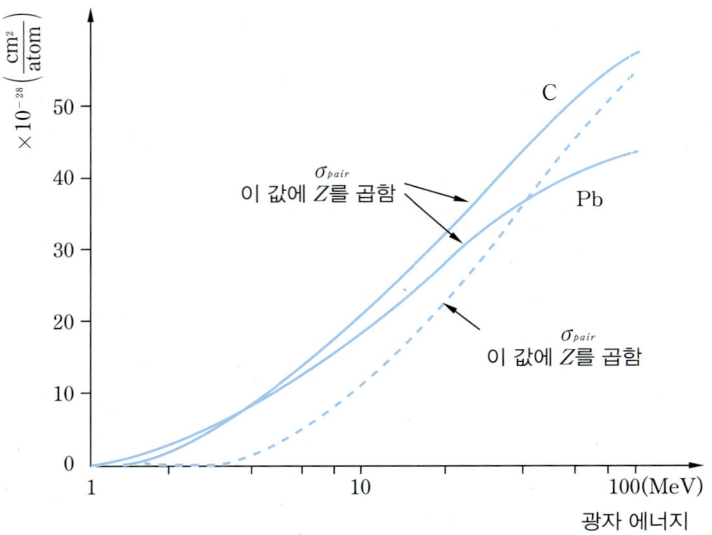

| 그림 7-14 | **전자쌍생성과 3전자 창생의 단면적**

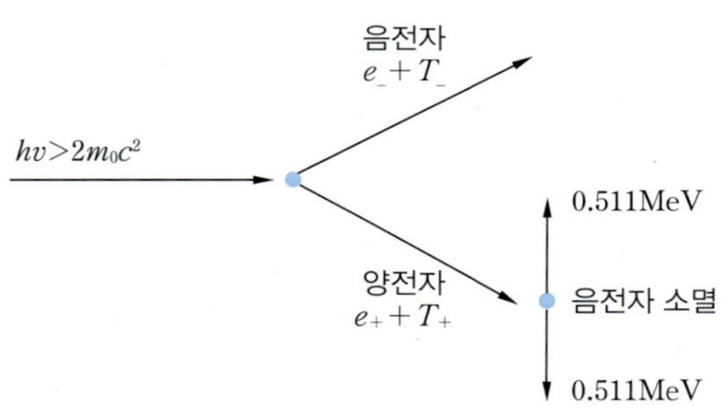

| 그림 7-15 | **소멸복사**

나누어 갖게 된다. 즉,

$$hv = 2m_0c^2 + T = (e^- + e^+) + (T^- + T^+) \qquad (7-16)$$

로 나타낼 수 있다.

$$e^{-}+e^{+}=0.511\text{MeV 광자}+0.511\text{MeV} \quad (7-17)$$

이다.

5. 광핵붕괴(photo disintegration)

에너지가 높은 입사 광자가 원자핵에 흡수되어 양성자, 중성자 또는 알파 입자와 같은 입자를 방출하는, 즉 광자에 의한 핵변환을 광핵반응(photodisinte gration)이라 한다.

광자는 질량을 갖고 있지 않기 때문에, 그 운동 에너지만을 핵반응에 공급할 수 있다. 이 에너지는 입자가 핵으로부터 방출되기에 앞서 방출될 입자의 결합 에너지보다 커야한다. 그러므로 광핵반응은 흡열 반응이며 다음과 같은 반응의 예가 있다.

$$\begin{aligned} &{}^{27}_{13}\text{Al}+hv \rightarrow {}^{26}_{13}\text{Al}+{}^{1}_{0}\text{n} \\ &{}^{9}_{4}\text{Be}+hv \rightarrow {}^{4}_{2}\text{He}+{}^{4}_{2}\text{He}+{}^{1}_{0}\text{n} \\ &{}^{25}_{12}\text{Mg}+hv \rightarrow {}^{24}_{11}\text{Na}+{}^{1}_{1}\text{H} \\ &{}^{31}_{15}\text{P}+hv \rightarrow {}^{30}_{15}\text{P}+{}^{1}_{0}\text{n} \end{aligned} \quad (7-18)$$

7.3 전자기파의 감약 attenuation

1. 거리 역자승 법칙(inverse square law)

초점에서 발생되는 엑스선 강도는 거리의 자승(제곱)에 반비례해서 감약한다. 지금, 초점 F에서 거리가 r만큼 떨어진 곳의 엑스선 강도를 I_r이라고 하면 초점 F를 중심으로 하여 반경 r의 구면상의 전체 강도는 $4\pi r^2 \times I_r$이다.

또 거리 2r인 곳에서는 $4\pi(2r)^2 \times I_{2r}$, 3r인 거리에서는 $4\pi(3r)^2 \times I_{3r}$로 된다. 이들 구면상의 전체 강도는 물질에 의한 흡수가 없다면 똑같다. 그러므로

$$4\pi r^2 I_r = 4\pi(2r)^2 \times I_{2r} = 4\pi(3r)^2 I_{3r}$$

의 관계가 되어 $\frac{I_r}{I_{2r}}=\frac{4}{1}$, $\frac{I_r}{I_{3r}}=\frac{9}{1}$ 가 되어 거리가 2배, 3배로 됨에 따라 강도는 $\frac{1}{4}$, $\frac{1}{9}$ 로 감약된다 (| **그림 7-16** | 참조).

이는 도중에 물질과 상호작용 없는 진공상태에서의 감약방식이고, 선원이 점선원일 경우에만 성립된다. 이때 방사선은 발산되므로 단위면적당 광자수는 거리의 제곱에 반비례한다. 그 결과 엑스선이나 감마선의 r_1거리에서의 강도를 I_1, r_2거리에서의 강도를 I_2라 하면

$$I_1 / I_2 = (r_2)^2 / (r_1)^2 \qquad (7\text{-}18)$$

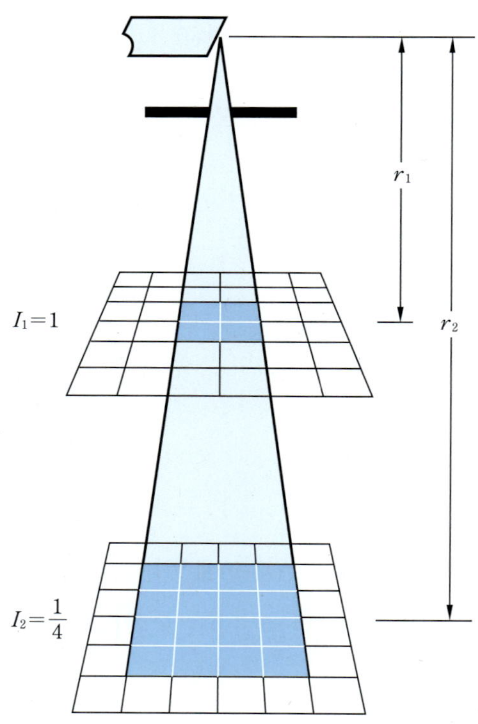

| 그림 7-16 | **거리 역자승의 법칙**

의 관계식이 성립된다.

2. 감약지수법칙(attenuation exponential law)

엑스선, 감마선이 물질을 통과하는 도중 물질과 상호작용하여 그 강도는 지수함수적으로 감약된다. 이는 광전효과, 콤프톤(Compton) 산란, 전자쌍생성 등의 현상을 일으키면서 입사광자의 에너지를 잃게 된다. 그 형태는 | **그림 7-17** |과 같다.

연속 엑스선은 흡수체의 두께를 투과함에 따라 선질이 달라지기 때문에 단일 에너지의 좁은 평행선속인 엑스선이나 감마선에 대하여 논의되어야 한다. 한 가지 에너지를 지닌 광자속이 | **그림 7-18** |과 같이 흡수체를 통과한 광자수(투과강도)는 감소되어 강도 I가 된다. 이곳에서 다시 Δx의 얇은 층의 두께를 지

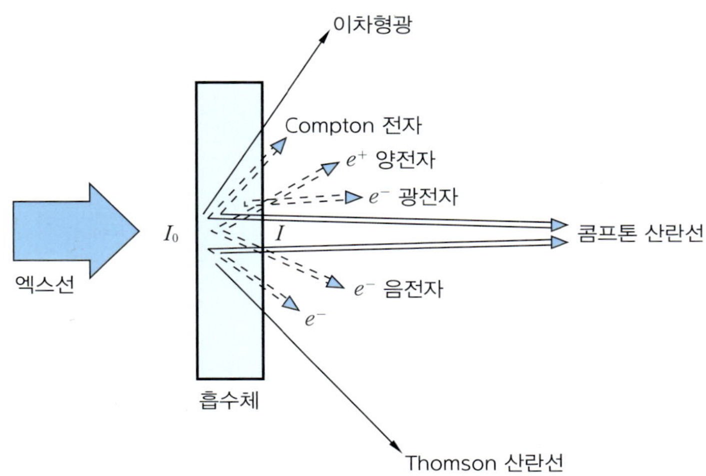

| 그림 7-17 | **엑스선의 흡수와 산란형태**

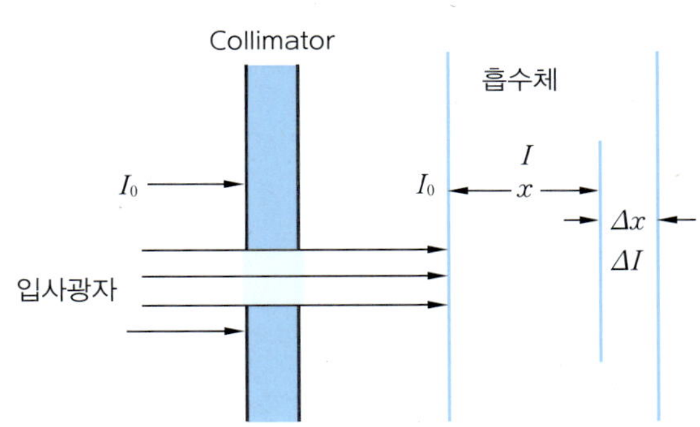

| 그림 7-18 | **감약지수법칙의 설명**

나 는 동안에 ΔI 만큼의 광자수가 감소되었다면

$$\Delta I = \mu I \Delta x \ (\mu : \text{비례상수})$$

$$\frac{\Delta I}{\Delta x} = -\mu I \tag{7-19}$$

가 성립된다. Δx를 무한히 0에 가깝게 하면

$$\lim_{\Delta x \to 0} \frac{\Delta I}{\Delta x} = -\mu I \tag{7-20}$$

미분법의 정의에서 $\lim_{\Delta x \to 0} \frac{\Delta I}{\Delta x} = \frac{dI}{dx}$이므로 식 (7−20)은

$$\begin{aligned} \frac{dI}{dx} &= -\mu I \\ \frac{dI}{1} &= -\mu dx \end{aligned} \tag{7-21}$$

가 된다. 식 (7−21)의 양변의 x에 대하여 적분하면

$$\int \frac{dI}{1} = -\mu \int dx + C \tag{7-22}$$

가 되고,

$$\ell_n I = -\mu x + C \tag{7-23}$$

가 된다. 초기조건으로서 $x=0$일 때 $I=I_0$ 이므로 $C=\ell_n I_0$를 식 (7-23)에 대입하면

$$\ell_n I = -\mu x + \ell_n I_0 \tag{7-24}$$

의 식이 된다. 식 (7-24)는 대수함수와 지수함수의 혼합성에 의하여 다음 관계식으로 된다.

$$\begin{aligned} &\ell_n I = -\mu x + \ell_n I_0 \\ &\ell_n I - \ell_n I_0 = -\mu x \\ &\ell_n = \frac{I}{I_0} = -\mu x \end{aligned} \tag{7-24'}$$

여기서 물질의 흡수두께 x를 투과 전후의 광자수 I_0와 I는 엑스선, 감마선의 강도(intensity)로서 표현되고, e는 자연대수의 밑, 비례상수 μ는 단위 두께당 흡수의 비율을 나타내는 선흡수계수(linear absorption coefficient, m^{-1})이며, 식 (7-25)는 엑스선, 감마선 강도의 관계로서의 감약지수법칙(Attenuation exponential law)이라 한다.

$$\frac{I}{I_0} = e^{-\mu x},\ I = I_0 e^{-\mu x} \tag{7-25}$$

3. 반가층(half value layer : HVL)

흡수체 투과 후의 강도 I가 투과 전의 강도 I_0의 반(1/2)이 되는 흡수체 두께를 반가층(Half Value Layer :HVL, $x_{\frac{1}{2}}$)이라 한다. 반가층은 지수법칙, $I=I_0e^{-\mu x}$ 로부터 다음과 같이 유도할 수 있다.

$\frac{I}{I_0}=\frac{1}{2}$일 때 두께 $x=x_{\frac{1}{2}}$ 이라 하면

$$\frac{1}{2}=e^{-\mu}x_{\frac{1}{2}}$$

이고, 양변에 자연대수를 취하면

$$\ln\frac{1}{2}=\ell_{n}e^{-\mu}x_{\frac{1}{2}}$$

이고,

$$\ln\frac{1}{2}=-\mu x_{\frac{1}{2}}$$

이므로,

$$-0.693=-\mu x_{\frac{1}{2}}$$

에서

$$x_{\frac{1}{2}} = \frac{0.693}{\mu} \tag{7-26}$$

이 된다.

그러므로 식 (7–25)에 식 (7–26)의 결과를 대입하면

$$\begin{aligned} I &= e^{-\frac{0.693}{x_{\frac{1}{2}}} \cdot x} \\ &= I_0 \left(\frac{1}{2}\right)^{\frac{x}{x_{\frac{1}{2}}}} \\ &= I_0 \left(\frac{1}{2}\right)^{t} \end{aligned} \tag{7-27}$$

의 관계로 유도할 수 있다. 여기서 t는 피사체 두께를 반가층으로 나눈 수이다. 식 (7–27)의 공식은 투과 전후의 강도나 선량률 및 차폐계산을 하는 데 편리하게 이용된다.

또한 투과 후의 강도 I가 투과 전의 강도 I_0의 $\frac{1}{10}$이 되는 흡수체 두께를 십가층(Tenth Value Layer TVL, $x_{\frac{1}{10}}$)이라 하며 반가층을 유도한 것과 같은 방법으로 적용하면, 10가층 $x_{\frac{1}{10}}$ 는

$$\begin{aligned} X_{\frac{1}{10}} &= \frac{\log_e 10}{\mu} = \frac{\ln 2}{\mu} = \frac{\log_{10} 10 \times 2.3026}{\mu} \\ &= \frac{\log_{10} 10}{\log_{10} \times \mu} = \frac{1}{0.4343\mu} = \frac{2.3026}{\mu} \\ X_{\frac{1}{100}} &= \frac{\log 100}{\mu} = \frac{4.604}{\mu} \\ X_{\frac{1}{1000}} &= \frac{\log 1000}{\mu} = \frac{6.906}{\mu} \end{aligned} \tag{7-28}$$

의 관계가 성립되고, 반가층과 십가층 사이는

$$\text{TVL} = 3.3x_{\frac{1}{2}} \quad (7-29)$$

평행선속의 광자는 물질을 통과하는 도중에 물질과 상호작용을 일으키면서 지수법칙에 따라 엑스선의 강도는 감약된다는 사실로부터, 입사광자가 물질과 상호작용 결과 선속으로부터 제거되기까지에 나아간 평균거리를 평균자유행로 (mean free path: mfp)라 하며

$$\text{mfp} = \frac{1}{\mu} = \frac{1}{0.693/x_{\frac{1}{2}}} \fallingdotseq 1.44x_{\frac{1}{2}} \quad (7-30)$$

의 관계가 되어 평균자유행로는 선 흡수계수에 반비례한다. 또한 평균자유행로 mfp는 물질의 선속 내 엑스선의 강도나 광자수가 $1/e$로 감소하기까지의 거리에 해당하는 것으로서 반가층의 1.44배이다.

7.4 흡수계수 absorption coefficient

1. 선흡수계수(linear absorption coefficient)

단일 에너지의 엑스선이나 감마선 강도의 감약비율은 $e^{-\mu x}$에 따른다는 것을 앞에서 배웠다. 이러한 감약비율은 입사광자와 물질과의 상호작용 결과인 다섯 가지 현상에 기인하고 있지만, 이 중 고전산란은 흡수의 기여도가 적고, 또 광붕괴는 특수현상이므로 결국

$$e^{-\mu k} = (e^{-\tau k})(e^{-\sigma k})(e^{-\kappa k}) = e^{-(\tau+\sigma+\kappa)k} \quad (7-31)$$

가 된다. τ, σ, k는 광전흡수, 콤프톤 산란, 전자쌍생성에 의한 흡수 단면적을 나타내고 있다. | **그림 7-19** |는 물에 대한 이들의 흡수계수를 나타내고 있다.

광전효과가 일어날 때 입사광자의 에너지 $h\nu$의 일부는 궤도전자를 핵의 속박으로부터 일탈시키는 데

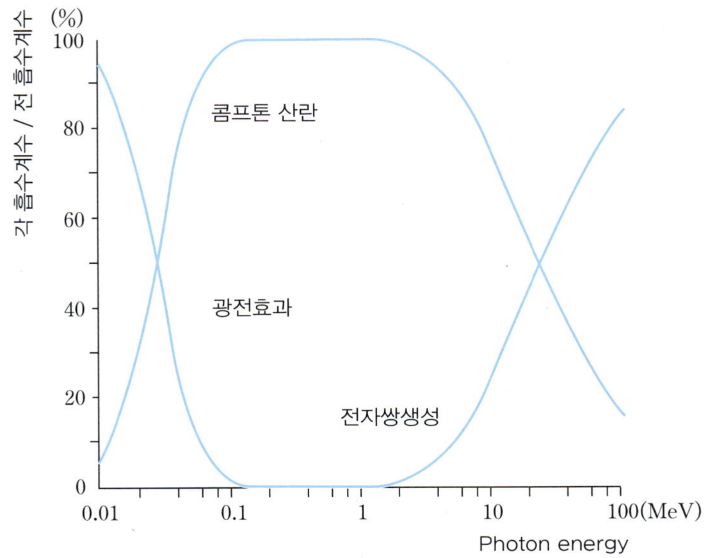

| 그림 7-19 | **물에 대한 흡수계수 관계**

소비되는데, 이 에너지는 일탈된 궤도전자의 빈 자리를 그 외각의 전자가 천이됨으로써 형광 엑스선(특성 엑스선보다 파장이 길어 형광을 띠기 때문)이 방출된다.

흡수된 광자 1개에 대한 특성 엑스선으로서 방출되는 평균 에너지를 δ 라 하면, 광전효과에 의해 광전자에 주어지는 에너지 비율은 $\frac{\sigma}{hv}$ 이다.

콤프톤 산란인 경우에는 입사광자 1개에 대한 반도전자의 평균 에너지를 T_e라고 할 때 콤프톤 산란에 의하여 반도전자에 주어지는 운동 에너지 비율은 T_e/hv 이다. 전자쌍생성 때 양전자와 음전자의 운동 에너지로 주어지는 에너지 비율은 입사 에너지로부터 입사 에너지에 대한 음양전자의 질량 에너지에 해당하는 에너지($2m_0c^2$) 비율을 뺀 것이므로 $1-\frac{2m_0c^2}{hv}$ 이 된다. 그러므로 전체 감약계수 중 입사 광자 에너지가 방출된 전자의 운동 에너지로 상실하는 에너지 비율 μ는

$$\mu_k = \tau\left(1-\frac{\sigma}{hv}\right) + \sigma\left(\frac{T_e}{hv}\right) + \kappa\left(1-\frac{2m_0c^2}{hv}\right) \qquad (7-32)$$

이 되는데 μ_k를 에너지전이계수(energy transfer coefficient)라 한다. 이와같이 입사 광자 에너지의 흡수는

일차적으로 전자의 운동 에너지로 전이되고 운동 에너지를 가진 전자는 물질을 전리 혹은 여기시키면서 자신의 에너지를 잃어버리게 된다. 만일 운동 에너지를 가진 전자가 제동복사로 에너지의 일부를 엑스선으로 방사할 때의 에너지 비율을 G라 하면

$$\mu_{en} = \mu_k(1-G) \quad (7-33)$$

가 된다. μ_{en}을 에너지흡수계수(energy absorption coefficient) 또는 진흡수계수(true absorption coefficient)라 한다.

2. 질량흡수계수, 전자흡수계수, 원자흡수계수 (mass, electron, atom absorption coefficient)

흔히 표시하는 뮤(μ)는 선흡수계수로서 물질의 단위길이마다 감약되는 비율을 나타내는 선흡수계수(linear absorption coefficient)이다. 또한 물질의 단면 1 cm^2의 질량 1 g에 대한 광자의 감약비율을 질량흡수계수(mass absorption coefficient)라 하고, 전자 한 개마다 및 원자 한 개마다 감약되는 비율을 전자 흡수계수, 원자흡수계수라 한다.

| 그림 7-20 |은 입사 광자 에너지에 따른 납의 질량흡수계수를 나타내고 있으며 **| 표 7-3 |**은 각 흡수계수에 대한 관계를 나타내주고 있다.

| 표 7-3 | **흡수계수의 단위**

흡수계수	두께 표시	기호	관계	단위
선흡수계수	cm	μ	μ	cm^{-1}
질흡수계수	g/cm^2	μ_m	μ/ρ	cm^2/g
전자흡수계수	전자수/cm^2	μ_e	$\frac{\mu}{\rho} \cdot \frac{A}{NZ}$	cm^2/전자
원자흡수계수	원자수/cm^2	μ_a	$\frac{\mu}{\rho} \cdot \frac{A}{N}$	cm^2/원자

$N_0=\frac{NZ}{A}$ N: 아보가드로 수, A: 원자량, Z: 원자번호, N0: 1 g당 전자수

| 그림 7-21, 7-22, 7-23 |은 지방, 근육, 뼈에 대한 엑스선 감약계수를 나타내고 있다. **| 그림 7-24 |**는 물과 요오드, 납에 대한 감약계수의 비교로서, 인체의 구성은 70%가 물로 되어 있고 각 장기의 흡수계수가 유사하게 되므로 이보다 질량흡수계수가 높은 요오드(iodine)를 이용하여 투과강도의 차이를 얻어 대조도가 높은 영상을 얻게 된다.

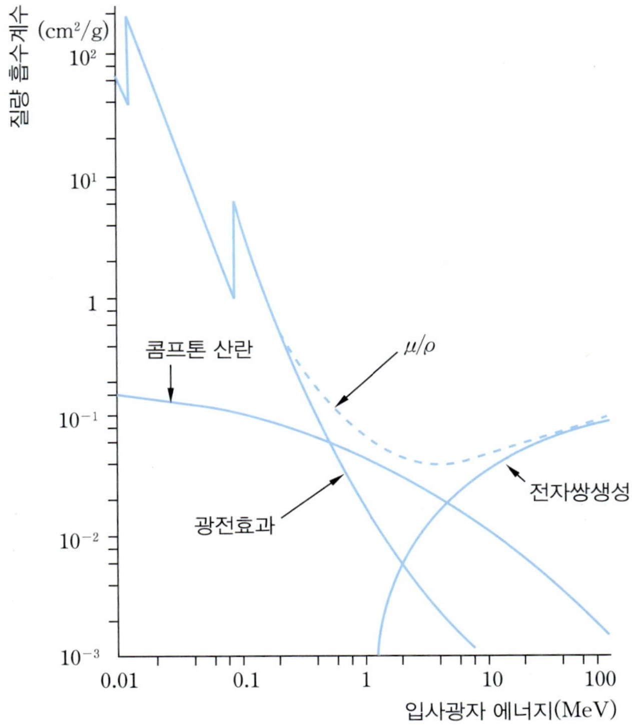

| 그림 7-20 | **납에 대한 질량흡수계수**

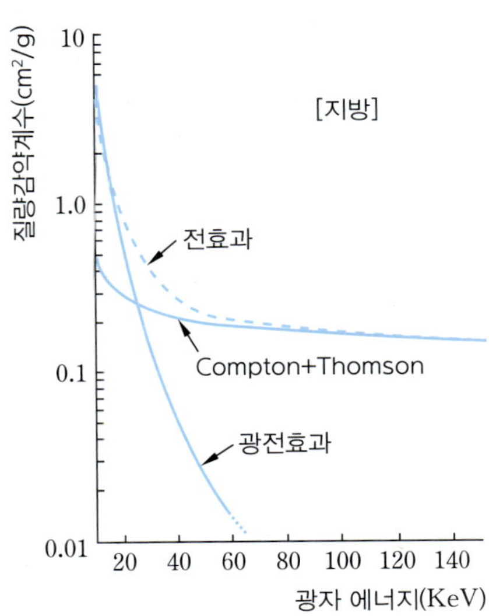

| 그림 7-21 | **지방에서의 엑스선 감약계수**

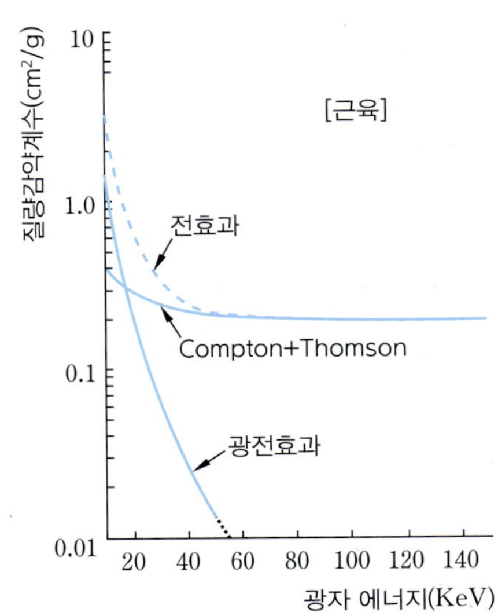

| 그림 7-22 | **근육에서의 엑스선 감약계수**

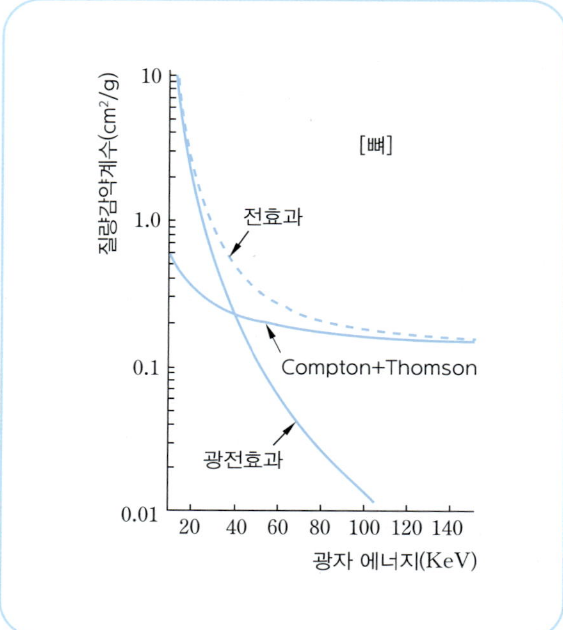

| 그림 7-23 | **뼈에서의 엑스선 감약계수**

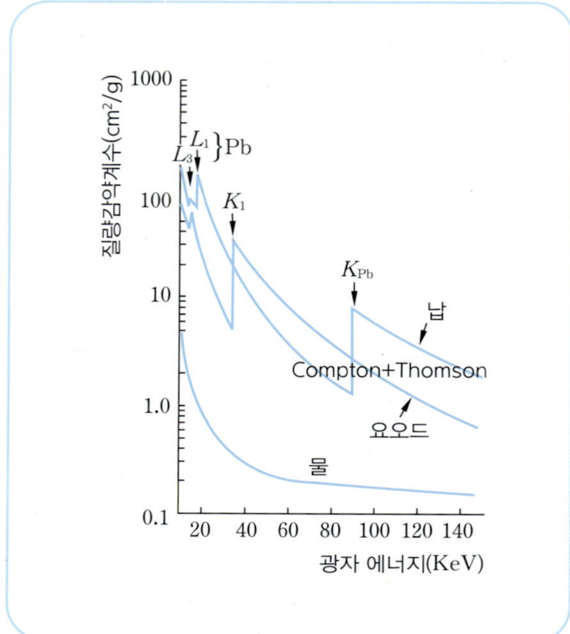

| 그림 7-24 | **물 · 요오드 · 납에서의엑스선감약계수**

또한 인체 각 구성요소인 지방, 근육 뼈에 대한 질량흡수계수의 정도에 따라 엑스선 투과강도의 차이가 생겨서 눈으로 볼 수 있는 대조도를 얻을 수 있다.

그리고 단일원소가 아닌 여러 원소가 혼합되어 있는 화합물에 대한 원자번호를 생각할 때에는 실효원자번호(effective atomic mass, Z_{eff})를 사용하는데, 실효원자번호는 다음과 같이 구한다.

$$Zeff = \sqrt[2.94]{\alpha 1 Z1^{2.94} + \alpha 2 Z2^{2.94} + \alpha 3 Z3^{2.94} + \cdots\cdots} \quad (7-34)$$

여기서 $\alpha 1$, $\alpha 2$, $\alpha 3$ ……는 화합물 내에 있는 각 원소(원자번호 Z1, Z2, Z3 …) 의 전자수의 비율이다.

예로서 물의 실효원자번호 Z_{eff,H_2O}를 생각해 보자. 산소(O)의 전자수 비율은 1gm 중에 3.01×10^{23}이고 수소(H)의 전자수 비율은 1g 중에 5.97×10^{23}이며 두께 비율은 산소가 89%, 수소가 11%이므로 물 1g 속에 있는 전자의 수는

산소 : $3.01\times10^{23}\times0.89=2.679\times10^{23}$
수소 : $5.97\times10^{23}\times0.11=2.6567\times10^{23}$

가 되어물 1g 중의 전자수는 3.336×10^{23}이다.

그러므로 산소와 수소의 전자수 비율은

$$\alpha_{O}=\frac{2.679\times10^{23}}{3.34\times10^{23}}=0.803$$
$$\alpha_{H}=\frac{0.657\times10^{23}}{3.34\times10^{23}}=0.197$$

가 된다. 이 값을 식 (7-34)에 대입하면

$$\begin{aligned} Zeff &= \sqrt[2.94]{0.803Z_{O}^{2.94}+0.197Z_{H}^{2.94}} \\ &= 7.42 \end{aligned}$$

를 얻는다. **| 표 7-4 |**는 인체 구성요소에 따른 실효원자번호와 밀도, 전자비율을 나타내고 있다. 그러나 고에너지의 엑스선, 감마선인 경우의 실효원자번호는

$$Zeff=\sqrt{\alpha_1 Z_1^2+\alpha_2 Z_2^2+\alpha_3 Z_3^2+\cdots\cdots} \tag{7-35}$$

이다.

| 표 7-4 | **각 물질의 실효원자번호, 밀도, 전자비율**

물질	실효원자번호	밀도(kg/m³)	전자비율(전자수/kg)
공기	7.6	1.29	3.01×10^{26}
물	7.4	1000	3.34×10^{25}
연조직	7.4	1000	$3.36\mathrm{X}10^{26}$
지방	5.9~6.3	910	$3.34\sim3.48\times10^{26}$
뼈	11.6~13.8	1650~1850	$3.00\sim3.19\times10^{26}$

7.5 엑스선질과 재생계수 X-ray quality and build up factor

현재까지는 단일 에너지의 엑스선이나 감마선에 대하여 논의하였으나, 많이 사용되는 연속 엑스선(저지 엑스선)은 여러 파장을 가진 광자의 모임이므로 어떤 투과물질에서의 감약을 생각했을 경우에 장파장의 광자일수록 광전흡수가 일어날 확률이 커져서 단파장보다 감약되기 쉽다. 즉 투과 후의 엑스선 파장의 분포는 장파장 성분에 비하여 단파장 성분이 많아져서 평균 파장이 짧아지는 경향이 있다. 이 때문에 연속 엑스선의 감약비율은 광자수로 취급하기가 어려우므로 조사선량("R"단위)이나 조사선량률("R/hr" 단위)을 사용한다.

식 (7−25)와 식 (7−26)에서 나타낸 바와 같이 어떤 엑스선에 의한 조사선량및 조사선량률을 반으로 줄이는 데 필요한 흡수체 두께를 그 엑스선에 대한 반가층이라 하였다. **| 표 7−5 |**는 단일 에너지의 엑스선이나 감마선에 대한 알루미늄, 잘, 구리의 반가층을 나타내고 있다.

| 표 7−5 | 광자 에너지에 따른 물질의 반가층

광자 에너지 (keV)	반가층(mm)		
	Al	Fe	Cu
20	0.74		
30	2.27		
40	4.6	0.24	0.16
50	7.2	0.46	0.30
60	9.5	0.73	0.49
80	12.8	1.47	1.02
100	15.1	2.37	1.69
150	18.6	4.5	3.5
200	21.1	6.0	5.0
300	24.7	8.0	7.0

어떤 물질에 대한 단일 에너지의 엑스선이나 감마선에 해당하는 반가층이 연속 엑스선의 반가층과 같은 경우, 그 단일 에너지를 연속 엑스선의 실효 에너지 (effective energy)라 하며, 단일 에너지의 파장을 연속 엑스선의 실효 파장이라 한다. 만일 어떤 관전압으로 발생한 연속 엑스선이 알루미늄에 대한 반가층이 12.8 mm였다고 하면, 이 엑스선의 실효 에너지는 80 keV라 한다. 연속 엑스선의 실효 에너지는 관전압 값보다 반드시 낮아서 대체로 60~70%에 해당한다.

같은 연속 엑스선이라 하여도 물질의 두께가 두껍거나 흡수계수가 큰 경우, 실효 에너지는 관전압(kVp)의 최고치에 가까워진다.

반가층을 투과한 연속 엑스선은 투과 전의 엑스선보다 평균파장이 짧아서 선질이 증가된 상태이므로 투과 엑스선의 선량을 다시 반으로 줄이는 데 필요한 물질의 두께인 반가층은 더 두꺼워진다. 여기서 최초의 반가층을 제1반가층이라 하고 나중의 반가층을 제2반가층이라 한다. 제2반가층과 제1반가층의 비 $\left(\frac{HVL_2}{HVL_1}\right)$가 클수록 본래 엑스선의 파장은 불균등하여지는데, 이 비를 엑스선의 불균등도라 한다. 또한 제1반가층과 제2반가층의 비 $\left(\frac{HVL_2}{HVL_1}\right)$가 작을수록 본래 엑스선의 파장은 균등해지므로 이 비를 엑스선의 균등도라 한다.

이와 같이 단색 엑스선이나 감마선의 선질은 단적으로 파장이나 에너지로 표시할 수 있으나, 연속 엑스선의 선질은 물질을 투과하는 대소에 따라 변하므로 정상적으로 말할 때 투과력이 강한 것을 경 엑스선(hard X-ray), 투과력이 약한 것을 연 엑스선(soft X-ray)이라 표현하며, 정량적으로 나타낼 경우에는 실효 에너지나 반가층으로 표시한다.

| 표 7-6 | 선질의 관계 비교

특성 \ 선질	투과력	광자 에너지	파장	흡수계수	반가층
경 엑스선	강하다	높다	짧다	작다	두껍다
연 엑스선	약하다	낮다	길다	크다	얇 다

| 표 7-6 |은 경 엑스선과 연 엑스선의 관계를 비교하고 있다.

광자 에너지가 수 MeV 급 이상으로 되면 전자쌍생성에 의한 발생확률이 커지기 때문에 흡수계수는 오히려 커진다(**| 그림 7-19 |**와 **| 그림 7-20 |**의 에너지가 높은 부분). 진단용 에너지 범위 내에서 엑스선 에너지가 증가할수록 흡수계수가 작아지고 선질은 경화된다.

또한 엑스선이나 감마선이 물질을 투과할 때 투과강도는 지수법칙에 따라 감소한다. 이는 좁은 평행 선속이거나 흡수체가 얇은 경우에 적용한다. 만일 흡수체가 두껍거나 넓은 선속일 때에는 흡수체 내에서 산란선이 많이 발생하여 추가로 측정기에 도달되므로 지수법칙에 따른 값보다 많이 계측하게 된다. 그러므로 흡수체가 두껍고 넓은 선속에서는 산란선의 영향을 고려한 재생계수(build up factor : B)를 고려하여 다음 식과 같이 보정하여야 한다.

$$I = BI_0e^{-\mu x} \qquad (7-36)$$

식 (7-36)에서 재생계수 B는 물론 1보다 크고, 피사체 산란선이 발생하는 영향인자인 입사 에너지, 선속넓이, 흡수체 두께, 흡수체 종류에 따라 달라질 것이다. 재생계수를 이론적으로 구하기는 어려우나 대략

$$\mu x < 1\text{일 때에는 } B \fallingdotseq 1 \tag{7-37}$$

$$\mu x > 1\text{일 때에는 } B = \mu x \tag{7-38}$$

에 따른다. 그러나 2 MeV 이상의 에너지에서 납에 대한 값은 대략

$$B \approx 1 + \mu x \tag{7-39}$$

가 된다.

핵심용어 해설

고전산란 classical, coherent scattering

1. 산란 엑스선 중에서 서로 간섭하는 부분에 대해서 고전적으로 이해하는 것을 말하며, 엑스선이 전자장에 놓이면 궤도전자는 강제진동을 일으켜 2차적으로 전자파를 발생한다. 이것은 상대적으로 파장이 길수록, 또한 물질이 무거울수록 산란이 강해진다.
2. 파장이 긴 엑스선인 경우 궤도전자를 강제로 진동시켜 그 진동 에너지가 입사광자와 같은 진동수가 되었을때 다른 방향으로 재자 같은 파장의 광자를 방출하는 현상을 말한다.

광전효과 photoelectric effect

1. 광자가 물질에 투사하여 그 원자의 궤도전자를 튀어 나오게 하여 에너지를 모두 잃는 현상을 말하며, 이때 튀어나오는 전자를 광전자라고 한다. 광전자의 에너지는 광자의 에너지로부터 궤도전자의 결합 에너지를 뺀 나머지 것이다. 광전효과를 일으키는 확률은 원자핵과 궤도전자의 결합 에너지가 강한 전자일수록 크다. 또 광전효과에 의한 선감약 계수는 원자번호의 5승에 비례하고 진동수의 $\frac{1}{2}$승에 반비례한다.
2. 빛이 물질에 닿았을때 자유전자를 방출하는 현상으로, 이 현상을 이용 한 것이 광전관이나 광전지이다.

흡수단 absorption edge

엑스선에 대한 물질의 흡수계수를 파장에 대해서 기록한 곡선은 파장이 길어지면 흡수도 커지는데, 군데군데 곡선이 불연속적으로 비약하는 곳이 있다. 이것을 흡수단이라고 한다. 그것은 그 흡수단보다 짧은 파장(에너지)의 엑스선은 흡수물질의 전자를 원자 밖으로 몰아낼 수 있는 에너지를 가지고 있으므로 그 일을 행하기 위해 특히 그 점에서 흡수가 현저하 게 일어나기 때문이다.

선택흡수 selective absorption

흡수단에 해당하는 에너지의 광자가 선택적으로 많이 흡수되는 현상을 말한다.

콤프톤 산란 Compton scattering

엑스선, 감마선이 물질에 의해서 산란될 때 그 파장이 원래의 파장보다 길어지는 것을 말한다. 이 현상은 엑스선 파장이 짧을수록 산란각이 클수록 또 산란 물질의 원자번호가 작을수록 뚜렷하게 나타난다.

1. 광자가 전자에게 에너지의 일부를 주는 동시에 광자 자신은 보다 적은 진동수의 광자가 되어 산란되는 효과이다. 이 경우 광자와 전자는 완전탄성충돌한다고 가정함으로써 설명할 수 있다. 자유전자와 광자와의 상호작용은 콤프톤 산란으로만 설명되는데 광자쪽의 에너지에 비해 전자의 결합 에너지가 극히 작을 때에도 콤프톤 산란이 일어난 다. 콤프톤 효과에 의한 선감약계수는 원자번호에 비례한다.
2. 물질에 따라 파장이 짧은 전자파가 산란될 때 산란파의 파장이 본래 진동의 파장보다 길어지는 현상을 말하며, 이 현상은 입자성을 보이는 증거로서 중요하다. 1923년 콤프톤이 발표하였다.

자유전자 free electron

1. 원자핵으로부터 속박을 받지 않고 자유로이 운동하는 전자를 말한다. 금속의 전자론에서는 결정 내에 많은 자유전자가 존재한다고 가정하여 금속의 여러 가지 물리적으로 설명할 수 있다.
2. 금속 따위의 도체 안을 자유로이 돌아다니며 전기나 열의 전도 역할을 하는 전자로, 원자의 외측전자 중 원자에

서의 속박력이 최소인 것에 해당한다.

반도전자 recoil electron

1. 콤프톤 효과 등에서 광자를 산란시킨 전자가 반동으로 스스로도 움직일 때 움직여진 전자를 말한다.
2. 광자를 산란시킬 때 반도 에너지를 얻어 움직이는 전자로서 콤프톤전자라고도 한다.

클라인-니시나의 공식 Klein-Nishina's formula

콤프톤 효과에 의한 선감약계수는 그 산란광자에 의한 성분과 반도전자에 의한 성분의 합이다. 이들과의 관계를 공식으로 표현한 것이다.

전자쌍 생성 electron pair production

1. 방사성 원소가 내는 감마선이 물질에 닿을 때 양전자와 음전자가 만들 어지는 과정을 전자쌍 생성이라고 한다. 이것은 아인슈타인의 법칙에 따라 감마선의 에너지가 물질로 바뀌어 전자쌍이 생기는 것으로 생각된다. 그 밖에 고에너지의 하전입자가 원자핵 주위에서 갑자기 굽어질 때에도 전자쌍 생성이 일어난다. 이 때에는 운동에너지가 물질로 바뀌는 셈이다. 또 여기된 원자핵이 감마선을 내는 대신에 전자쌍을 내는 것도 발견되고 있다.
2. 광자의 에너지가 1.02 MeV 이상일 때 원자핵과 상호작용을 한 결과 음, 양, 한 쌍의 전자가 발생하는 것을 말한다. 이 에너지 관계는 $hv= E_{+}+E_{-}+1.02$ MeV가 된다.

전자쌍 소멸 pair annihilation

1. 양전자와 음전자가 합쳐서 서로 정반대 방향으로 나오는 2개의 광자를 말한다. 전자쌍의 전 질량이 광자의 에너지로 되므로 2개의 광자는 각 각 0.51 MeV의 에너지로 된다. 이 광자를 소멸 방사선이라고 한다.
2. 음, 양 두개의 전자가 결합하고 정반대방향에 두 개의 감마선(0.51 MeV)을 방출시켜 소멸하는 현상을 말한다.

삼전자쌍 생성 triplet production

에너지가 2.04 MeV 이상의 에너지를 가진 광자가 원자의 전장에서 두 개의 음전자와 한 개의 양전자가 생성하는 현상을 말한다.

광핵반응 photo nuclear reaction

1. 광자와 원자핵 사이에 이루어지는 핵반응으로, 고에너지 광자가 직접 원자핵과 반응하여 양성자 또는 중성자를 방출 또는 핵분열을 일으키는 것을 말한다.
2. 광자가 원자핵과 상호작용하여 원자핵에 반응이 일어난 경우를 말한 다. 반응형을 나타내는데 (γ, n), (γ, α), (γ, p), (γ, f), (γ, 2n)형으로 표기된다.

감약계수 absorption coefficient

1. 단색 엑스선이 균일한 물질 중에서 거리 x만큼 진행하는 동안에 그 강 도가 I_0로부터 I로 감소했다고 하면, $I=I_0e^{-\mu x}$라는 관계에서 이 μ를 선감약계수라고 하며, 흡수계수와 산란계수의 합이다. 일반적으로는 선감약계수, 질량감약계수, 원자감약계수, 또는 전자감약계수를 말하며, 방사선이 물질에 의한 감약의 비율을 나타내는 수치로 감약정수라고 하는 경우도 있다.
2. 흡수에 관해서는 입사빔의 에너지, 물질의 종류와 상태에 따라 정해지는 계수, 일반적으로 지수함수법칙에 의해서 나타낸다.

감약곡선 absorption curve

1. 엑스선이 물질 속을 통과할 때 흡수와 산란에 의해 감약하는 상태를 나타내기 위해서 통과거리를 횡축에 그때의 엑스선 강도를 종축에 잡아 곡선으로 나타낸 것으로 단색 엑스선에 대해서는 지수곡선이 된다.
2. 베타선과 같이 흡수를 받기 쉬운 방사선을 측정하는 경우의 흡수체 두께와 계수율의 관계를 나타내는 곡선

반가층 half value layer

1. 방사선의 강도를 처음 값의 절반으로 감소하는 데 필요한 물질의 두께. 광자의 경우에는 선감약계수와 반가층 사이에 반가층은 $\frac{0.693}{\text{선흡수계수}}$의 관계가 있다.
2. 방사선 빔 중앙에 특정 물질을 놓았을 때 처음 방사선량을 절반으로 감소시키는 데 필요한 그 물질의 두께로, 엑스선질을 표시하는 데 사용된다.

십가층 tenth value layer

가느다란 선속의 광자 강도를 십분의 일 ($\frac{1}{10}$)로 감약시키는 물질의 두께이다. 물질의 감약계수를 μ라 하면, 십가층은 (3.32)×(반가층)이 된다.

평균자유행로 mean free path

기체분자, 자유전자와 같이 다른 분자, 원자 등과 충돌하면서 운동하는 입자가 하나의 충돌로부터 다음의 충돌까지 나아가는 길의 거리를 자유행로라고 하며, 이 거리의 평균을 평균자유행로라고 한다. 광자의 경우에 는 가느다란 선속의 광자가 물질에 입사하여 원자와의 상호작용 결과 선속으로부터 제거되기까지에 나아간 거리의 평균을 말한다.

선흡수계수 linear absorption coefficient

단색 엑스선 또는 감마선의 흡수계수를 말하며, 그 흡수에 의한 감약이 지수함수에 두께계수의 곱의 형태로 들어가기 때문에 이와 같이 부른다.

질량흡수계수 mass absorption coefficient

1. 흡수계수를 그 물질의 밀도로 나눈 것으로 단위면적을 갖는 엑스선속이 단위질량의 물질을 투과했을 때 에너지가 흡수되는 비율을 나타낸다. 보통 흡수계수는 같은 조성을 갖는 물질이라도 상태에 따라서 값이 다른데, 질량흡수계수를 취하면 물에 대한 값이나 수증기에 대한 값이 동일하게 된다.
2. 선흡수계수를 그 물질의 밀도로 나눈 것이며, 물질의 상태와는 관계없이 방사선 에너지의 함수이다.

질량감약계수 mass attenuation coefficient

1. 질량감약계수는 선감약계수를 그 물질의 밀도로 나눈 것인데 물질의 상태, 즉 고체, 액체 등에는 관계하지 않는 정수이다. 일반적으로 cm^2/g 단위로 표시되며, 절단면 단위면적, 질량 1g의 물질에 대해서 광자가 감약되는 비율로 된다.
2. 물체 내 한 점에서의 광자 훌루언스를 N으로 하면 그 점에서의 단위질 량당에서 작용을 받는 광자 훌루언스는 $N(\mu/\epsilon)(m^2 \cdot kg^{-1})$으로 나타 낸다.

원자감약계수 atomic attenuation coefficient

1. 물질의 질량감약계수를 물질 1 g 중의 원자수로 나눈 것이며 원자 1개 당의 감약계수를 의미한다. 원자감약의

단면적이라고도 하며, 단위는 바-안이 사용되는 경우도 있다. 물질의 선감약계수 μ, 밀도 e, 원자량 A, 아보가드로수 N이라 하면 원자감약계수 N_a는 $N_a = \frac{\mu}{e} \cdot \frac{A}{N}$ [cm^2/원자]로 된다.

2. 물질의 질량감약계수를 물질 중의 원자수로 나눈 것으로 원자 1개당의 감약계수를 의미한다.

- **전자감약계수** electon attenuation coefficient

질량감약계수를 그 단위질량 중의 원자가 갖는 전자수로 나눈 것이며, 전자 1개당의 감약계수를 말한다. 전자감약단면적이라고도 한다.

- **엑스선질** quality of X-rays

종합적 투과력과 균등도를 나타내는 것으로, 일반적으로 엑스선의 분광학적 에너지의 분포상태를 선질이라고 부른다. 그러나 그 측정의 번잡을 피해 의학적으로, 응용면에서는 ① 관전압과 제1반가층의 값으로 표시되며, ② 보다 정확하게 하기 위하여 제1, 2 반가층의 비를 부가해서 표시한다. ③ 최단파장과 실효파장과의 비로 나타내는 일도 있으며, ④ 관전압과 여과판의 조합으로 기록되는 일도 많다. 선질에 관계하는 요소는 관전압, 관전압 파형, 여과판의 종류 및 두께 등이다.

- **재생계수** bulid up factor

방사선 방어벽의 필요한 벽 두께를 계산할 때에 흔히 사용되는 계수로 1 차 방사선속이 매우 가늘어 차폐체로부터의 2차선을 무시할 수 있는 경우에는 투과 방사선의 세기는 지수법칙에 따르지만 선속이 넓거나 벽의 두께가 두꺼울 경우 등에는 지수법칙이 적용되지 않고 보정계수를 곱할 필요가 있다. 이 보정계수를 빌드업 계수 또는 재생계수라고 한다.

- **경 엑스선** hard X-rays

파장이 짧고 물질을 잘 투과하는 엑스선을 말하는데 정상적인 표현이기 때문에 관전압이나 파장으로 정의하는 경우는 사람에 따라 다르다.

- **연 엑스선** soft X-rays

일반적으로 파장이 긴, 즉 에너지가 낮은 엑스선을 말하며, 30 kV 이하의 관전압에 의해 발생하는 비교적 투과력이 낮은 엑스선에 의한 촬영법을 연 엑스선촬영법이라고 한다.

Key Words

CHAPTER

8. 하전입자선과 물질과의 상호작용

Interaction of Charged Particle with Matter

단원 학습목적

하전입자선과 물질과의 상호작용을 설명할 수 있다.

세부 학습목표

1. 중하전입자와 물질과의 상호작용
   1) 브래그곡선을 이해한다.
   2) 경중하전입자를 이해한다.
   3) 직접전리와 간접전리를 이해한다.
   4) 비전리, 저지능,W값 LET를 이해한다.
2. 경하전 입자전자와 물질과의 상호작용
   1) 산란을 설명한다.
   2) 양전자소멸을 이해한다.
   3) 체렌코프효과를 이해한다

8.1 서론 introduction

하전입자는 양(+) 또는 음(−)으로 대전된 입자로서 물질의 궤도전자 또는 핵과 전자기적인 힘, 즉 쿨롱력에 의해 상호작용한다. 하전입자가 물질과 단 한번 상호작용하여 에너지를 모두 상실하는 경우는 극히 드물고 여러 차례 충돌을 거듭하여 마침내 에너지를 모두 상실하게 되면 정지한다. 정지할 때까지 하전입자는 충돌 전과 후의 에너지가 보존되거나 상실된 정도에 따라 탄성 충돌과 비탄성 충돌(여기, 전리, 제동방사)로 분류한다.

하전입자는 입자의 질량에 따라 알파(α^{++})선, 양성자(p^{+})선, 중양성자(d^{+})선과 같은 무거운 하전입자선(heavy charged particles)과 베타(β)선, 전자(e)선과 같은 가벼운 하전입자선(light charged particles)으로 구분할 수 있다. 입자의 질량은 양성자의 경우 전자질량의 약 1,840배, 중양성자는 양성자 질량의 약 2배, 알파입자는 양성자의 약 4배이다. 또한 전자와 양성자, 전자와 중양성자의 전하량은 같고, 알파입자의 전하량은 전자의 전하량의 2배가 된다. 따라서 입자의 질량에 따라 물질 내에서 상호작용하는 현상은 매우 다르게 나타난다.

하전입자가 물질과 상호작용하여 에너지를 잃는 것은, 흡수물질의 궤도전자와의 비탄성충돌로 인해 원자를 여기(excitation)시키거나 전리(ionization)시키는 과정과 흡수물질의 원자핵과 상호작용으로 인해 탄성산란(elastic scattering, Rutherford scattering)이나 비탄성산란(inelastic scattering)이 일어남으로써 발생하는 제동방사(Bremsstrahlung) 과정이 있기 때문이다. 물질 내에서의 하전입자의 에너지손실은 대부분 전리와 여기에 의하여 이루어지지만 전자와 같이 가벼운 하전입자에서는 제동방사에 의한 에너지 손실이 비교적 크다.

8-2 탄성산란 elastic scattering

무거운 하전입자에서 탄성산란을 일으킬 확률은 아주 낮으나 가벼운 하전입자에서는 높다. 베타선이나 전자선은 다른 하전입자에 비하여 단위질량당 전기량(비전하 :specific charge)이 크므로 물질과 작용할 때 산란이 많이 일어난다. 특히 베타선은 연속 에너지 분포를 나타내기 때문에 산란현상이 복잡하다.

탄성산란은 물질 내로 진입하는 가벼운 입자가 원자핵의 강한 전자장의 영향(쿨롱의 영향)을 받아 간단하게 방향이 굴절되는 현상을 말한다.

지금 물질의 두께를 d, 단위면적당 원자수를 N, 산란단면적을 α라 할 때, 물질의 두께가 아주 얇으면 산란은 단 한 번밖에 일어나지 않는데 이것을 단일산란(single scattering)이라고 하며, 산란이 2회 이상인 것을 다중산란(multiple scattering)이라고 한다. 산란의 미분단면적은 러더포드(Rutherford)의 산란식으로 나타낼 수 있지만 원자를 구성하고 있는 전자를 고려해야 한다.

물질의 원자번호를 Z, 전자의 운동 에너지를 E, 산란각을 θ라 하면 탄성산란은 에너지의 제곱에 반비례하고 원자번호의 제곱에 비례한다.

8-3 가벼운 하전입자(전자)의 비탄성산란 inelastic scattering (충돌손실)

1. 여기(excitation)와 전리(ionization)

가벼운 하전입자가 물질을 구성하고 있는 궤도전자와 전자장(electromagnetic field)의 영향으로 상호작용을 하여 궤도전자를 원자 밖으로 축출함으로써 자신의 에너지를 상실하는 전리작용이나 원자를 여기시키는 현상을 비탄성 산란 또는 비탄성충돌이라고 한다. 가벼운 하전입자는 무거운 하전입자와는 달리 단 한 번의 충돌로 자신의 에너지를 잃어버리기 때문에 방향도 그만큼 변화를 받기 쉽다. 베타선이 비탄성산란을 할 경우, 그 단위 길이당 에너지 손실은 베데-블로흐의 공식(Bethe-Bloch's formula)으로 나타낼 수 있다.

$$-\frac{dE}{dx}=\frac{4\pi e^4 Z^2}{mv^2}NB \tag{8-1}$$

여기에서 N은 단위체적당 원자수, B는 전자수, Z는 원자번호이다.

| 그림 8-1 |은 백금박 내 전자선의 산란각 분포의 한 보기로서, 가우스(Gauss) 분포를 나타내고 있다. 두께가 두꺼워질수록 $(\cos\ \theta)^2$에 비례하고, 반면에 전방산란선은 감소한다.

또한 전자는 질량이 매우 작으므로 궤도전자(속박전자)와 상호작용에 의하여 90°이상으로 산란되는 경우가 있다. 이것을 후방산란(back scattering)이라 한다.

후방산란은 흡수체의 원자번호, 두께 및 베타선 에너지에 주로 관계하는데, 두께가 증가함에 따라 후방산란 강도가 점점 증가하다가 어떤 두께 이상에서는 일정한 수치에 이른다. 이것을 포화후방산란율이라 한다. **| 그림 8-2 |**는 베타선 에너지와 물질의 원자번호에 따른 포화후방산란율을 나타낸 것으로, 원

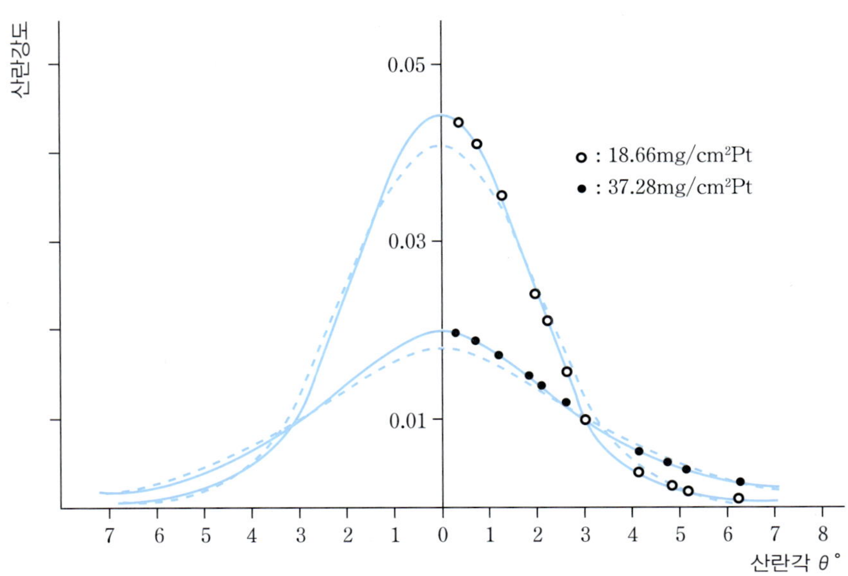

| 그림 8-1 | 15.7 MeV 전자선의 산란각 분포

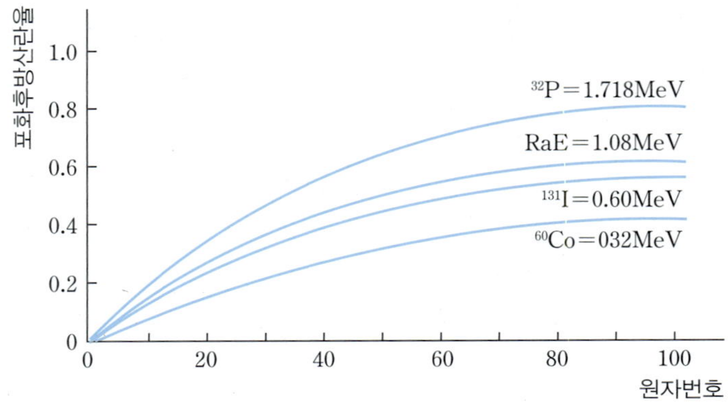

| 그림 8-2 | **베타선에 대한 포화후방산란**

자번호의 증가에 따라 포화후방산란율이 증가함을 나타내고 있다.

이와 같이 전자는 원자와 비탄성충돌로 원자를 여기시키고, 다른 하전입자에 비해 산란작용이 심하여 후방산란이나 다중산란 현상을 일으킨다.

2. 제동방사(bremsstrahlung)(방사손실)

전자가 물질을 통과할 때 에너지를 잃는 것은 흡수물질의 원자와 비탄성 충돌로 원자를 여기시키거나 전리시키는 과정과 흡수물질의 원자핵 근처를 통과할 때 핵의 강한 쿨롱력에 의해 급히 감속되어 전자가 편향됨에 따라 방사되는 제동방사선(Bremsstrahlung)의 방출과정 때문이다.

전자가 한 번 비탄성충돌로 잃는 에너지는 적으나 여러 번 비탄성충돌을 하면 잃는 에너지가 커진다. 지금 에너지 E인 전자가 흡수물질의 단위길이당 여기 및 전리에 의하여 잃어버리는 평균 에너지 손실(dE/dx_{coll})은 Bohr와 Bethe-Bloch에 의해 다음과 같은 식으로 유도되었다.

$$-\left(\frac{dE}{dx}\right)_{\text{coll}} = \frac{4\pi e^4 Z^2}{mv^2}\log\frac{1.16mv^2}{2I} \tag{8-2}$$

여기에서 N은 원자수/cm^3, I는 궤도전자의 평균 여기 에너지이다. ρ를 밀도로 하면 식 (8-2)는 다음과 같이 바꿀 수 있다.

이들 식에서 베타선을 저지하는 능력은 원자번호와 질량수 비(Z/A)와 밀도에 따르고, 또한 베타선 에너지와 원자의 전리에너지에 좌우됨을 알 수 있다. Z/A 는 무거운 원소일수록 작아지지만 베타선 에너

$$-\left(\frac{dE}{dx}\right)_{\text{coll}}=0.306\,\rho\,\frac{\mathrm{Z}}{\mathrm{A}}\,\frac{1}{\beta^2}\log\frac{1.16mv^2}{2I}\,[\mathrm{MeV/cm}] \tag{8-3}$$

지를 저지하는 데 필요한 두께 변화의 효과는 그다지 크지 않다. 예를 들어 1 MeV인 베타선의 비정은 Z/A=13/27=0.48인 알루미늄인 경우에 대략 400mg/cm^{2}이고, Z/A=79/197=0.40인 금의 경우에 대략 500mg/cm^{2}로서 알루미늄의 비정과 큰 차이가 없다.

제동방사는 입사전자가 원자핵의 강한 쿨롱장에서 급격히 감속되어 많은 에너지를 잃고 편향되는데, 핵장에서 잃어버린 에너지가 전자기파(연속 엑스선)로 방출된다. Heitler 이론에 의하면, 흡수 물질 1 cm 당 제동방사로 인한 평균 에너지 손실 $-\left(\frac{dE}{dx}\right)_{\text{rad}}$는 다음과 같다.

$$\begin{aligned}-\left(\frac{dE}{dx}\right)_{\text{rad}}&=Nr_0^{\,2}\,\frac{Z^2}{137}(E+mc^2)\left[4\log\frac{2(E+mc^2)}{mc^2}-\frac{4}{3}\right]\\&=3.44\times10^{-4}(E+mc^2)\,\frac{Z^2}{A}\,\rho\left[4\log\frac{2(E+mc^2)}{mc^2}-\frac{4}{3}\right](\mathrm{Mev/cm})\end{aligned} \tag{8-4}$$

식 (8−2)와 식 (8−3)의 관계로부터 제동방사와 비탄성 충돌에 의한 에너지 손실의 비는 다음과 같아진다.

$$-\left(\frac{dE}{dx}\right)_{\text{rad}}\Big/\left(\frac{dE}{dx}\right)_{\text{coll}}=\frac{EZ}{800} \tag{8-5}$$

식 (8−4)를 보면 제동방사로 잃는 에너지는 물질의 원자번호의 제곱과 전자의 입사에너지에 비례하고 입사 입자의 질량의 제곱에 반비례한다. 식 (8−5)의 예를 들어 보면 납(Z=82)과 같은 무거운 원소에서 에너지 손실의 비는 1 MeV 의 베타선에 대해서 10% 정도이지만 Z가 13인 알루미늄에서는 불과 1.6% 정도에 지나지 않는다. **| 그림 8−3 |**은 납과 물에서의 제동방사와 비탄성 충돌에 의한 에너지 손실의 관계를 나타내고 있다.

이와 같이 베타선이나 전자선은 물질의 원자와의 충돌로 원자를 여기 또는 전리시키거나 제동복사 등

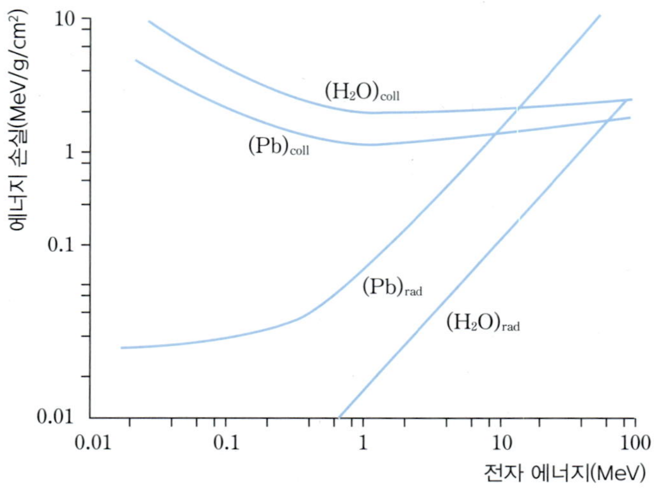

| 그림 8-3 | **물과 납에서의 전자 에너지 손실**

에 의하여 에너지를 상실한다. 전자가 에너지를 전부 잃으면 정지된다.

3. 체렌코프 효과(Cerenkov's effect)

입자들이 아무리 빠른 속도를 갖는다 할지라도 자유공간 내에서는 빛의 속도보다 빠르게 움직일 수 없다. 그러나 굴절률이 n인 어떤 물질 내에서는 빛의 속도(c/n)보다 빠르게 움직이는 경우가 있다.

이와 같이 물질 내에서 하전입자의 속도가 빛의 진행속도보다 빠를 때, 마치 배의 뱃머리에서 일어나는 물결파와 비슷한 과정으로 원추형의 청자색 빛이 방출된다. 이와 같은 효과를 체렌코프 효과라 한다.

전자선이나 베타선은 중하전입자보다 월등히 낮은 에너지에서도 빛의 속도(c/n)에 도달하기 때문에 체렌코프 효과에 의한 에너지 손실이 크다. 그러나 전리화 또는 제동방사에 의한 에너지 손실보다는 적다.

체렌코프 효과는 **| 그림 8-4 |**를 참조하기 바란다.

그림에서 보는 바와 같이 빛의 포락선은 원추의 꼭지점에 입자가 있고 반각이 θ인 원추를 나타낸다. 여기에서 θ는 다음과 같이 주어진다.

$$\cos\theta = \frac{c/n}{vt}\cdot t\frac{c}{nv} \qquad (8-6)$$

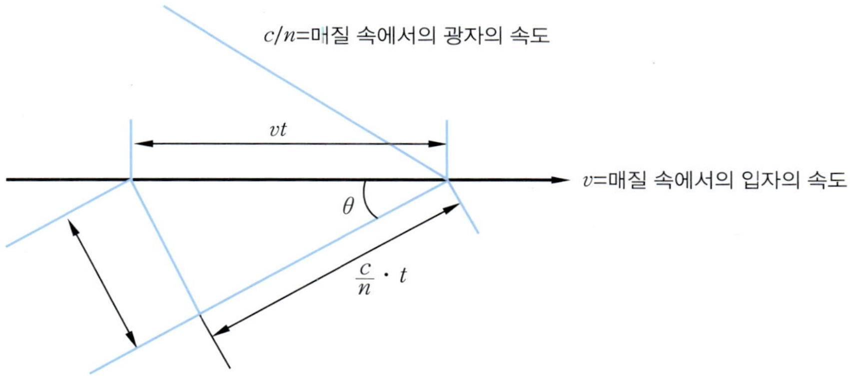

| 그림 8-4 | **체렌코프 효과**

속도가 큰 전자선속이 유리 또는 투명체와 같은 물질 내에서 진행하면 이 빛의 속도를 측정할 수 있고 또 각도 θ도 측정할 수 있으므로 이 입자의 속도와 전자의 에너지를 산출할 수 있다. 속도가 아주 빠른 전자선속이 관계된 체렌코프 효과는 눈으로 볼 수 있는 빛을 발생한다.

4. 양전자 소멸 방사(annihilation radiation)

양(+)전자가 물질 속을 통과할 때의 과정은 탄성산란, 비탄성산란 및 제동 방사에 의한 엑스선 방출로 음(−)전자의 경우와 같다. 다만, 양(+)전자는 정지 했을 때 음(−)전자와 결합하여 소멸되고, 그 대신 각각 0.511 MeV의 에너지를 가진 2개의 광자를 반대방향으로 방출한다. 이 방사선을 소멸방사선이라 한다. 양전자가 소멸하는 비율은 음 양전자의 평균밀도, 단위시간당 체적에 비례한다. 그리고 물질 내에서 양전자가 수소원자와 같이 속박되어 있는 상태의 시스템을 포지트로늄(positronum)이라 한다. 양전자 소멸 방사현상에 관한 내용은 전자기파의 전자쌍 생성 부분에서 이미 기술하였다.

5. 흡수와 비정(absorption and range)

베타선은 원자와 충돌할 때마다 그 운동방향이 크게 굴절되어 갈팡질팡 (zigzag) 운동을 함에도 불구하고 물질 중에서는 | **그림 8-5** |에 나타난 바와 같이 지수법칙 $I_x = I_0 e^{-\mu x}$에 따른다.

흡수체가 아주 두꺼워지더라도 방사선 강도는 제로(zero)가 되지 않고 실질적으로 일정한 값인 자연계수(background)를 나타낸다. 베타선의 흡수곡선이 지수함수적으로 되는 것은 우연적인 것으로 연속 에너지 분포의 효과와 흡수체에 의한 전자의 산란효과와 함께 흡수곡선 속에 포함되어 있기 때문이다. 또한 흡수곡선은 흡수체의 두께 부분에서는 직선이 되다가 곡선의 끝에 가서 꼬리가 달린다. 이 직선 부분을 연장하여 두께축과 만나는 점의 값을 외삽비정(extrapolation range: effective range)이라고 한다.

베타입자는 원자 주위의 전자와 한 번 충돌로 상당한 에너지를 잃기 때문에 무거운 하전입자(α, p, d)

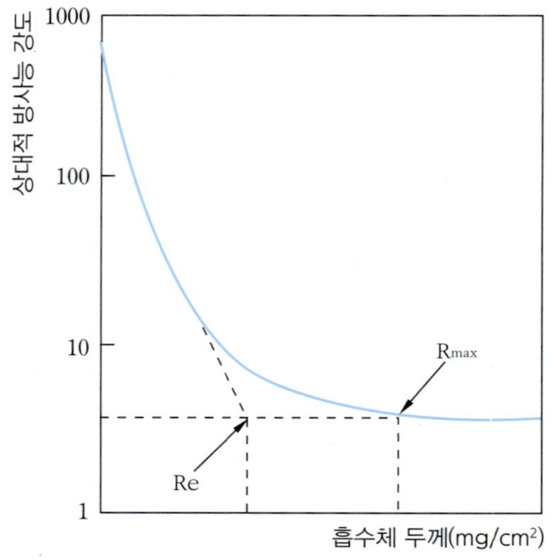

| 그림 8-5 | 알루미늄 내에서의 베타선 흡수곡선

보다 뚜렷한 요동(straggling)이 나타난다.

핵이나 궤도전자와의 상호작용을 해서 쉽게 산란되므로 그 비적은 일반적으로 직선이 아니다. 단일 에너지의 베타선이나 전자선이라도 요동이나 산란 때문에 같은 두께의 흡수체를 통과한 전자들에 대해서도 비적의 길이가 크게 차이나므로 베타입자나 전자선의 비정은 알파입자나 양성자보다도 불확실해진다. 베타입자의 비정을 알면 비정 에너지 관계를 이용하여 베타선 스펙트럼의 최대 에너지를 구할 수 있다.

비정-에너지 관계는 알루미늄 흡수체의 각 두께에 대하여 투과한 강도를 측정하거나 $I_x = I_0 e^{-\mu x}$의 관계식을 이용한 그래프나 실험식으로 나타낸다. 한 예로 알루미늄 중에서의 비정과 에너지 관계 실험식을 나타내면 다음과 같다.

$$
\begin{aligned}
&R=0.543E-0.160 && E>0.8[\text{MeV}](\text{Feather}) \\
&R=0.543E-0.133 && E>0.8[\text{MeV}](\text{Glendenin}) \\
&R=0.407E^{1.38} && 0.15<E<0.8[\text{MeV}] \\
&R=0.11(\sqrt{1+22.4E^2}-1)\,0.8\text{MeV}<E<3[\text{MeV}](\text{Flammesfelol})
\end{aligned}
\qquad (8-7)
$$

여기에서 비정 R의 단위는 g/cm^2, E는 MeV이다. 그리고 10 MeV 이하 전자선의 공기 중 비전리를 I라 하면 다음과 같은 관계가 성립된다.

$$I = 46\left(\frac{c}{v}\right) \tag{8-8}$$

여기에서 속도 v가 작을수록 비전리가 커지는 것은 상대전자와의 사이에서 강한 쿨롱력이 작용하는 시간이 길기 때문이다. 또한 알파선보다 베타선의 속도가 빠르고 비전리가 적기 때문에 베타선은 알파선보다 비정은 크고 비전리도는 작다. 예를 들어 3 MeV의 알파입자는 표준대기 속에서 대략 2.8 cm의 비정을 갖고 있으며 비적 1 mm 마다 약 4,000개의 이온쌍을 만드나, 3 MeV의 베타입자는 공기 속에서 1,000 cm 이상의 비정을 가지고 있지만 비적 1 mm마다 4개의 이온쌍을 만들 따름이다. 그러므로 비정 측정 시 알파입자는 공기층의 흡수체가 이용되나 베타선은 투과력이 있기 때문에 많은 고체 흡수체 중에서 알루미늄 박(foil)이 주로 쓰인다.

8-4 무거운 하전입자의 비탄성산란 inelasic scattering of heavy charged particles

1. 개요(introduction)

방사선은 우리들의 육안으로 볼 수 없으므로 물질과의 상호작용을 통해 감지할 수 있는데 물질의 종류에 따라 상호작용도 다르다.

무거운 하전입자는 알파선, 중양성자선, 양성자선을 말하는데 이들은 모두 양 전하(positive charge)를 띤 입자선으로 원자핵은 큰 운동 에너지로 운동하고 있다. 따라서 무거운 하전입자는 물질 속을 통과하여 원자와 쿨롱(coulomb) 산란을 일으켜도 거의 직진한다고 생각해도 된다.

알파선의 본질은 원자핵으로부터 나오는 ^{4}He 원자핵의 흐름이며 알파입자 는 전자의 7,000배 이상의 질량을 가지는 양(+)의 2가 이온이다.

원자핵에서 방출될 때에는 그 핵종에 특유한 어떤 일정한 에너지를 가지고 있다.

중양성자(deutron)는 중수소의 원자핵으로서, 각 1개씩인 양성자와 중성자로 되어 있으며, 양성자(proton)는 보통 수소의 원자핵($^1_1$H 핵)이다.

이러한 무거운 하전입자는 전자에 비하여 질량이 상당히 크다. 양성자는 전자(electron)의 1,840배, 중양자는 양성자의 약 2배, 알파입자는 양성자의 약 4배에 이른다.

또한 전하량의 크기에서 양성자와 중양자는 전자와 같고, 알파입자는 전자의 2배가 되어 전자(electron)에 비해 비전하(specific charge)가 상당히 작다. 그러므로 운동 에너지가 전자의 속도에 비해서 무거운 하전입자의 속도는 상당히 늦어지는 반면, 전자의 속도는 광속도에 가까울 정도로 빠르다.

하전입자가 흡수체에 입사하면 즉시 많은 수의 전자와 상호작용을 일으킨다. 이와 같은 하전입자가 접근한 경우 전자는 하전입자와 쿨롱 인력에 의해서 충격을 받는다.

하전입자와의 접근 정도에 따라 이 충격력은 흡수체 원자 내의 전자를 보다 높은 에너지 준위로 여기(excitation)시키거나 전자를 원자로부터 완전히 제거해서 이온화(ionization)시킨다.

2. 여기(exciting)와 전리(ionization)

방사선은 물질과 충돌하여 안정상태(ground state)인 원자나 분자를 에너지가 높은 상태로 끌어올린다. 특히 하전입자와 전자가 근접한 충돌에서 전자는 매우 큰 충격을 받기 때문에 중심 원자로부터 분리된 후라도 다시 다음 이온을 생성할 만큼 충분한 운동 에너지를 갖고 있다.

이와 같은 에너지를 갖는 2차 전자를 특히 델타선(delta-ray)이라고 하며, 델타선에 의한 전리를 2차 전리(secondary ionization)라 한다. 또 입사 하전입자로 발생된 전자와 2차 전리의 합을 전 전리라 한다.

전 전리를 측정하여 1개의 이온쌍을 일으키는 데 필요한 평균 전리 에너지(W)를 계산할 수 있다.

알파입자가 기체 속을 통과할 때 만든 이온쌍의 수로 그 사이에 잃어버린 에너지 전체를 나눈 값, 즉 이온쌍 한 개마다 에너지 손실은 기체의 종류에 따라 다소 다르지만 대체로 30 eV이다.

| 표 8-1 |은 각 하전입자와 물질의 종류에 따른 평균 전리 에너지 W(eV) 값을 나타내고 있다. 이 값은 1회 전리작용에서 잃어버린 에너지의 평균치라고 단정하여 말할 수만은 없다.

| 표 8-1 | **1개의 이온쌍을 만드는 데 필요한 평균 에너지(W[ev])**

기체 종류	원자번호	알파선	양자	전자
		(Po-210, 5.1 MeV)	(240 MeV)	(5 keV)
H_2	1	37.0	35.3	28.0
He	2	31.7	29.9	32.5
N_2	7	36.0	33.6	35.8
O_2	8	32.2	31.5	32.2
Ar	18	25.9	25.5	27.0
Air	7.64	35.2	33.3	35.8

왜냐하면 에너지 손실 중에는 여기작용으로 잃어버린 것도 포함되어 있고 또 이온쌍의 수 중에는 2차 전자가 만드는 이온쌍의 수도 포함되어 있기 때문이다.

고체 반도체에서 가전자대 전자를 전도대 전자로, 즉 자유전자화시키는 데 필요한 평균 전리 에너지

는 기체의 경우보다 약 1/10 정도 작은 에너지 값이다. | **표 8-2** |는 반도체 전리의 평균 에너지이다.

| 표 8-2 | **고체 전리에 필요한 평균 에너지**

고체 종류	W(eV)
Diamond(C)	18
Si	3.5
Ge	2.8
SiC	9.0
AgCl	7.6
GaAs	4.6
CdS	7.25

원자에서 축출된 전자와 양이온은 이온쌍을 형성하며 입사방사선에 의하여 일어나는 이온화의 강도는 물질의 단위 경로당 형성되는 이온쌍의 수, 또는 15°C 1기압하의 공기 1mm^{3}당 형성된 이온쌍의 수로 정의되는 비전리(specific ionization)로 표시하며, 이것을 하전입자의 전리능력의 지표로 삼는다.

| **그림 8-6** |은 ^{210}Po, ^{214}Po에서 방출되는 알파입자에 대한 비전리도 곡선이다. ^{214}Po에서 나오는 알파입자는 1기압 15°C의 공기중에서 완전히 저지될 때 까지 3.2×10^{5}개의 총 이온쌍을 생성하고 공기층의 6.95cm까지 날아간다. 입자가 출발한 직후에는 mm^3 당 약 2,000개의 이온쌍이 생긴다. 알파입자가 손실됨에 따라 비전리도는 매우 천천히 증가추세를 보이면서 나중에는 mm^3 당 7,000 이온쌍까지 최대치에 이른 후 급격히 감소되는 경향을 보이고 있다.

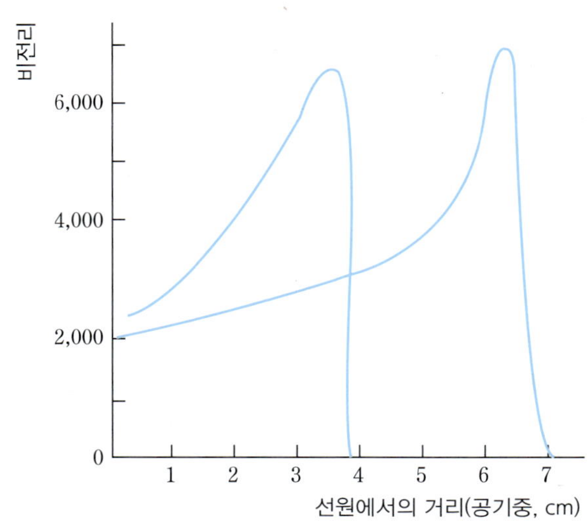

| 그림 8-6 | ^{214}Po의 알파입자의 선원에서의 거리와 비전리와의 관계

이와 같이 비전리도 곡선의 모양을 보면 알파입자가 그 경로를 진행할 때 속도 변화에 의존한다는 것을 알 수 있다. 이온쌍을 생성함에 따라 입자는 에너지를 상실하게 되어 속도가 느려진다.

속도가 빨라지면 하전입자는 임의의 일정한 전자의 근처에서 장시간 경과하기 때문에 전자가 받는 충격력이 커지고 따라서 전달되는 에너지가 커지게 되므로 이 성질은 명백해진다.

속도가 같은 서로 다른 하전입자를 비교하는 경우에는 다음과 같다.

$$-\left(\frac{dE}{dx}\right)=\frac{4\pi e^2Z^2}{m_0v^2}NB \qquad (8-9)$$

여기에서 대수항 밖에서 변하는 인자는 Z^2이고, 이것은 분자에 포함되어 있다. 따라서 최대 전하를 가진 입자의 비에너지 손실이 최대가 된다.

알파입자는 운동 에너지를 전부 잃으면 정지하고, ${}^4_2\text{He}$ 핵은 주위의 전자를 끌어당겨 더 이온화할 수 없는 중성 헬륨 원자 ${}^4_2\text{He}$가 된다. 비전하는 대전입자의 전기량과 질량과의 비로 전자가 가장 크다.

$$\frac{e}{m}=1.76\times10^7 emu/\text{g} \qquad (8-10)$$

3. 알파입자의 비정과 에너지(range and energy of alpha particles)

알파입자는 무겁기 때문에 궤도전자와 상호작용에서는 진행방향이 굴절되는 일이 없이 직진하고, 또 원자핵에서 방출될 때 에너지는 그 핵종 특유의 일정한 에너지를 가지고 있으므로 매질 중에서는 어느 일정한 거리만 진행할 수 있다. 그 거리를 비정(range)이라 하는데, 비정은 입자의 초기 에너지, 물질의 종류, 밀도와 관련이 있다.

알파선 비정 측정은 | **그림 8–7 ⓐ** |처럼 알파선용 섬광검출기(scintillation counter)로 측정할 수 있으며 그 결과는 | **그림 8–7 ⓑ** |와 같다.

| **그림 8–7** |은 ${}^{212}\text{Po}$에서 방출되는 알파입자에 대한 비정곡선의 실험결과로서 종축은 상대적 이온수, 횡축은 알파입자원으로부터 공기층까지의 거리이다.

이와 같은 비전리도와 비정과의 관계곡선을 브래그 곡선(Bragg curve)이라고 한다. 브래그 곡선은 입자원으로부터 여러 지점까지의 거리에서 검출된 선속 내에서의 입자의 비율을 표시한 것으로서, 경로의 끝부분 결과만을 표시했다.

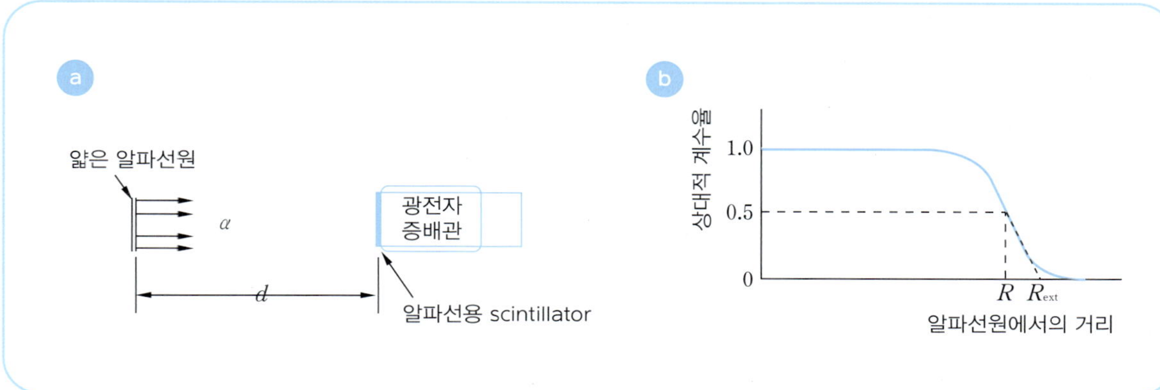

| 그림 8-7 | ⓐ : 알파선의 비정 측정, ⓑ : 기체 중 일정 energy의 알파( )선 계수율과 선원–검출기 간 거리와의 관계

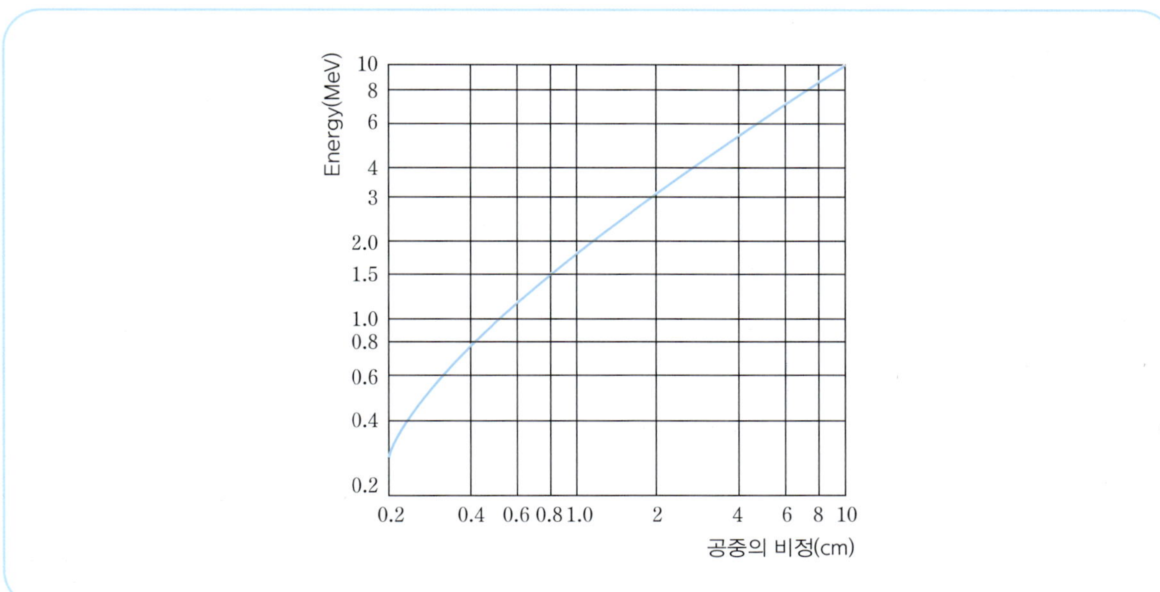

| 그림 8-8 | **표준상태의 공기 중에서 알파선 energy와 비정과의 관계**

이 만곡점을 최대 비정이라 하는데, 만곡점에서 곡선에 대하여 접선을 긋고 접선이 거리축과 만나는 점을 외삽비정(extraplated range : Re)이라고 한다. 공기에 대한 비정과 에너지와의 관계는 **| 그림 8-8 |**을 참고하기 바란다.

| 그림 8-7 ⓑ |에서 알파선의 경우는 평균주행거리(L)와 평균비정(R)이 같다고 생각해도 된다.

알파입자의 계수율이 1/2이 되는 거리를 평균비정(mean range : R)이라고 한다. 여기서 입자가 날아간 비정의 길이가 모두 일정하지 않고 평균치 주위에서 변하게 되는데, 이러한 효과를 요동(straggling)이라고 한다. 어떤 입자는 공기의 단위길이당 통과 시 충격을 받을 때 평균 분자수보다 더 많거나 적게되어 입자의 에너지를 완전히 소비한 곳까지의 실제 거리는 입자의 종류에 따라 차이가 있게 되므로 요동이 생긴다.

| 그림 8-9 |는 알파입자의 공기 중 에너지 손실을 나타내고 있으며 비정의 값은 보통 15°C 1013hpa의 공기를 기준으로 한다.

알파입자의 비정측정은 공기흡수체로 제한되어 있으나 하전입자의 에너지-비정곡선을 이용한 비적의 길이로도 에너지를 알 수 있다. 또한 얇고 균일한 고 체박이 알파방출 시료 위에 놓여 있으면 알파입자를 완전히 흡수하는 데 필요한 두께가 비정의 척도가 된다. 이러한 고체박에는 운모, 알루미늄, 금박이 흔히 사용된다.

^{214}Po에서 나오는 7.68MeV의 알파입자에 대한 공기 중의 외삽비정은 6.953cm이고 운모는 0.0036cm, 알루미늄은 0.00406cm, 금은 0.00140cm의 외삽비정을 갖는다.

공기 중의 평균비정 3~7 cm에 대하여 다음과 같은 실험식이 성립된다.

Geiger 공식에 의하면

$$R=0.318E^{\frac{3}{2}}(4\sim7\text{MeV}) \qquad (8-11)$$

여기서 E는 MeV, R은 g/cm^{2}이고, 15 °C 1013hpa일 때이다.

비정은 물질에 따라 다르기 때문에 고체에서의 비정은 물질의 질량수와 비중을 고려한 브래그-클라먼 방정식(Bragg-Kleeman equation)으로 계산할 수 있다.

$$R_{sol}=\frac{3.18\times10^{-4}\cdot R_{air}\cdot A^{\frac{1}{2}}}{\rho_{sol}} \qquad (8-12)$$

여기에서 R_{sol}은 고체에서의 비정, 공기 중에서의 비정, A는 물질의 질량수, ρ_{sol}은 고체의 비중이다.

또한 체 조직 내에서의 비정 R_{tissue}는 공기와 조직의 밀도와 공기중에서의 비정에 의해 다음과 같은 식이 주어진다.

$$R_{tissue}=\frac{\rho_{air}}{\rho_{tissue}}\cdot R_{air} \qquad (8-13)$$

4. 흡수와 저지능(absorption and stopping power)

무거운 하전 입자는 물질을 통과하는 도중 물질의 원자나 분자를 여기 또는 전리시키면서 자신의 에너지를 잃는다. 에너지를 전부 잃으면 정지하고 있는 양 하전입자는 존재하지 못하므로 주위의 전자를 끌어들여 중성원자가 되어 물 질 내에서 완전히 소멸된다.

알파입자는 ${}^4_2He$ 원자, 양성자는 ${}^1_1H$ 원자, 중양자는 ${}^2_1H$ 원자가 된다.

동등한 에너지를 가진 무거운 하전입자의 비전하는 알파입자, 중양자, 양성자의 순으로 작아지고, 비정은 반대로 작아진다. 같은 흡수체 내에서의 흡수는 양성자선, 중양자선, 알파선의 순서로 많아진다.

물질 중에서 입사입자는 에너지를 잃으므로 $-\dfrac{dE}{dx}$를 단위길이당의 손실 에너지라 하며 입사입자의 진행을 저지하는 물질쪽에서 말한다면 $-\dfrac{dE}{dx}$를 저지능(stopping power)이라 한다. 물질에서 단위경로당 입자에 의한 에너지 손실로 정의되며, 이는 하전입자의 입장에서 에너지 손실을 나타내는 것으로 다음 식과 같이 나타낸다.

$$S(E) = -\frac{dE}{dx} \tag{8-14}$$

이때 입자의 비정 R은

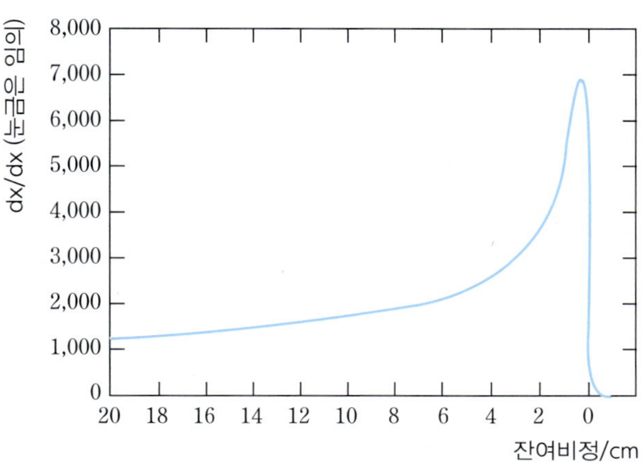

| 그림 8-9 | 알파입자의 공기 중에서 에너지 손실(Bragg 곡선)

$$R = \int_0^R dx = \int_0^{E_0} \frac{dE}{S(E)} \quad (8-15)$$

로 주어지며 E_0는 초기 운동 에너지이다.

중하전 입자와 물질과의 상호작용에서 단일중하전입자에 대한 서로 다른 물질에서의 비정의 비례법칙은 다음과 같다.

$$\frac{R_1}{R_2} = \frac{\rho_2}{\rho_1} \cdot \sqrt{\frac{M_1}{M_2}}$$ (R:물질의 비정, ρ:물질의 밀도, M:물질의 원자량).

저지능은 입자의 하전량과 물질의 원자번호 그리고 체적당 전자수에 비례한다. 또한 저지능은 입자의 속도에 따라 변하게 되어 근사적으로 속도에 무관한 비가 되도록 어떤 물질의 저지능에 대한 표준물질의 저지능비가 일반적으로 사용된다 이것을 물질의 상대저지능(ralative stopping power)이라 한다.

$$\text{상대저지능} = \frac{\text{물질 중 알파입자의 저지능}}{\text{공기 중 알파입자의 저지능}} \quad (8-16)$$

이때 표준물질은 15°C와 1,013hpa의 공기가 이용된다. 어떤 목적을 위해서는 mg/cm^2 단위로 표시된 당량 두께(equivalent thikness)로 대치된 물질의 저지능을 나타내기도 한다.

$$mg/cm^2\text{의 단위로 표시된 당량 두께} = \text{비정} \times \text{밀도} \times 1{,}000 \quad (8-17)$$

이 양은 알파입자를 흡수하는 데 필요한 물질의 단위면적당 질량이나 두께를 나타낸다. 또한 공기 1 cm 저지능에 상당하는 두께는 식 (8-12)으로부터, 식 (8- 15)의 당량 두께를 공기 중의 알파입자의 비정으로 나눔으로써 얻어진다. 즉,

$$\text{공기 1cm에 상당하는 mg/cm}^2\text{로 표시된 두께} = \frac{\text{밀도}\times 1{,}000}{\text{상대저지능}} \qquad (8-18)$$

많이 사용되는 몇 가지 물질에 대한 값을 | **표 8-3** |에 제시한다. 저지능은 비전리와 비례하고 비정과는 반비례 관계이다.

저지능 값에서 델타선으로 인한 에너지와 제동복사에 의한 에너지손실을 제외한 값을 선형에너지전달 [LET]라 하고, 이는 에너지를 전달받는 매질의 입장에서 나타내는 양이다.

| 표 8-3 | **^{214}Po의 알파입자에 대한 비정과 저지능**

물질	외삽비정 (cm)	상대저지능	밀도 (gm/cm^3)	당량두께 (mg/cm^2)	공기 1cm에 상당하는 두께 (mg/cm)
운모	0.0036	1930	2.8	10.1	1.45
알루미늄	0.00406	1700	2.70	11.0	1.57
구리	0.00183	3900	8.93	16.3	2.35
금	0.00143	4950	19.33	27.1	

5. Geiger–Nuttal의 법칙(Geiger–Nuttal's law)

자연계에 있는 알파입자 방출체의 반감기, 붕괴상수, 비정과 에너지를 살펴 보면 드물게 존재하는 특이한 입자를 제외하고는 평균비정이 2.5 cm에서 8.6 cm 사이에 있게 되고 알파붕괴 에너지는 4.05 MeV에서 8.95 MeV 사이에 있다. 그리고 반감기는 1.39×10^{10}년에서 3.0×10^{-17} 초 사이에, 붕괴상수는 1.58×10^{-18} sec^{-1} 부터 2.31×10^{6} sec^{-1} 사이에 있다. 수명이 가장 긴 핵 종은 가장 작은 에너지의 알파입자를 방출하고 수명이 가장 짧은 핵종은 가장 큰 에너지의 입자를 방출한다. 이러한 관계에서 동일 방사성 계열에 있는 알파 방출체에 대하여 붕괴상수(sec^{-1})의 대수를 비정의 대수에 대하여 작도할 때 근사적인 직선이 된다(| **그림 8-10** | 참조).

이러한 법칙을 가이거-뉴탈의 법칙(Geiger–Nuttal's law)이라고 하며, 3개의 자연방사성 계열에 대한 선이 평행으로 나타나게 된다. 이 법칙은 다음과 같이 나타낼 수 있다.

$$\log \lambda = A \log R + B \qquad (8-19)$$

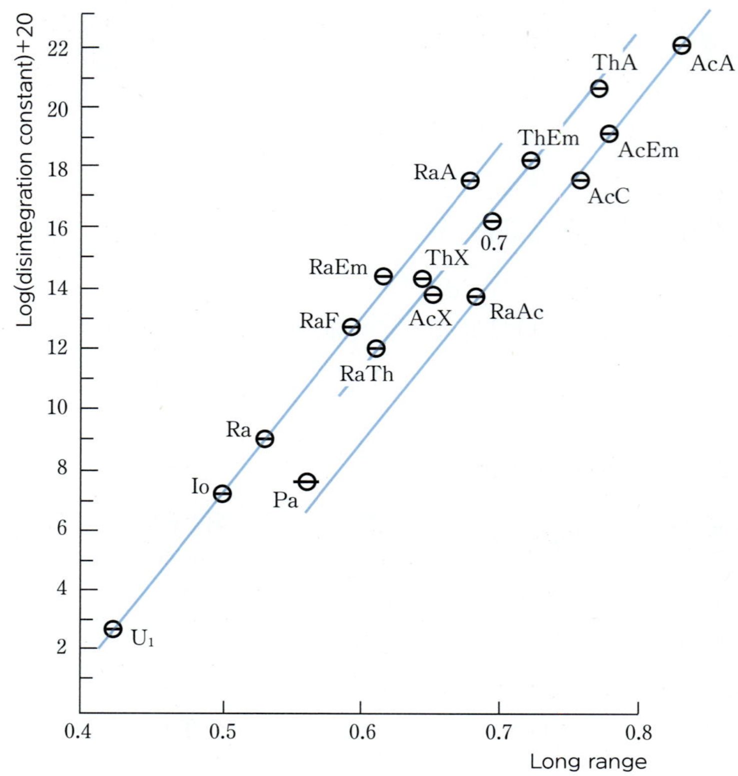

| 그림 8-10 | Geiger-Nuttal의 법칙

여기에서 A와 B는 상수인데, 상수 A는 기울기로서 3개의 계열에서 같은 값을 가지나 B는 다른 값을 가진다. 그리고 λ는 붕괴상수, R은 알파입자의 비정이다.

핵심용어 해설

- **차폐** radiation shield

인체에 대한 방사선 방어의 목적으로 방사선원으로부터 방출되는 방사선 중 불필요한 것을 저지하는 것을 말한다. 방사선 차폐체를 설계할 때는 일반적으로 다음 순서에 따른다.

1. 차폐체 선원측의 표면 선량률을 결정한다.
2. 차폐체 선원과 반대 표면 선량률을 결정한다.
3. 적당한 차폐재료를 선택하여 그 두께를 계산한다.
4. 차폐하는 선원 및 방사선의 성질과 상태, 사용법을 알아본다.

어떠한 경우라도 차폐한 후 반드시 실측할 필요가 있다. 또 차폐는 가능한 선원 가까이에 설치하는 것이 경제적이다.

- **다중산란** multiple scattering)

입자가 체내 혹은 물질 내에서 2회 이상 자례로 산란하는 현상을 말한다.

- **베테-블로흐의 공식** Bethe-Bloch's formula

하전입자의 충돌 저지능을 이론적으로 나타낸 식으로서, 속도 v(cm/s)의 전자에 대한 밀도 p, 원자번호 Z, 질량수 A인 물질의 선충돌 저지능에 대한 공식이다.

- **후방산란** back scattering

선원으로부터 계수관으로부터 멀어진 방향에서 나온 방사선이 몇 회의 산란에 의해 계수관을 향해 돌아오는 현상을 말한다. 베타선을 검출하는 경우 선원의 지지체로부터의 후방산란이 가장 중요하다.

- **후방산란피크** back scattering peak

NaI(Tl) 섬광검출기로 감마선을 검출하는 경우 일반적으로 선원은 검출기에 가깝고 주위의 차폐나 벽은 멀리 떨어져 있으므로 이들로부터 콤프톤 산란되어오는 광자 중 180°방향의 것이 검출기에 흡수되어 파고분포 곡선상에서 비교적 예리한 피크로서 나타나는데, 이것을 후방산란피크라고 한다.

신틸레이터 물질 결정이 작고 선원이 검출기로부터 멀어져 있는 경우에 뚜렷하게 나타난다.

- **제동방사** bremsstrahlung, **제동 엑스선**

전자가 원자핵에 의해 운동 에너지를 잃고 전자파, 제동 엑스선을 방출하 는 것을 제동방사라고 한다. 전위차 V로 가속된 전자가 표적핵의 쿨롱력 에 의해 진행방향에 대해서 직각방향으로 가속되어 완전히 저지되고 그 운동 에너지가 하나의 광자로 변환된다면 최단파장의 엑스선을 얻을 수 있다.

제동 엑스선의 파장분포는 연속적이며 저지 엑스선, 연속 엑스선, 백색 엑스선 등으로 지칭되기도 한다. 강도가 가장 큰 파장은 최단 파장의 1.3~1.5배이다.

- **체렌코프 효과** Cerenkov's effect

1. 에너지가 높고 하전입자가 굴절률이 큰 유전체를 통과하는 경우, 입자 속도가 물질 속에서의 빛의 속도보다 빨라지는 경우가 있다. 이와 같은 경우는 음파의 충격파에 해당하며 가시선 또는 자외선을 방사하는데 이것을 체렌코프 효과라고 한다.
2. 매질 속에서 하전입자의 통로 부근에 있는 매질보다 앞머리쪽에 원추 형의 파형을 가진 청백색의 빛을 비스듬

한 각도로 방사하는 것을 체렌코프방사라고 한다.

- **외삽비정** extrapolated range

1. 전자선의 심부전리량 곡선에서 직선적 효과부분의 외삽 직선에 의해 얻을 수 있는 표면으로부터의 거리를 말한다.
2. 전자선, 베타선의 흡수선량을 구할 때 통상 Bragg-Gray의 공동 원리에 입각한 공동전리조를 사용한다. 방사선이 두꺼운 물질을 통과할 때 그 깊이에 따라 흡수선량률이 변화하므로 선량률의 심도분포를 정확히 구하기 위해 쓰이는 공동의 두께를 변화시킬 수 있도록 하여 두께가 0에 가까운 곳의 값을 외삽에 의해 계산할 수 있도록 제작한 전리조를 외삽전리조라고 한다.

- **요동** staggling

1. 물체의 움직임이나 흔들림을 말한다.
2. 평형상태에서 조금 벗어난 상태를 말한다.

- **델타선** delta ray

하전입자가 빠른 속도로 물질 속을 통과할 때 2차적으로 발생하는 에너지가 비교적 높아 전리작용을 일으키는 데 충분한 전자가 만드는 비적을 델타선이라고 한다.

- **비전리** specific ionization

1. 전리입자의 비정을 따라 단위길이당 생기는 이온쌍의 수를 말한다.
2. 일반적으로 대전입자의 전기량과 질량과의 비를 비전하(specific charge)라고 한다. 보통 전자인 경우에 사용된다. 이 값은 음극선 입자에 대해서 처음으로 측정되었다.

- **비정, 비적** range

방사선 입자가 날아가는 거리를 비정이라고 하고, 그 자취를 비적이라고 한다. 알파선의 비적은 거의 직선이고 베타선의 비적은 지그재그 모양이다. 일반적으로 입자의 에너지가 클수록 비정이 길다.

- **저지능** stopping power

1. 선저지능 또는 질량저지능의 약자이다.
2. 선저지능 : 하전입자에 대한 물질의 선저지능 S는 하전입자가 길이 dx를 지날 때에 잃는 평균 운동 에너지 ($-d_E$)를 dx로 나눈 값이다. 즉 단위길이당 잃는 에너지를 의미한다. 선저지능은 여기에 의한 선충돌저지능과 제동방사에 의한 선제동방사저지능의 합으로 나타낸다. 어떤 물질의 선저지능과 특정한 물질의 선저지능과의 비를 상대선저지능이라고 한다.
3. 질량저지능(mass.sp) : 선저지능을 그 물질의 밀도로 나눈 것을 말하며, 질량충돌저지능과 질량제동저지능의 합으로 나타낸다. 어떤 물질의 질량저지능과 특정한 물질의 질량저지능과의 비를 상대질량저지능이라고 한다.

- **가이거-뉴탈의 법칙** Geiger-Nuttal

알파 방출핵종의 붕괴상수 λ와 알파입자의 에너지 E와의 사이에는 $\log \lambda = A + B \log E$의 관계가 있다는 법칙이다. 여기에서 A, B는 정수이다. 이 법칙은 알파 붕괴의 이론을 설명하는 데 있어서 중요한 실마리가 된다.

Key Words

CHAPTER

9. 중성자와 물질과의 상호작용
Interaction of Neutron with Matter

단원 학습목적

중성자와 물질과의 상호작용에서 탄성산란, 비탄성산란, 포획반응을 설명하고, 에너지에 따라서 중성자의 종류를 분류할 수 있도록 한다.

세부 학습목표

1. 중성자
   1) 열중성자를 이해한다.
   2) 상호작용을 이해한다.
   3) 포획 반응을 이해한다.
   4) 핵분열을 이해한다.
   5) 발생근원을 이해한다.
   6) 핵반응 단면적을 이해한다

9.1 서론 introduction

1920년 초 Rutherford는 핵으로부터 전자와 양성자가 방출될 때 중성미자를 형성하는 가상적 입자(중성자라 명명)를 암시하였다. 그런데 당시에는 핵 정도 크기의 입자를 검출하는 데는 전자장내의 편위와 이온화 같은 입자의 하전 효과에 의존하는 방법뿐이어서 전하가 없는 중성자의 존재를 안다는 것은 어려운 일이었다. 그러던 중 마침내 1932년 Chardwick은 알파(α)입자에 의한 핵변환에 관한 연구 결과 중성자의 존재를 확인하였다. 이때 수소를 포함한 물질로부터 방출되는 양성자의 에너지나 충격을 받은 베릴륨(beryllium)으로부터 방출된 미지의 입자는 양성자와 비슷한 질량을 가졌고, 높은 투과력이 있다는 데 입각하여 전하를 갖고 있지 않다고 결론을 지었다. 이 새로운 입자는 중성이며 질량이 1에 가깝다는 것이 알려졌고, 후에 질량분석기에 의한 측정으로 질량이 양성자의 1.00758 U보다 약간 무거운 1.00898 U임이 밝혀졌다.

이와 같이 중성자는 현대 과학에서 유달리 흥미를 갖게 되는 중요한 성질을 가지고 있다. 중성자에 의하여 유기되는 여러 핵반응은 핵에 관한 중요한 지식의 근원이 되어 여러 가지 새로운 핵종을 만들게 되었다. 인공적으로 생산된 핵종들은 화학, 생물학, 의학 등에 이용되고 있으며, 그 외의 다른 용도로는 분열생성물에서 일어나는 연쇄반응을 이용하여 군사용 또는 원자력 발전에도 사용되고 있다.

이러한 중성자의 용도와 중성자 물리학의 응용을 위해서는 중성자 성질에 대한 지식과 물질과의 상호작용에 대한 이해가 필요하다. 이 장에서는 중성자 자체에 중점을 두어 중성자의 생성과 분류, 물질과의 상호작용 현상, 그리고 중성자 방사화 분석에 대하여 알아본다.

9-2 중성자원 neutron source

중성자는 단독으로 오랫동안 존재할 수 없으므로 불안정하여 베타(β)입자 붕괴와 함께 양성자와 중성미자를 방출하면서 13분 정도의 반감기를 갖는다. 중성자는 주로 핵반응으로부터 얻어진다. 즉 방사성 동위원소에서 방출되는 방사선에 의한 핵반응과 입자가속기에서 가속된 입자에 의한 핵반응, 그리고 원자로의 핵분열로부터 얻을 수 있다.

1. 방사성 핵종(radio isotope)

중성자 방출 핵반응은 주로 알파붕괴와 감마붕괴를 하는 핵종에 의해 이루어진다. 자연계나 인공적으로 만든 알파 및 감마방출체를 적당히 가벼운 원소와 섞어서 중성자원을 만든다. (α, n) 반응으로는 Ra-Be 선원이 많이 이용되는 데, Ra에서 방출되는 알파선이 Be에 충돌하면 Be (α, n) C의 반응이 일어난다. 즉 다음과 같이 나타낼 수 있다.

$$ {}^{9}_{4}\text{Be}+\alpha \rightarrow {}^{12}_{6}\text{C}+{}^{1}_{0}n+5.5\text{MeV} \qquad (9-1)$$

이때 알파입자는 비정이 짧기 때문에 알파 방출체를 표적물질인 Be 원소와 잘 섞어 주어야 한다 Ra에서 방출된 알파선은 7.68 MeV를 가지고 있는데, 최고 약 13 MeV까지의 중성자를 얻을 수 있고 5 MeV 정도에서 정점이 되는 폭 넓은 에너지 분포를 이룬다.

(γ, n) 반응에서는 감마 방출체를 베릴륨이나 중수소의 표적으로 둘러싼다. 이러한 경우에 Be과 중수만이 (γ, n) 반응을 일으키는 발단 에너지가 5 MeV 이하이다. 이 중 어떤 중성자원은 단일 에너지의 중성자를 내는 것 같지만 실제로는 표적 내에서 중성자 및 감마선이 산란되기 때문에 실제 스펙트럼은 약 30%의 에너지 분포를 나타내며 평균 에너지는 최대치로 생각되는 값보다 약 20% 낮다. | **표 9-1** |은 알파입자와 감마선을 방출하는 핵종에 의해 생성되는 중성자원 과 그 특성을 나타내고 있다.

| 표 9-1 | 알파 및 감마 핵종을 이용한 중성자원

선원	주반응	Q(MeV)	중성자 에너지 (MeV)	중성자 생성률 (매 106 붕괴당 수)
Ba+Be (혼합물)	$^{9}Be(\alpha, n)^{12}C$	5.65	최고 13	460
Rh+Be (혼합물)	$^{9}Be(\alpha, n)^{12}C$	5.65	최고 13	400
Po+Be (혼합물)	$^{9}Be(\alpha, n)^{12}C$	5.65	최고 11 평균 4	80
Ra+Be (혼합물)	$^{11}Be(\alpha, n)^{14}N$	0.28	최고 6	180
$RaBeF_4$ (순수한 것)	$^{9}Be(\alpha, n)^{12}C$ $^{19}F(\alpha, n)^{22}Na$	5.65	최고 13	68.5
Ra+Be (분리된 것)	$^{9}Be(\gamma, n)^{8}Be$*	−1.67	<0.6	0.8†
Ra+D_2O (분리된 것)	$^{2}H(\gamma, n)^{1}H$	−2.23	0.1	0.03†
^{24}Na+Be	$^{9}Be(\gamma, n)^{8}Be$*	−1.67	0.8	3.5†
^{24}Na+D2O	$^{2}H(\gamma, n)^{1}H$	−2.23	0.2	7.3†
^{88}Y+Be	$^{9}Be(\gamma, n)^{8}Be$	−1.67	0.16	2.7†
^{88}Y+D2O	$^{2}H(\gamma, n)^{1}H$	−2.23	0.3	0.08
^{124}Sb+Be	$^{9}Be(\gamma, n)^{8}Be$*	−1.67	0.02	5.1†
^{140}La+Be	$^{9}Be(\gamma, n)^{8}Be$*	−1.67	0.6	0.08†
^{140}La+D_2O	$^{2}H(\gamma, n)^{1}H$	−2.23	0.15	0.2†
MsTh+Be	$^{9}Be(\gamma, n)^{8}Be$*	−1.67	0.8	0.9†
MsTh+D_2O	$^{2}H(\gamma, n)^{1}H$	−2.23	0.2	2.6†

* 생성핵 ^{8}Be는 불안정하며 10~14초내에 2개의 He 핵으로 분해

† 중성자 생성률은 γ 선원에서 1 m 떨어진 표적 1 g에 대한 값

2. 가속기 중성자원(accelerator)

방사성 핵종에서 얻어지는 알파선, 감마선에 의한 중성자 강도는 에너지에 한계가 있으므로 가속기에 의해 가속된 입자에 의해 핵반응을 일으켜 중성자를 얻을 수 있다. 가속기는 특히 일정한 에너지의 강한 중성자원을 얻을 수 있다는 특징이 있다. 가속입자가 양성자(p)와 중양자(d)에 의한 반응과 가속기에서 방출된 광자(γ)에 의한 반응이 이용되는데, 다음은 (p, n)과 (d, n) 반응의 예를 나타낸 것이다.

여기에서 $_{1}^{2}H\ (d, n)\ _{2}^{3}He$은 발열반응으로서 100~200keV의 낮은 가속전압으로 중양성자를 가속시키므로 비교적 소규모의 실험실에서 이용되고 있으며, 약 14MeV의 중성자를 얻을 수 있다. $_{1}^{3}H\ (d, n)\ _{2}^{4}He$ 반응에서 ^{3}H 방사성 원소는 반감기가 약 12년인데 표적물질로 쓸 때에는 지르코늄과 티탄에 흡착시키면 20 keV로 가속된 삼중수소(^{3}H) 10^{7}개당 약 150개의 중성자가 생긴다. 이 반응은 발열반응(Q =17.577 MeV)으로 약 14 MeV의 단일 에너지인 중성자가 얇은 표적에서 생성된다. $^{7}Li\ (p, n)\ ^{7}Be$ 반응에서는 Van de Graaff 장치로 일정한 에너지의 양성자가 발생하므로 약 30keV까지 낮은 단일 에너지

$$
\begin{aligned}
&{}^{3}_{1}\text{H}+p \rightarrow {}^{3}_{2}\text{He}+n-0.76\text{MeV} \\
&{}^{7}_{3}\text{Li}+p \rightarrow {}^{7}_{4}\text{Be}+n-1.646\text{MeV} \\
&{}^{2}_{1}\text{H}+d \rightarrow {}^{3}_{2}\text{He}+n+3.256\text{MeV} \\
&{}^{3}_{1}\text{H}+d \rightarrow {}^{4}_{2}\text{He}+n+17.577\text{MeV} \\
&{}^{12}_{6}\text{C}+d \rightarrow {}^{13}_{7}\text{N}+n-0.281\text{MeV}
\end{aligned}
\tag{9-2}
$$

의 중성자를 용이하게 얻을 수 있다.

Van de Graaff나 betatron과 같은 가속기의 타깃에서 나오는 엑스(X)선으로 $^{9}\text{Be}(\gamma, n)^{8}\text{Be}$, $^{2}\text{H}(\gamma, n)^{1}\text{H}$의 반응을 일으켜 중성자를 생성할 수 있으며, 가속 에너지의 증가에 따라 생성률은 급속히 커진다. 2.5MeV에서 1μA의 전류로 운전되는 Van de Graaff에서는 Be 1g당 중성자 생성률이 약 4g의 Ra를 섞었을 때와 같고, 3.2MeV의 에너지로 조사하면 26g의 Ra를 썼을 때와 같다.

(p, n), (d, n) 반응으로 생성된 중성자 에너지는 중성자 방출각도 θ에 따라 θ가 기울수록 커진다. 중성자 에너지 분포는 Gauss 분포와 거의 같으며, 가속 입자 에너지의 1/2승에서 최대치를 갖는다. 중성자는 좁은 각도를 가지고 전방으로 방출된다. 중성자 생성률은 가속입자 에너지 증가에 따라 급격히 증가한다. 또한 모든 핵반응에 의하여 생성된 중성자는 처음에는 빠르나 물질을 통과하는 동안 감속되어 느려진다.

3. 원자로 중성자원(atomic file)

중성자를 가장 많이 얻을 수 있는 장치는 원자로(atomic file)이다. 원자로는 핵분열물질(^{235}U, ^{233}U, ^{239}Pu)이 연쇄반응을 계속 일으키도록 만들어진 것으로, 핵분열과정이 일어날 때마다 중성자가 평균 2.5개씩 방출된다. 대부분의 원자로는 열중성자가 연쇄반응을 일으키며, 핵분열로 생성되는 중성자는 평균 약 수 MeV의 운동 에너지를 가지고 있으므로 원자로에는 중성자를 열 에너지로 감속시키는 감속재(moderator)가 필요하다. 감속재는 질량수와 중성자 흡수단 면적이 적고 산란단면적이 커야한다는 구비조건 때문에 흑연, 중수 및 보통 물이 많이 쓰인다. 중성자속은 $10^{12}\text{cm}^{-2}\ \text{sec}^{-1}$ 정도로서 원자로 중심으로부터 멀어질수록 줄어든다. 연구용 원자로는 원자로 중심부에서 시료를 조사할 수 있게 되어 있는데, 순수한 중성자를 얻기 위해서는 열중성자기둥(thermal column 흑연의 긴 기둥)를 부착시겨, 이것에 중성자를 통과시킴으로써 열중성자로 변환시킨다. 또한 원자로 속에 놓인 우라늄벽의 용기 안에서는 빠른 중성자속과 열중성자속의 비가 크다. **| 그림 9-1 |**은 ^{235}U 핵분열 시 방출되는 중성자 에너지 분포도를 나타내고 있다.

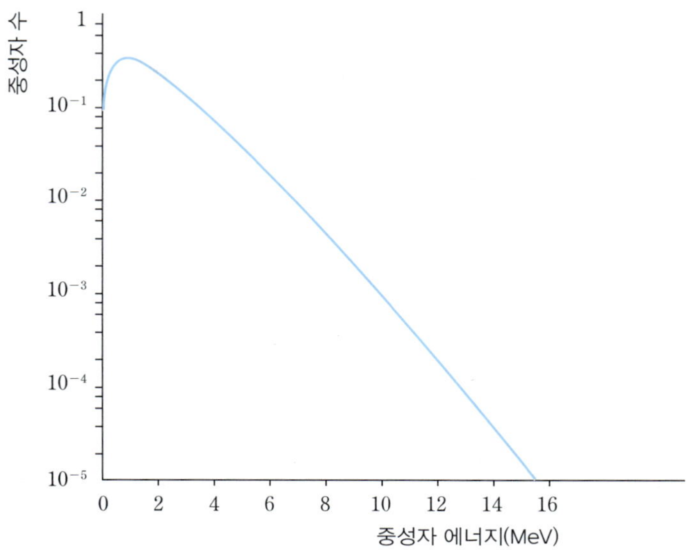

| 그림 9-1 | ^{235}U 핵분열 시 방출되는 중성자 에너지 분포

9-3 중성자의 종류 neutron type

중성자의 종류는 중성자의 에너지(속도)에 따라 편의상 | 표 9-2 |와 같이 분류 한다.

| 표 9-2 | 에너지 상태에 의한 중성자 종류

분류	에너지 범위
열중성자	0.01~0.3 eV
지발중성자	0.1 keV 이하
중등중성자	0.1~10 keV
속중성자	10 keV~10 MeV
상대론적 중성자	10 MeV 이상

여기에서 열중성자(thermal neutron)란 중성자가 물질과의 상호작용으로 자신의 운동 에너지를 잃고 상온 매질 내 원자의 열운동과 평형을 이룬 것을 말하는데 핵에 잘 흡수되어 핵반응을 잘 일으키므로 많이 이용된다. 물론 중성자는 흡수되기 전에 물질과 열적 평형상태를 이루기 위해 감속재와 여러 번 충돌 할 필요가 있고, 그러기 위해서는 낮은 에너지의 흡수단면적이 산란단면적에 비하여 작아야 한다. 그리고 기체 중 열중성자 1개가 갖는 평균 운동 에너지 $\left(-\frac{1}{2}mv^2\right)$와 기체 분자운동 중에서 얻어진 에너지 $\left(\frac{3}{2}kT\right)$

(k=Boltsman 상수, k=1.38×10^{-23}J/K, T=절대온도)가 같은 열적 평형이 충족되었을 때에는 다음과 같은 같은 Maxwell 분포식에 따른다.

$$n(v)dv=4\pi n\left(-\frac{\mathrm{m}}{4\pi kT}\right)^{2/3}=\cdot v^2\cdot e^{-mv^2/2kT}\cdot dv \qquad (9-3)$$

여기에서 n은 단위체적당 중성자 총수, $n(v)dv$는 단위체적 내 v와 $v+dv$ 사이의 속도를 가진 중성자 수, m은 중성자 질량이다.

이 식에서 v=0 및 v=∞에 대하여 $dn(v)$=0 이 되므로 $n(v)$는 v의 유한값에 대하여 극대치를 가져야 한다. 이때 v의 값을 최빈속도(most probable veloci- ty :v_0)라 한다. 최빈속도(v_0)에 해당하는 에너지 E_0는

$$E_0=\frac{1}{2}mv_0{}^2=\frac{3}{2}kT \qquad (9-4)$$

가 되고 v_0의 값은 다음과 같이 주어진다.

$$v_0=\left(\frac{2kT}{m}\right)^{1/2}=\left(\frac{2\times1.38\times10^{-23}\times T}{1.675\times10^{-27}}\right)^{1/2}=(1.648\times10^4T)^{1/2} \qquad (9-5)$$

즉, 20°C(293K)인 상온 기체에서의 최빈속도는 2197.25 m/sec 이고, 이때의 열중성자의 에너지는 0.0253 eV의 에너지에 해당한다.

9-4 중성자와 물질과 상호작용 현상 interaction type

중성자는 에너지에 의한 종류 외에 구속중성자와 단독중성자로 구분된다. 구속중성자는 핵내 양성자와 결합하고 있는 것으로서 핵의 특성에 따르나, 단독중성자는 운동 에너지를 가진 중성자와 운동 에너지가 없는 중성자로 생각할 수 있다. 운동 에너지가 없는 단독중성자는 불안정하여 양성자로 변환되는 동시에 β^- 입자와 반중성미자를 방출한다. 즉 다음과 같다.

$$n \rightarrow p + \beta^- + \overline{v} + 78.2\text{keV} \qquad (9-6)$$

이 붕괴식은 발열반응으로서 Q치는 78.2 keV이다.

운동 에너지를 가진 단독중성자는 원자핵과 충돌하여 여러 가지 현상을 일으킨다.

또 운동 에너지를 가진 중성자는 표적핵(target nuclide 물질의 원자핵)과 반응하여 복합핵(compound nuclide)을 생성한다. 표적핵을 ^{A}Z라 하면 복합핵은 ^{A+1}Z가 된다. 이 복합핵은 불안정하여 약 10^{-15}sec 내에 여러 가지 방법의 붕괴를 통해 복귀된다. 이러한 복합핵 생성을 거치는 반응에서 어떤 특정한 중성자 에너지 값에서 아주 큰 반응단면적을 가지는 것이 있다. 이러한 에너지 값을 공명 에너지(resonance energy)라고 한다. 이 현상은 핵도 원자처럼 내부 에너지의 준위를 가지며, 복합핵을 생성하기 위해서는 그 준위기간의 간격에 해당하는 값의 에너지를 가진 중성자가 필요하다는 데 기인한다. 원자에서 이온화 에너지에 해당하는 핵의 중성자 분리 에너지가 특수한 값을 갖는 것도 같은 이유에서이다.

중성자의 핵반응 단면적(또는 충돌 단면적)은 그것이 나타내는 반응과 중성자 에너지 또는 표적핵에 따라 다르며 다음과 같이 핵과 상호작용을 한다.

중성자 → 물질
- 산란
  - 탄성산란
  - 비탄성산란
- 흡수
  - 중성자포획반응
  - 핵변환
  - 핵분열

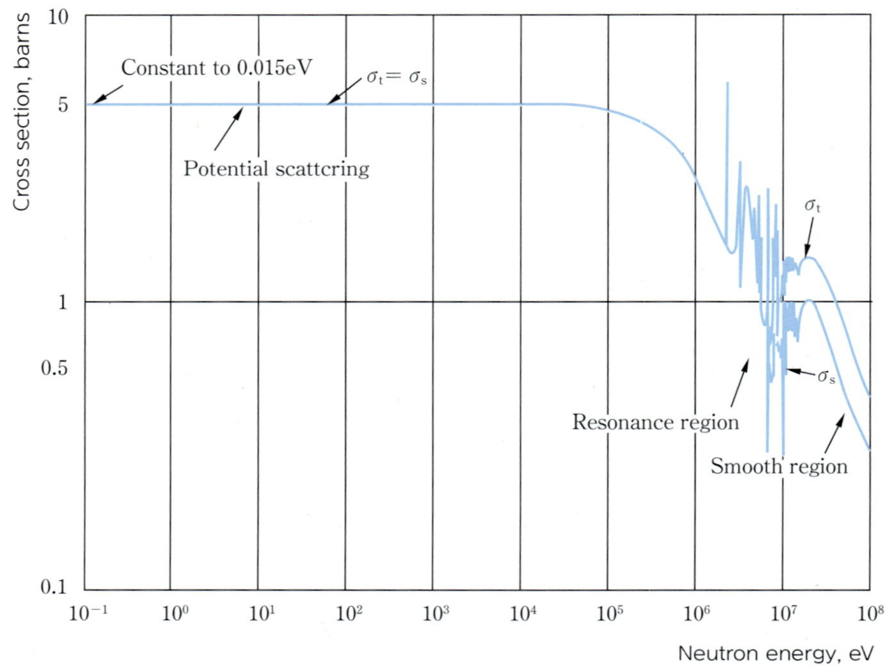

| 그림 9–2 | ^{12}C 탄성산란 단면적

1. 탄성 충돌(elastic collision ; σ_s)

중성자가 핵과 충돌한 전후에 핵 에너지 상태가 변하지 않는 반응을 말한다. 핵 에너지 상태가 불변이라 하여 중성자 에너지도 충돌 전후에 불변이라는 것은 아니다. 즉 핵도 반발 에너지를 중성자로부터 뺏어 가지만 그 내부 에너지 상태는 불변이라는 것이다. **| 그림 9–2 |**와 같이 낮은 에너지의 중성자에 대하여 σ_s는 거의 일정한데, 이는 복합핵을 형성하기에는 에너지가 부족하여 단순히 potential 충돌현상만 일어난 것이다. 저에너지 영역을 넘은 중에너지 영역에서는 복합핵을 만드는 데 충분한 에너지를 가지고 있으므로 공명현상이 일어나고 아주 날카로운 바늘형 곡선이 나타난다. 고에너지 영역에서는 공명이 촘촘한 간격으로 일어나므로 바늘형의 σ_s는 무디어져서 완만한 그래프를 그린다.

무거운 핵일수록(원자번호가 클수록) 공명 영역은 작은 에너지에서 일어난다. 탄성 충돌의 기호는 (n, n)로 표시한다.

2. 비탄성산란(inelastic scattering ; σ_i)

탄성 충돌과 다른 점은 핵이 충돌 후에 충돌 전보다 높은 에너지 상태, 즉여 기상태로 옮겨간다는 점이다. 따라서 중성자는 에너지를 잃으므로 흡열반응에 속하고, 여기상태로 옮겨간 핵은 방사선을 방출하여 원래의 낮은 에너지 상태로 복귀한다. 이 반응에서 중성자는 핵을 여기시키므로, 여기시킬 만한 에너지를 가지지 못할 때는 반응이 일어나지 않는다. 따라서 어느 에너지까지는 0이며 그 이상의 에너지 영역에서만 유한한 값을 가진다. 이 에너지를 문턱 에너지(threshold energy)라고 한다. 대부분 비탄성산란 문턱 에너지는 표적핵의 여기상태와 기저상태 에너지 차이에 해당하는 값이다. 이 문턱 에너지는 무거 운 핵일수록 작아진다. ^{12}C의 문턱값은 4.8 MeV이며 238U의 문턱값은 44 keV에 지나지 않는다. 그리고 비탄성산란의 반응들은 (n, n'), $(n, n'\gamma)$, $(n, 2n')$로 나타낸다.

3. 중성자 포획(neutron capture ; σ_τ)

중성자가 핵에 흡수되어 핵의 질량수가 1이 증가된 불안정한 상태의 핵을 만든다. 이때 핵은 알파입자, 양성자 또는 감마선을 방출하여 기저상태의 핵이 되는 핵반응, 즉 (n, α), (n, p), (n, γ)를 일으킨다. 특히 (n, γ) 반응으로 방출된 감마선을 포획 감마선이라고 한다.

저에너지 중성자 영역에서의 σ_τ는 중성자 에너지 E에 따라 $1/\sqrt{E}$ 형태로 감소한다. 그런데 $E=1/2\,mv^2$에서는 $1/\sqrt{E} \propto 1/v$ 가 되며, 이 영역을 $1/v$ 영역이라 한다. **| 그림 9-3 |**에서와 같이 보통 반응단면적은 대수 눈금으로 표시되는데, 이 영역에서 σ_τ는 기울기가 음(−)인 직선이 된다. $1/v$ 영역을 넘어서면 σ_τ와 같은 E값에서 σ_τ도 공명을 나타내는데 이는 복합핵을 형성하기 때문이다. 공명영역을 지난 고에너지 영역에서의 σ_τ는 급속히 작은 값으로 떨어진다. 이 영역은 무거운 핵일수록 낮은 에너지 값에서 시작된다.

중성자가 하전 입자 방사선에 비하여 핵반응을 잘 일으키는 이유는 전하를 띠지 않아서 핵 가까이 접근하기가 용이하고 저속중성자는 핵에 머무는 시간이 길어져서 핵반응이 더 잘 일어난다.

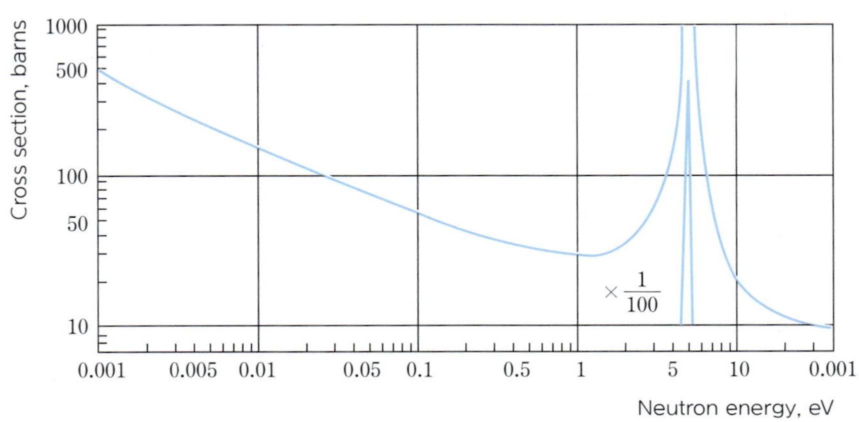

| 그림 9-3 | 저에너지에서 ^{197}Au의 방사 포획 반응 단면적

9-5 중성자 흡수 neutron absorption

중성자는 전하가 없기 때문에 하전입자나 전자기파와 같이 원자들을 전리시키거나 여기시키면서 에너지를 잃지 않고 원자핵과의 상호작용, 즉 탄성 충돌, 비탄성 충돌, 중성자 포획과 같은 현상을 일으켜 자신의 에너지를 잃게 된다.

ϕ_0인 중성자속(neutron flux)의 강도가 $x$cm 두께의 흡수체를 통과한 후의 강도가 ϕ 라면 다음과 같은 관계가 성립한다.

$$\phi = \phi_0 e^{-n\sigma_t x} \tag{9-7}$$

여기에서 n은 흡수체 $1cm^3$ 중의 원자수, σ_t는 면적(cm^2) 단위의 총반응단면적 으로서 탄성충돌, 비탄성충돌, 중성자포획이 일어날 수 있는 확률인 각 단면 적의 합이다. 이와 같이 흡수체 밀도와 두께 또는 반응단면적에 따라 중성자의 강도는 지수함수적으로 감소한다.

여기서 총반응단면적 σ_t는 각 에너지 영역과 물질의 원자번호에 따라 달라진다. 저에너지 영역에서는 σ_s와 σ_τ가 가장 큰 비중을 차지하여 저에너지일수록 반응단면적이 커지고 원자번호가 높은 중핵일수록 반응단면적이 작아진다. 공명영역에서는 σ_s, σ_i, σ_τ가 각각 서로 똑같은 값에서 공명을 하므로 σ_t 역시 이 값에서 공명을 보이며, 고에너지 영역에서는 σ_t가 급격히 연속적으로 감쇠한다.

9-6 방사화 분석 analysis of activation

어떠한 물질에 고에너지 하전입자나 중성자를 조사시켜 방사화시킨 후 물질에서 방출되는 방사선의 세기나 에너지를 측정하여 물질을 정성 및 정량분석하는 것을 방사화 분석(analysis of activation)이라고 한다.

하전입자나 중성자선속으로 t 시간 동안 물질에 충격을 주어 방사화된 물질의 방사능 강도 A_t는 다음과 같다.

$$A_t = Nf\sigma(1-e^{-\lambda t}) \\ = Nf\sigma\left[1-\left(\frac{1}{2}\right)^{\frac{t}{\tau}}\right] \quad (9-8)$$

여기에서 N은 표적물질의 원자수, f는 충격입자의 밀도(입자속/cm^2 sec), σ는 방사화 단면적(cm^2/표적물질의 원자), τ는 표적물질의 반감기로서 $(1-e^{-\lambda t})$를 포화계수라고 한다. **| 그림 9-4 |**는 포화시간에 따른 포화계수를 나타내고 있다. 여기에서 $t/\tau=1, 2, 3, 4$에 대한 $(1-e^{-\lambda t})$는 50, 75, 87.5, 93.75%를 나타내고 있다.

가장 널리 쓰이는 방법은 원자로의 중성자속(10^{13} n/cm^2·sec 정도)에 충격을 가해 방사화시키는 방법인데, 표준이 되는 물질과 같은 조건하에서 같은 시간 동안 방사화한 후 표준물질의 방사능과 시료의 방사능을 비교하여 정량분석 하거나 시료를 분리하지 않은 채로 방출되는 방사선의 스펙트럼의 형태, 높이, 위치를 계측함으로써 정성 및 정량분석하는 방법이 있다.

방사화 분석의 가장 큰 이점은 일반 화학적 분석으로 얻기 어려운 극미량의 원소를 검출할 수 있다는 것이다. 대략 70여 종의 원소들이 분석 가능하며, 현재 검출한계는 물질에 따라서 차이가 있으나, 10^{-16} ~10^{-11}gm 정도이다.

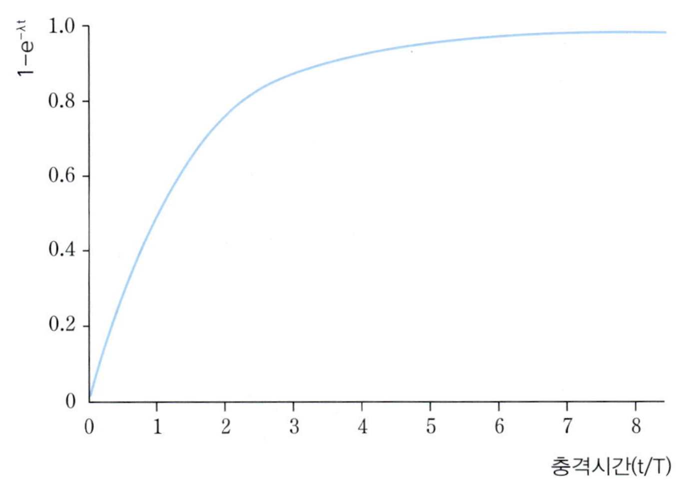

| 그림 9-4 | **충격시간에 따른 포화계수**

핵심용어 해설

연쇄반응 chain reaction

1. 몇 개의 반응이 연속적으로 일어나고 반응생성물의 하나가 반응체의 하나로서 다시 쓰이며, 생성, 소멸을 되풀이하면서 전체의 반응이 진행될 때 그 반응을 연쇄반응이라고 한다.
2. 원자핵 분열에 의해 방출된 중성자가 다시 다른 원자핵과 반응하여 분열을 되풀이하는 것을 말한다. 연쇄반응을 누진적으로 일으키면 원자 폭탄이 되고 일정한 규모로 일으키면 원자로가 된다.

가우스 분포 Gaussian distribution

정규분포라고도 한다. 측정치 m이 기대치(여러 번 측정의 평균치) M으로부터의 편차(M-m)를 갖는 확률을 말한다. 이 분포는 m=M에 대해서 대칭이다.

측정치의 흩어짐을 나타내는 표준편차로 계산할 수 있다. 포아슨 분포에서 M이 커지면 가우스 분포가 된다.

원자로 reactor

핵분열을 제어하면서 연쇄적으로 핵분열을 일으키는 장치이다. 일반적으로 핵분열 물질에 농축우라늄 또는 천연우라늄이 쓰이고 감속재로는 경수 또는 중수가 쓰인다.

원자로는 많은 형이 만들어져 있는데, 목적에 따라서 연구용 원자로와 발전용 원자로로 크게 나눌 수 있다. 발전용 원자로에는 전기출력이 1,000 MW 이상인 것이 제조되고 있다.

감속재 moderator

속중성자를 감속하여 열중성자가 되도록 하기 위해 쓰이는 물질로 중성자가 원자핵과의 탄성충돌로 인해 그 운동에너지를 잃는 것을 이용하므로, 가벼운 원자를 많이 포함하는 물질이 유효하다. 감속재로는 수소를 많이 포함하는 물, 파라핀 등이 있으며 중수, 베릴륨, 흑연 등도 쓰인다. 속도가 느려진 중성자는 양성자에 의해 포획되기 쉽다. 중양성자는 이상적인 감속재이다.

열중성자 thermal neutron

주위의 매질과 열평형에 있거나 열평형에 가까운 상태에 있는 중성자를 말한다. 상온에서의 가장 정확한 속도는 2.2×10^3m/s이며, 그에 대응하는 에너지는 0.025 eV이다. 이것은 기체의 통계역학에 적용되어 맥스 웰-볼쯔만(Maxwell-Boltgmann)의 에너지 분포법칙에 따른다.

속중성자 fast neutron

빠른 중성자로서 고중성자라고도 한다. 10 keV 이상의 에너지를 갖는 중성자 또는 0.1 MeV 이상의 에너지를 갖는 속중성자라고도 한다. 에너지 구분은 명확하지 않다.

공명 resonance

하나의 진동체에 외력이 가해져서 강제진동을 일으킨 경우 외력의 진동수와 진동체의 고유진동수가 일치했을 때 진동이 가장 강해지는데, 이것을 공명이라고 한다. 소리굽쇠의 공명은 단순한 강제진동에 의해 소리가 확대되는 것이다. 넓은 의미로는 이석을 공명이라고 하는데, 소리뿐 아니 라 빛, 전기진동 등도 있다.

- **중성자 포획** neutron capture

원자핵이 중성자 1개를 포획하여 감마 광자를 1개 방출하는 현상이다. 이 핵반응을 중성자 포획반응이라고 한다. 이 현상은 열중성자를 핵에 충격했을 때에 일어나며, 저원자번호의 원소를 제외하고 거의 모든 원소에서 볼 수 있다. 이 핵반응에 의해 얻어지는 생성핵은 표적의 원자핵보다 중성자가 1개 많고 베타 방사체가 많다.

Key Words

CHAPTER

10. 방사선 가속기
Radiation Apparatus

단원 학습목적

하전입자를 가속하는 장치와 방사선을 발생하는 장치의 원리 및 종류를 알아보고 가속방법에 따른 특성을 조사하여 방사선을 이용한 진단과 치료의 응용방법을 알아본다.

세부 학습목표

Synchrotron을 이해할 수 있어야 한다.
Microtron의 특징을 이해할 수 있어야 한다.
Betatrontron의 특징을 이해할 수 있어야 한다.
Betatron의 가속원리와 특징을 이해할 수 있어야 한다.
Van de Graaff 가속기의 회로를 이해할 수 있어야 한다.
선형 가속기의 구조 및 가속원리를 이해할 수 있어야 한다.
Cockroft-Walton 가속기의 배전압 회로를 이해할 수 있어야 한다.
가속장치의 종류에 따른 가속입자의 종류 및 특징을 종합적으로 알아야 한다.
Cyclotron의 가속원리 및 가속할 수 없는 하전입자의 종류를 이해할 수 있어야 한다.

10.1 서론 introduction

Rutherford는 1919년 알파입자와 원자핵의 충돌에 의하여 새로운 원자핵이 생성되는 것을 발견하였다. 이것은 극히 중대한 사실로 그때까지의 원소불변의 생각을 바꾸어 놓았다. 이러한 발견은 값진 금을 만들고자 했던 중세기 유럽 연금술사들의 꿈을 실현시킬 수 있는 획기적인 사건이었다. 그러나 그 당시 알파입자는 천연의 알파방사체에서만 얻을 수 있었으므로 인공적으로 입자를 가속 하여 원자핵과 충돌시키는 연구가 시작되었다. 입자가속장치는 입자(양자, 전자, 중양자, 알파입자 등)를 고진공상태를 유지하고 있는 장치에 넣고, 전계, 자계에 의해 고에너지로 가속하여 표적핵에 충돌시키는 장치이다.

이 가속된 입자에 의하여 원자핵을 인공적으로 변환시킬 수 있다. 근래에는 이것을 이용한 원자핵의 기초 응용 연구가 급속히 발전되었다.

1928년 R. Widerö은 2단의 선형 가속기를, 또 1929년 E.O. Lawrence는 사이클로트론을 제안하였으며, 1930년엔 그 장치를 제작하여 양성자를 80 keV 정도로 가속하는 데 성공하였다. 그 중 1931년 Van de Graaff는 벨트를 이용한 정전 가속기로 입자를 가속시키는 데 성공하였다.

이와 같이 1930년경부터 고에너지를 얻는 여러 가지 가속장치가 계속 개발되어 왔으며, 드디어 1932년 Cockroft와 Walton은 양성자를 가속하여 인공적으로 핵반응을 일으키는 데 성공하였다. 현재 가속장치는 원자핵공학, 방사선 의학, 방사성 동위원소의 제조 및 비파괴검사 등 여러 분야에서 사용되고 있다.

| 표 10-1 | 입자가속기의 종류

가속기	가속입자	궤도	가속방법	대표적 에너지
Cockroft-Wa ton형 가속기	e, p, d, α	직선	전계	수 MeV
Van de Graaff형 가속기	e, p, d, α	직선	전계	수 MeV
Tandem형 Van de Graaff형 가속기	p, d, α, ^{12}C 등	직선	전계	수십 MeV
Cylcotron	p, d, α, ^{12}C 등	나선	전계, 자계	수십 MeV
AVF cyclotron	p, d, α, ^{12}C 등	나선	전계, 자계	수십 MeV
Synchro cyclotron	p, d	나선	전계, 자계	수십 MeV
양자 synchrotron	p	원형	전계, 자계	수십 MeV
Betatron	e	원형	전계, 자계	수십 MeV
전자 synchrotron	e	원형	전계, 자계	수십 MeV
마그네트론	e	원형	전계, 자계	수십 MeV

10.2 코크로프트-왈튼 가속기 Cockroft-Walton

정류기와 콘덴서의 조합에 의하여 고전압(2~3 MV)을 발생하여 하전입자를 가속하는 장치이다. **| 그림 10-1 |**에 그 원리를 표시하였다. 즉 변압기 T가 ±E의 최고치 전압을 발생하면 콘덴서 C1, C2, C3는 각각 2, 4, 6 E 의 일정한 전압이 된 다. 이와 같이 정류회로에서는 n개의 정류기와 콘덴서를 조합하여 2 nE의 전압 을 얻을 수 있다. 즉, 배전압 정류회로를 중첩시킨 이 장치의 장점은 다른 가속 장치보다 비교적 큰 전류(~20 mA)를 얻을 수 있다는 것이다. 그러나 가격이 고가여서 현재는 이용되고 있지 않다.

10.3 반 데 그라프 가속기 Van de Graaff

반 데 그라프 가속기는 정전형 고전압 발생기(electrostatic generator) 또는 벨트 기전기(belt generator)라

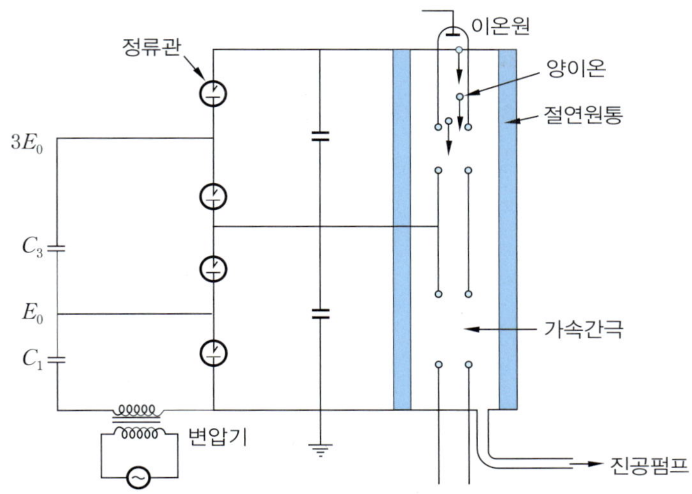

| 그림 10-1 | Cockcroft-Walton형의 결선 및 가속관

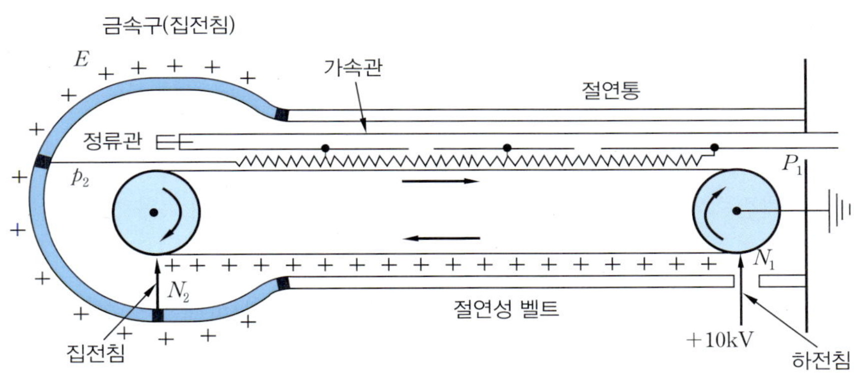

| 그림 10-2 | Van de Graaff 가속장치

고도 한다. **| 그림 10-2 |**에 그 원리를 표시한 바와 같 이 이온(ion)을 벨트로 집전극에 모아 고전압(5 MV)을 축적한다. 즉 $V = \frac{Q}{C}$ [V]의 원리에 의해서 이 전위차로 이온(ion)을 가속한다.

반데그라프장치는 가속입자(전자, 양성자)의 에너지를 폭넓게 변화시킬 수 있는 장점이 있다. 또한 전하의 손실이나 전극의 파괴 방지를 위하여 장치 전체를 고압탱크에 넣어 N_2+CO_2, 공기+Freon, SF_2 등의 절연성이 높은 혼합기체를 고기압으로 봉입한 압력식 반데그라프형 가속기가 사용된다.

10.4 직선형 가속기 linear accelerator; Linac

직선형 가속기는 고주파 전장을 이용하여 양성자와 같은 무거운 입자를 직접 가속하는 장치와 강력한 마이크로파의 전장을 이용하여 전자를 연속적으로 직선 가속하는 장치가 있다. 전술한 장치는 속중성자, 중간자, 양성자 등을 발생시키는 가속기로 사용되며, 후술한 장치는 의료분야에서 종양치료에 널리 사용 되고 있다.

1. 가속원리(principle)

| 그림 10-3 |과 같이 진공관 안에 다수의 원통형 전극을 준비해 두고 하나씩 걸러 이것을 교류전원의 극에 접합한다. 한 끝으로 들어온 전자는 전극 1과 2 사 이에서 전원전압만큼 가속된다. 제2의 전극을 통과하는 동안에 전원의 위상이 거꾸로 되며, 극 2와 3 사이에서 또 같은 전압만큼 가속된다. 이것을 되풀이하 여 점자 높은 에너지를 얻는 것이다.

이것을 계속하면 매우 높은 에너지를 얻을 수 있는데, 에너지를 얻음에 따라 전자의 속도가 빨라져서 전원의 위상이 반전하는 동안에 전자가 달리는 거리가 증가하기 때문에 가속관의 길이가 점점 더 길어져야 한다는 문제가 있다.

이 때문에 처음에는 의료기기로 쓸 수 있을 정도의 크기가 되지 못하여(치료에 충분한 에너지를 얻을 수 없어) 실용화되지 못했다. 이 문제를 해결하려면 전원의 주파수를 크게 하면 된다. 즉, 1싸이클의 시간이 짧아지고 그 사이에 전자가 이동하는 거리도 짧아지므로 전체의 길이를 짧게 할 수 있다. 최근에는 극 초단파 기술의 발달로 대전력의 극초단파 발진장치를 만들 수 있게 되어 의료용으로 사용할 수 있게 되었다.

극초단파를 쓸 경우에는 실제로는 전극을 준비하지 않아도 가속관의 내부에 진행파 전계가 생기므로 이것에 의해 전자가 가속된다. 가속관의 길이가 몇 미터(m) 정도 되는 장치로 6~15 MeV 정도의 에너지를 얻어낼 수 있다.

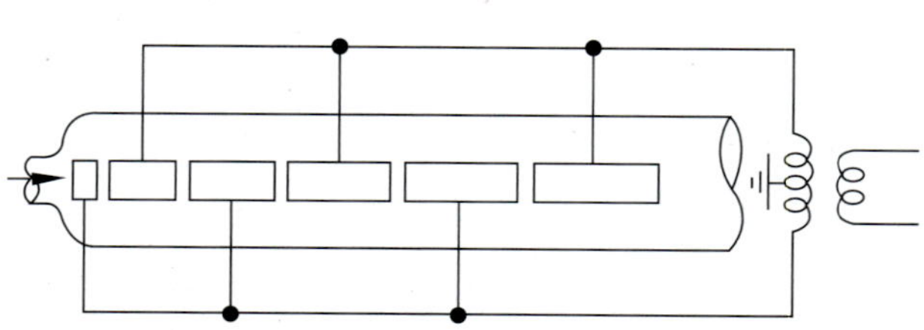

| 그림 10-3 | 직선형 가속기의 원리

직선형가속장치(Linac)는 일반적으로 발생되는 에너지가 베타트론보다 낮으므로 베타트론이 주로 전자선용으로 이용되는 데 비해 직선형가속기는 엑스선 조사에 이용되고 있다.

직선형 가속기가 베타트론보다 뛰어난 것은 출력이 크다는 점이다.

베타트론으로도 전자선의 출력을 충분히 얻을 수 있지만 엑스선 측면에서는 출력이 부족하기 쉽다. 특히 베타트론, 직선형가속기와 같은 고에너지 엑스선 발생장치에서는 선량이 수평방향 분포를 균등화하기 위해 평탄화 여과판(equalizing filter)이 쓰이므로 실용 선속의 선량률은 저하된다. 이것은 조사영역이 커질수록 두드러진다.

선형가속기는 출력이 크고, 충분히 선량평탄화용 여과판을 쓸 수 있으므로 엑스선에서도 큰 조사영역을 이용할 수 있다. 요즈음은 $30\times30cm^2$의 조사영 역까지 사용할 수 있는 장치가 일반화되어 있다. 이것은 연속적으로 끊어진 곳이 없는 1문 조사영역에서 조사할 수 있으므로 치료상 편리하다.

2. 고주파 발진부(microwave network)

고주파 발진부는 전자를 가속시키기 위한 3×10^3MHz 전후의 전자 가속주파수를 발생시키는 부분이다. 여기에는 마그네트론이나 크라이스트론, 도파관 및 펄스 전원장치가 있다.

마그네트론의 구조는 원통형으로 되어 있으며 중심에 음극이 있고, 그 주변에 여러 개의 발진구멍을 갖추고 있는 양극으로 되어 있다. 이것은 4 MV 엑스선 전용 발생장치와 13 MeV 이하(6 MV, 10 MV 엑스선)의 에너지를 지닌 전자선을 발생시기는 장치에 주로 이용된다. 이것은 소형이고 조작이 용이하며 저렴하지만 수명이 짧고 안정성이 나쁘다는 단점이 있다.

크라이스트론은 2개의 구멍이 있으며, 음극에서 발생된 전자는 양극에서 가속되어 에너지를 얻게 된다. 최근에 많이 사용되고 있는 18 MeV 이상 고에너지 직선형 가속기에 사용하고 있다. 마그네트론에 비해 수명이 길고 발진 주파수가 안정되어 있다는 장점이 있다.

도파관은 크라이스트론에서 발생된 마이크로파를 가속관으로 전달하기 위한 구리로 된 금속관을 말한다. 고주파를 전파할 때 주어지는 주파수에 대하여 관내 파장은 공중전파의 파장보다 길어진다. 따라서 전자의 속도와 위상이 어긋 나는 것을 교정하기 위하여 유공원판을 부착하였고, 외부에 전자집속용 코일을 설치하였다.

3. 가속부(acceleration part)

가속부는 고에너지 엑스선 및 전자선을 발생시키기 위해 사용되는 진공상태의 가속관 부분을 말한다. 여기에는 전자총, 가속관, 이온펌프, 밴딩 마그네트가 있다.

전자총은 2극 또는 3극 진공관으로, 여기에 10~70 kV의 전압을 가하면 음극에서 방출된 열전자가 산화바륨 또는 산화토륨을 입힌 텅스텐에 충돌하여 다량의 전자를 얻어내는 방식을 취하고 이 얻어낸 전자를 격자에 의해 전자량을 제어하고 있다.

10.5 사이클로트론 cyclotron

1. 개요(introduction)

1930년 E.O. Lawrence에 의하여 고안된 것으로 양성자와 같은 무거운 입자를 원운동 시키면서 어떤 일정한 주기로 가속시키는 장치를 말한다.

이 장치는 주로 방사성 동위원소를 생산하는 데 이용되고 있으며, 방사선 치료 분야에서는 중성자선 치료에 이용되고 있다. 또한 이 장치는 파이 중간자 (π^-)도 발생시킬 수 있다.

무거운 하전입자 가속은 전자석의 중간에 두 개의 반원형 전극으로 되어 있는 D자 모양의 가속관에 일정하고 강한 자장과 교류 고주파 전장을 바꾸어 줌으로써 무거운 하전입자를 회전운동시키면서 15~50 MeV 정도의 에너지로 가속시킬 수 있는 장치이다.

2. 가속원리(principle)

질량 M, 전하 e가 일정하다면 입자는 그 운동 에너지에 관계없이 일정한 자장 H에서 일정한 각속도 $\omega = H/M_c$ 로 등속원운동을 하게 되며, 그 반지름을 r 이라 할 때 원심력 Mv^2/r 과 입자가 자장에 수직한 방향의 힘 Hev는 같아진다. 즉,

$$\begin{aligned} Hev &= \frac{mv^2}{r} \\ r &= \frac{mv^2}{Hev} \end{aligned} \tag{10-1}$$

입자가 일주하는 시간 T는

$$T = \frac{2\pi}{\omega} = \frac{2\pi m}{Hev} \tag{10-2}$$

가 되어 T는 ν 에 관계없이 일정하게 된다.

| 그림 10-4 |와 같은 반원형의 전극(dee)을 마주보게 하여 자장에 직각으로 놓고 고주파 전압을 걸어 고주파 주기식 $T = \frac{2\pi}{\omega} = \frac{2\pi M}{Hev}$와 같게 해 주면 중심으로부터 발생한 이온은 차례로 가속되어 원 주변에 가까워져 목적한 에너지까지 가속할 수 있다.

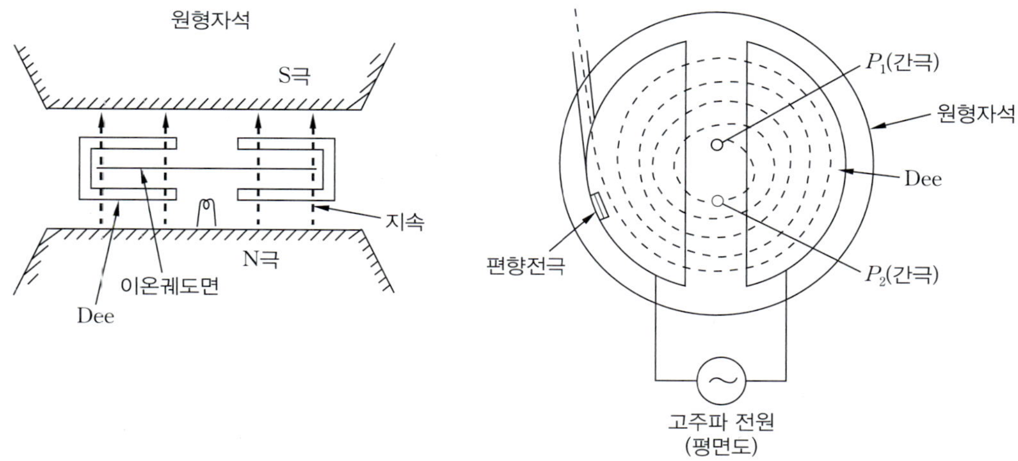

| 그림 10-4 | 사이클로트론의 구조

입자의 회전주기는 자계의 세기에 따라 정해지기 때문에 고주파 전계의 주기는 일정한 것이 좋다. 그러나 그 에너지에는 한계가 있다. 중양자인 경우 대략 20~30 MeV가 상한이다.

3. 구성(construction)

사이클로트론은 D자 가속관, 고전압 고주파를 제공하는 고주파 발진기, 하전입자를 방출하는 이온원과 하전입자를 회전시키기 위해 강한 자장을 일으키는 전자석 코일과 전자석 철심과 방출된 하전입자를 송출시키는 장치 등으로 구성되어 있다.

최근에는 송출된 양성자를 중성자 발생부로 보내어 중성자를 발생시키고 이것을 이용하여 종양 치료를 시도하고 있다.

10.6 베타트론 betatron

1. 개요(introduction)

베타트론은 Kerst에 의해서 고안되었으며 전자를 가속시키는 장치이다. 이것은 도넛(doughnut)이라는 원형 가속관에서 자장을 이용하여 전자를 같은 궤 도반경에서 회전시키는 가속기이다.

베타트론의 가속원리는 1927년 R. Widerö가 주장한 후 1950년대 초에 처음으로 방사선 치료에 이용되기 시작하였다. 베타트론에서는 엑스선, 3~30 MeV의 에너지를 가진 전자선을 얻을 수 있는데 치료에 이용하는 전자선의 에너지는 6~30 MeV 정도이다.

2. 가속원리(principle)

전자유도를 이용하여 전자를 가속시키는 원리는 변압기와 같다.

| 그림 10-5 |와 같이 전자석에 교류를 걸어 자극간의 자장을 주기적으로 변화시킨다. 자극간의 중심을 지나 자극면에 평형한 대칭면 내에 반경 r의 원을 생각하고 이 원내를 뚫는 전자속 ϕ가 시간적으로 변화하고 있으므로,

$$2\pi r \mathrm{E}(r) = -\frac{d\phi}{dt} \tag{10-3}$$

를 만족시키는 전장 $E(r)$가 접선방향에 생긴다.

질량 m, 하전 e의 전자를 이 면에 입사시키면 전자는 전장 $E(r)$ 때문에 점차 로 가속되어 에너지를 증가해 가는데 자속밀도 B와 전자속 ϕ가 항상 식 10-4의 조건을 만족하고 있으면 시간적으로 변화하는

$$2\pi R^2 B(R) = \phi R \tag{10-4}$$

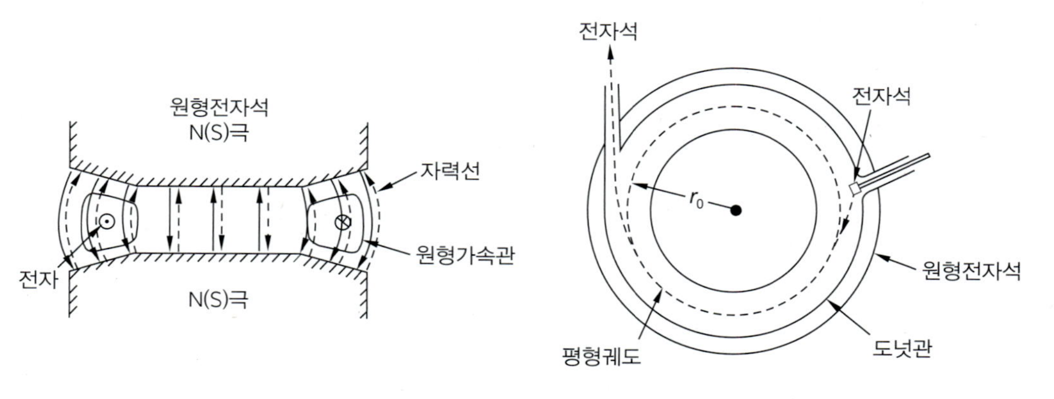

| 그림 10-5 | **베타트론의 구조 및 가속원리**

자장중에 있더라도 전자는 항상 반경 R의 안정궤도 위를 회전하게 된다. 또한 자속밀도의 증가와 더불어 운동에너지는 증가한다. 전자가 운동하는 진공관은 도넛 모양의 가속관이다. 전자를 원운동시키기 위한 가속도에 의해 전자방사가 커져서 잃어버리는 에너지와 전자유도에 의한 에너지 획득이 균형을 이루는 것이 에너지 상한으로 수백 MeV가 된다. 고에너지 전자는 각 주기마다 1회씩 자장이 최대치 부근에 도달할 때 생긴다. 따라서 전자석에 가해지는 교류의 주각수에 해당하는 전자선 또는 엑스선의 펄스를 끌어낸다.

10.7 마이크로트론 microtron

1. 개요(introduction)

마이크로트론은 1944년 옛 소련의 V. Veksler에 의해 고안되었지만 1972년 스웨덴의 Karalinska 연구소에서 최초로 실용화되어 현재까지 사용되고 있다. 이 장치는 직선형 가속기와 사이크로트론의 원리를 혼합한 것으로, 전자를 가속시켜 에너지를 얻는 방식이다.

마이크로트론은 | **그림 10-6** |과 같이 본체, 유도관, 조사부, 제어부로 구성되어 있다.

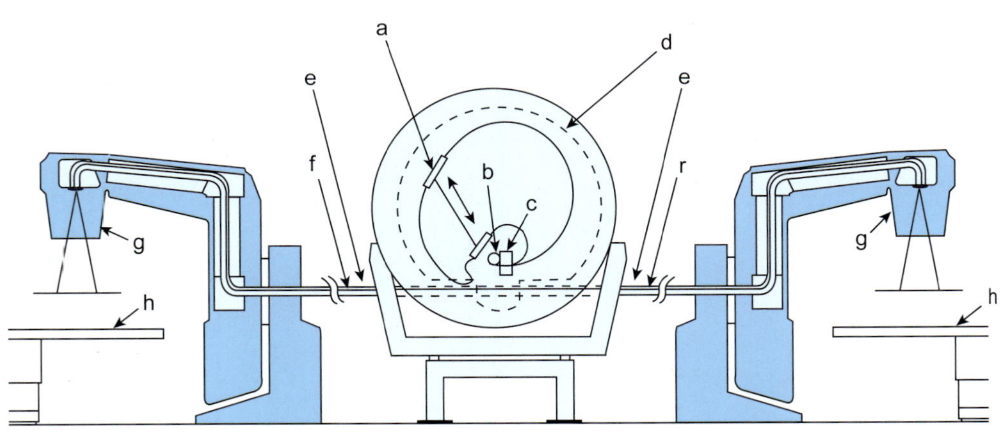

a : 굴절관, b : 전자총, c : 공진공동, d : 전자접속, e : 유도관, f : 전자선속, g : 조사통, h : 치료대

| 그림 10-6 | **마이크로트론의 구성**

2. 가속원리(principle)

전자총에서 발생한 전자를, 크라이스트론 또는 마그네트론에서 발생된 고주파에 실어서 공진공동(resonance cavity) 내를 물결파가 퍼져 나가는 형태로 회전시키면서 가속하여 필요한 에너지를 얻는 원리이다. 이것은 전자가 고정자계에 의해 출발점에서 서로 접하면서 커져가는 원궤도 내로 유도되고 고주파에 의해 만들어진 전계를 통과하여 가속되는 전자 가속기이다.

3. 구성(construction)

전자총에서 발생한 전자를 고주파에 올려 희전자계의 영향으로 반복 회전시키면서 가속하는 본체(body)와, 본체에서 발생된 전자빔(electron beam)을 2개 또는 3개로 분리된 치료조사 장치부로 운반해 주는 유도관(pipe), 직선형 가속기와 비슷한 역할을 하는 켄트리, 조사구로 구성된 조사부 및 에너지 조절이 가능하도록 에너지를 선택하여 방출시킬 수 있도록 하는 제어부(control unit)가 있다.

핵심용어 해설

코크로프트-왈튼 가속기 Cockroft-Walton accelerator

1. 정류기와 축전기를 포개서 고전압을 만들어 하전입자를 가속하는 장치이다. 이 방법으로 2 MV 정도까지 전압을 얻을 수 있어 이온(ion) 전류를 많이 흘릴 수 있는 이점이 있다.
2. 정류기와 콘덴서를 조합하여 5~6계단 겹쳐지게 해서 직류 고전압을 발생시켜 하전입자를 가속시기는 장치이다. 즉, 다수의 콘덴서와 정류기를 결합해서 고전압을 발생시키는 장치로서 전자, 양성자, 중양자와 알파 입자 등을 가속한다.

반 데 그라프 가속기 Van de Graaff accelerator

절연된 단자에 벨트로 전하를 운반함으로써 직류 고전압을 발생시켜 하전 입자를 가속하는 장치이다.

직선 가속장치 linear accelerator

1. 직선 가속장치는 1928년에 개발되어 1931년부터 본격적인 장치가 만들어졌다. 이론적으로 에너지의 한계가 없고, 수십 MeV급의 고에너지 입자가 얻어지고 있다. 가속원리는 정상파형과 진행파형이 있다.
   ① 정상파형: 속이 텅 빈 원통형의 전극 여러 개를 같은 축 위에 배열해 두고, 그것들을 하나씩 걸어 연결하고 거기에 고주파 전압을 걸도록 한 것이다. 각 전극의 길이 및 고주파 전압의 주파수를 적당히 선택하면, 어떤 한 간격에서 가속된 이온이 다음의 간격에 오기까지 위상이 역전하여 거기에서 또 가속을 받도록 할수 있다.
   ② 진행파형: 전자의 진행방향에 전장이 작용하고 있는 광속도보다 작은 위상속도를 가진 진행전파를 전자와 동기시켜 전자를 가속시키 는 원리이다. 20 MeV 정도의 의료용 기기로서 매우 소형으로 만들어진 이형의 가속기가 있다.
2. 고주파전계를 이용하여 전자 또는 이온을 직선으로 가속하는 장치 이다.

마그네트론 magnetron

1. 마이크로 웨이브의 발생관이다. 일반적으로 2,500~3,500 M의 주파수를 발생시키는 것이 이용되고 있다.
2. 중심부의 원통형 음극과 여러 개의 공진공통이 있는 양극이 동그란 모양으로 배열된 이극관식 전자관, 마이크로파를 발진하는 발진기, 또는 마이크로파 출력관 등이 있다.

도파관 guide wave tube

도체의 관으로 그 단면의 크기와 같은 정도의 파장전자파를 전송하는 데 사용되는 것으로 마그네트론에서 발생한 마이크로 웨이브를 가속관에 이끌 경우에 사용된다.

사이클로트론 cyclotron

1. 1930년에 고안된 원형 가속장치이다. 직선 가속장치를 자장 내에 넣은 것이라 생각하면 된다. 이것은 일정한 자장에 수직한 면 내에서는 원운동을 한다. 구조적으로는 자장에 직각으로 가운데가 빈 반원형 전극 T개를 마주보게 하고, 여기에 고주파 전압을 걸어준다. 그러면 T 전극의 간극을 통과한 이온은 에너지를 얻어 반경이 커지지만, 일주하는 데 걸리는 시간은 변하지 않는다. 따라서 희전수가 많아질수록 더욱 빠른 속도로 제자리로 와야 하기 때문에 속도가 점점 빨라진 결과 에너지가 증가한다. 가속입자의 에너지는 2 neV를 얻는다. 여기서 n

은 회전수, e는 전자, V는 고주파 전압이다.

2. 양성자 또는 알파입자 등 무거운 입자를 가속시킬 수 있는 가속기의 일종으로, 고정 자장 내에 전극간 고주파 전계에 의해서 하전입자를 소용돌이형 궤도로 운동하게 하여 가속시기는 장치이다.

베타트론 betatron

1. 전자유도를 이용하여 상대론적 질량변화에는 무관하게 전자를 가속하는 장치이다. 가속기구에는 도넛 모양의 가속관이 설치되어 있으며, 이 속에서 전자는 자장이 0에서 최대치에 이르는 1/4주기 내 만을 사용하는 것이 많고, 고에너지 전자는 각 주기마다 1회씩 자장이 최대치 부근에 이를 때에 생긴다. 따라서 전자석에 가해지는 교류의 주파수에 해당하는 전자선 또는 엑스선을 얻어낸다. 의료용으로는 30 MeV 정도이며, 공업용 투과시험장치에 널리 사용되고 있다.
2. 세기가 시간적으로는 변화하는 자장에 의해서 전자가 일정한 원궤도를 잡게 하고 궤도 내를 관통하는 자속의 변화로 생기는 전장에 의해서 전자를 가속시키는 장치이다.

마이크로트론 microtron

1. 전자가 고정 자계에 의해 출발점에서 서로 접하면서 커지는 원궤도 내로 유도되고, 고주파에 의해 만들어진 전계를 통과하여 가속되는 전자 가속장치이다. 이 장치는 직선형 가속기와 사이크로트론의 원리를 혼합한 것이다.
2. 전자를 일정한 균일 자장 내에서 수십 MeV까지 가속할 수 있는 원형 가속장치이다. 전자를 가속할 때에는 가속 공동 내에서 일정한 주파수 의 마이크로파에 의해 1사이클마다 가속되므로 전자의 속도와 회전반경이 같게 만들어져 있다.

Key Words

CHAPTER

11. 핵반응

Nuclear Reaction

단원 학습목적

핵반응의 기초적 지식을 학습한다.

세부 학습목표

1. 핵반응의 종류를 알아야 한다.
2. 핵융합을 이해할 수 있어야 한다.
3. 핵분열을 이해할 수 있어야 한다.
4. 핵반응 표기방법을 이해할 수 있어야 한다.
5. 핵반응 전후에 보존되는 양들을 이해할 수 있어야 한다.
6. 핵반응 에너지와 핵반응 단면적을 이해할 수 있어야 한다.

11.1 서론 introduction

일반적으로 핵반응이란 원자핵이 다른 입자(원자핵, 소립자 등)와의 상호작용에 의해 변환하는 것을 말한다. 핵분열(nuclear fission)과 핵융합(nuclear fusion)도 넓은 의미에서 핵반응에 속한다.

11-2 핵반응 단면적 cross section of nuclear reaction

탄성, 비탄성산란을 포함하는 넓은 뜻으로 반응이 일어나기 쉬움을 나타내는 양이다. 단위면적당 N개의 입자를 포함하는 얇은 표적에 수직으로 1개의 입자가 입사하면, 핵반응을 일으키는 확률 P는

$$P = \sigma N \qquad (11-1)$$

이다. 따라서,

$$\sigma = \frac{P}{N} \qquad (11-2)$$

즉, 1개의 입자가 단위면적의 통로상에 있는 1개의 원자핵과 핵반응을 일으킬 확률을 나타내는데, 면적을 가지고 있기 때문에 핵반응 단면적이라 부른다. 단위는 m^2, 또는 barn(b)을 사용한다. 즉,

$$1b = 10^{-28}m^2 \qquad (11-3)$$

이다.

핵반응의 종류는 크게 탄성산란, 비탄성산란, 핵변환으로 나눌 수 였고 각각의 핵반응 단면적을 σ_{es}, σ_{is}, σ_r라 하면 총 핵반응 단면적 σ는

$$\sigma = \sigma_{es} + \sigma_{is} + \sigma_r \qquad (11-4)$$

가 된다.

단위체적 속에 포함되어 있는 원자핵의 수를 $n(1/m^3)$이라 할 때,

$$\Sigma = \sigma n = \sigma\left(\rho \frac{N_a}{M}\right) [m^{-1}] \qquad (11-5)$$

로 정의된 Σ를 거시적 단면적(macroscopic cross section)이라 하며, 1개의 입자가 물질 속에서 단위길이

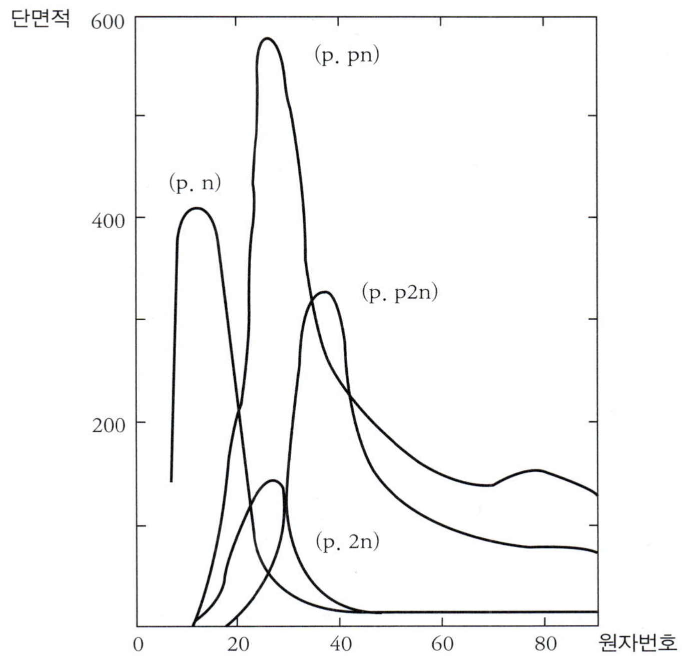

| 그림 11-1 | 양성자에 의한 ^{63}Cu의 여기곡선

를 진행하면서 일으키는 핵반응의 확률을 나타낸다.

단, ρ는 물질의 밀도, N_a는 Avogadro 수(6.03×10^{23}), M은 흡수물질의 원자량이다.

$1/\Sigma$는 1개 입자가 핵반응을 일으킬 때까지 진행한 평균거리라고 하며, 이것을 평균자유행로(mean free path)라 부른다.

σ는 Σ와 구별하여 미시적 단면적(microscopic cross section)이라 한다. 일반적으로 단면적과 에너지와의 관계를 여기함수라 부르며, | **그림 11-1** |의 곡선을 여기곡선이라 한다.

지금까지 설명한 단면적은 단일핵종(동위체)에 대해서 사용되는 것으로써 동위체 단면적이라고 한다. 이에 대해서 안정한 동위체를 두 종류 이상 소유하는 원소의 단면적을 원자단면적이라고 부른다. 즉,

$$원자단면적 = \Sigma(동위체\ 단면적 \times 동위체\ 존재비) \qquad (11-6)$$

가 된다.

11.3 핵반응식 reaction equation

표적핵 X에 입자 a를 충돌하여 생성핵 Y와 방출입자 b가 만들어지는 핵반응은 다음과 같은 식으로 나타낼 수 있다.

$$\mathrm{Y+a \rightarrow Y+b} \text{ 또는 } \mathrm{X(a,\ b)Y} \tag{11-7}$$

혹은

$$\mathrm{X+a \rightarrow [C] \rightarrow Y+b} \tag{11-8}$$

핵반응 전후에는

① 핵자수가 같다.

② 전기량이 보존된다.

③ 전체 운동량이 보존된다.

④ 전체 에너지가 보존된다.

위 식 (11–8)에서 C는 복합핵(compound nucleus)으로 내부 에너지가 높고 불안정하기 때문에 수명이 매우 짧다.

역사적으로 중요한 몇 가지 핵반응을 식으로 나타내면 다음과 같다.

- 1919년 Rutherford : 최초의 핵반응

$${}^{14}_{7}\mathrm{N}+\alpha \rightarrow {}^{17}_{8}\mathrm{O}+\mathrm{p}({}^{1}_{1}\mathrm{H})$$

- 1932년 Chadwick : 중성자 발견 핵반응

$${}^{9}_{4}\mathrm{Be}+\alpha \rightarrow {}^{12}_{6}\mathrm{C}+{}^{1}_{0}\mathrm{N}$$

- 1932년 Cockroft & Walton :최초의 핵융합

$${}^{7}_{3}\mathrm{Li}+\mathrm{p} \rightarrow {}^{8}_{4}\mathrm{Be} \rightarrow {}^{4}_{2}\mathrm{He}+\alpha$$

• 1934년 Joliot Curie 부부 : 인공 방사성 핵종과 양전자 발견 핵반응

$$^{27}_{31}A1+\alpha \rightarrow\ ^{30}_{15}P^* +\ ^{1}_{0}n$$
$$^{30}_{15}P^* \rightarrow\ ^{30}_{14}Si +\ ^{0}_{1}e(\beta^+)$$

모든 핵반응에서 반응 전후에 원자번호와 질량수가 보존됨을 알 수 있다.

11.4 핵반응의 종류 nuclearreactiontype

핵반응 과정을 종료 후의 결과로 분류하면 탄성산란, 비탄성산란, 흡수, 핵 변환으로 크게 나눌 수 있다.

1. 탄성산란(elastic scattering)

탄성산란은 입자 a와 표적핵 X의 충돌 전후에 내부상태(energy, spin 방향 등)의 변화가 전혀 없는 경우이며,

$$X+a \rightarrow Y+b \text{ 또는 } X(a, b)Y \qquad (11-9)$$

에서 a=b, X=Y, 즉 X(a, a)X로서, 단지 반응 후의 운동상태만 변화한다.

2. 비탄성산란(inelastic scattering)

비탄성산란은 방출입자가 입사입자와 같지만 생성핵 Y가 표적핵의 여기상 태인 X′인 경우로 X(a, a′)X′이며, 생성핵이 여기된 값만큼 입자의 운동 에너지가 감소한다.

3. 흡수(absorption)

흡수는 입자 a가 표적핵 X에 흡수되어 생성핵 Y가 되면서 전자기파인 감마선을 방출하는 X(a, γ)Y의 핵반응이다.

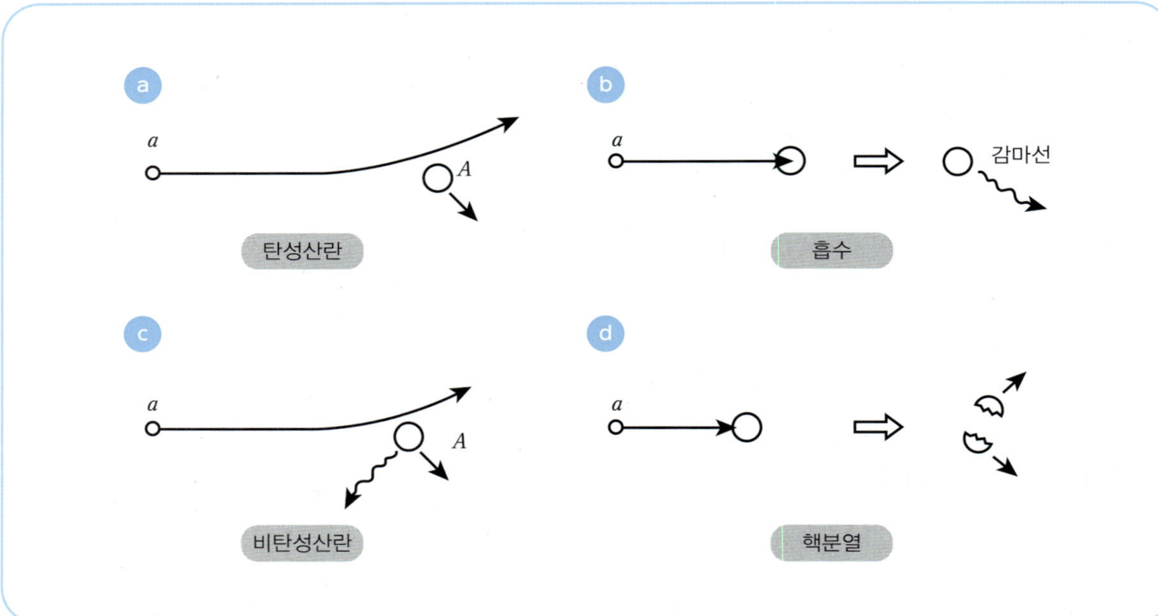

| 그림 11-2 | 핵반응의 종류

원자번호 \ 중성자수	$N-2$	$N-1$	N	$N+1$	$N+2$
$Z+2$					
$Z+1$		(n,p) EC, β^+	(n,d) (γ,p)	(d,α)	
Z		(n,γ) (p,d)	γ	(γ,n) $(n,2n)$	
$Z-1$		(d,α)	(d,n)	β^- $(p,2n)$	
$Z-2$		(α,n)			

| 그림 11-3 | 원자핵반응

4. 핵변환(nuclear transformation)

핵변환은 좁은 뜻의 핵반응을 의미하며, a와 b, X와 Y가 다른 경우

$$X+a \rightarrow Y+b \text{ 또는 } X(a, b)Y \qquad (11-10)$$

인 기본형식의 핵반응이다.

흡수는 핵변환에 포함시킬 수 있으며, | **그림 11-2** |는 핵반응의 종류를 나타낸다.

11.5 핵반응 에너지 reactionenergy

핵반응 초기상태의 질량과 종말 상태의 질량의 차이를 E로 나타낸 것이다.

1. 발열반응(exothermic reaction)과 흡열반응(endothermic reaction)

생성계 질량 총합이 반응계 질량 총합보다도 작은 핵반응이다. 여기서 질량의 감소분은 생성된 입자의 운동 에너지로 되어 생성계에 주어진다.

Q치는 양(+)으로서 (n, r), (n, n'), (d, n), (d, p), (d, α)가 발열반응이다.

핵반응 전후 질량과 에너지 보존법칙을 적용하면

$$(M_a+M_x)C^2+E_a+E_x=(M_b+M_y)C^2+E_b+E_y \tag{11-11}$$

의 관계를 얻을 수 있다. 단, M_a, M_x, M_b, M_y와 E_a, E_x, E_b, E_y는 입자 a이고, 표적핵 X, 방출입자 b, 생성핵 Y의 정지질량과 운동 에너지이다.

또한 반응후 운동에너지의 증가 Q는

$$\begin{aligned} Q &= \{(E_a+E_x)-(E_b+E_y)\} \\ &= \{(M_a+M_x)-(M_b+M_y)\}c^2 \end{aligned} \tag{11-12}$$

이며, 핵반응 에너지로 Q값(Q value)이라고 부른다. 단위는 통상 MeV로 나타낸다.

Q〉0일 때의 반응을 발열반응(exothermic reaction), Q〈0일 경우는 흡열반응(endothermic reaction)이라 한다.

흡열반응일 때 핵반응을 일으키는 데 필요한 최소 에너지를 역치(threshold energy)라고 한다. 그 값 $(E_a)_{th}$는

$$(E_a)_{th} = -Q\frac{M_a+M_\gamma}{M_x} \quad (11-13)$$

이다.

11.6 핵분열 nuclearfission

질량수가 큰 원자핵이 2개 이상의 원자핵으로 분열하는 현상을 핵분열이라고 한다. 이것은 중성자 등의 충돌에 의한 유도핵분열(induced fission)과 자연히 일어나는 자발핵분열(spontaneous fission)이 있다.

핵분열은 1938년 독일 태생 Otto Hahn(1879~1968)이 최초로 우라늄(U)에 중성자를 충돌시켜 발견하였는데, 그 반응식은

$${}^{233}_{92}U+{}^{1}_{0}n \rightarrow {}^{234}_{92}U \rightarrow {}^{142}_{54}Xe+{}^{90}_{38}Sr+2\,{}^{1}_{0}n \quad (11-14)$$

이다.

핵분열과 동시에 방출하는 중성자를 즉발중성자(prompt neutron)라 하고, 핵분열 생성물로부터 방출되는 중성자를 지발중성자(delayed neutron)라 한다.

중성자에 의해 핵분열을 일으키는 물질은 열중성자(thermal neutron, 0.025eV)에 의하여 분열을 일으키는 ^{239}Pu, ^{237}Np, ^{235}U, ^{210}Po 등이 있고, 속중성자(fast neutron, 0.5 MeV~100 MeV)로 분열을 일으키는 ^{238}U, ^{232}Th, ^{231}Pa 등이였다.

^{233}U, ^{235}U, ^{239}Pu → 열중성자 포획에 의해
^{238}U, ^{232}Th, ^{231}Pa → 0.35, 1.1 Mev 이상의 중성자로
Bi, Tl, Pt, Ta → 400 Mev의 α, 200 Mev의 d, 100 Mev의 중성자
^{252}Cf는 자발핵분열

핵분열 후의 생성물을 핵분열 생성물(fission product) 또는 핵분열 파편(fission fragment)이라고 한다. 핵

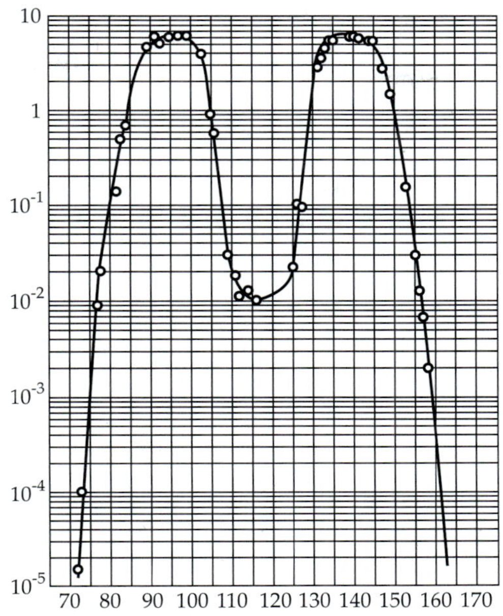

| 그림 11-4 | **열중성자에 의한 핵분열에서 질량수와 분열생성물의 생성률**

분열 생성물은 80종 이상이 생기는데, 그 질량수는 72에서 160에 걸쳐 있으며, **| 그림 11-4 |**에서 나타나는 바와 같이 질량수 95 와 140 부근에서 생성률이 가장 많다.

핵분열이 일어날 때 생성된 중성자가 다른 원자핵에 흡수되면서 **| 그림 11-5 ⓐ |** 와 같이 되풀이하여 핵분열을 일으키는 것을 연쇄반응(chain reaction)이라고 한다. 연쇄반응을 일정 규모로 일으키게 한 것이 원자로이고, 누진적으로 일으키게 한 것이 원자폭탄이다. **| 그림 11-5 ⓑ |**를 참조하기 바란다.

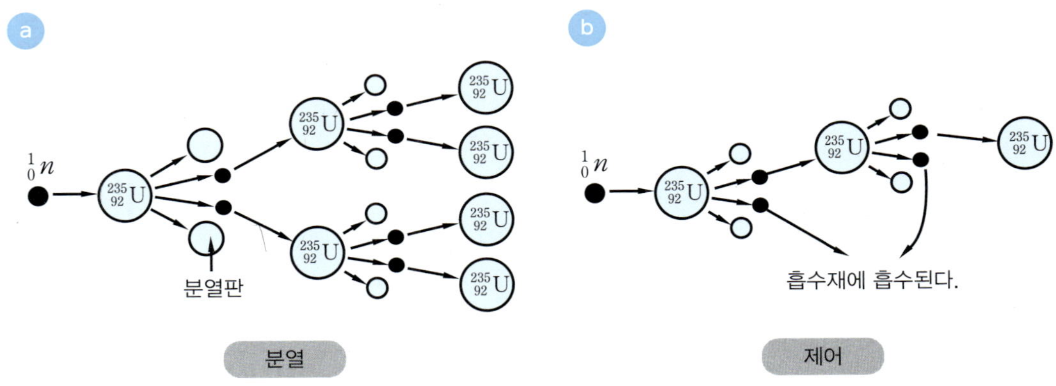

| 그림 11-5 | **연쇄반응**

11.7 핵융합 nuclearfusion

물질의 온도가 10^7°C 이상 고온 상태가 되면 궤도전자와 핵자(양자와 중성 자)들이 원자를 이루지 못하고 자유로이 운동을 하는 상태가 된다. 이러한 상태를 플라즈마(plasma)라고 한다. 플라즈마 상태에 있는 가벼운 원자핵들은 높은 압력 하에서 보다 무거운 원자핵으로 융합되는데, 이러한 현상을 핵융합이라 한다. 핵융합은 항성(fixed star)이나 태양의 내부에서 일어나고 있으며, 수소 폭탄(hydrogen bomb)도 이러한 원리를 이용한 것이다.

지구상에서 에너지원으로서 가장 가망성이 높은 핵융합반응은

$$\begin{aligned} {}^2_1H+{}^2_1H &\rightarrow {}^3_2He+{}^1_0n+3.3[MeV] \\ {}^2_1H+{}^2_1H &\rightarrow {}^3_1H+{}^1_1H+4.0[MeV] \\ {}^3_1H+{}^2_1H &\rightarrow {}^4_2H+{}^1_0n+17.6[MeV] \end{aligned} \tag{11-15}$$

이다. 바닷물 속에 20 mg/1 리터당 정도 포함되어 있는 중수소를 모두 핵융합에 이용할 경우 약 10^8 Q(1 Q=10^{21} J) 정도의 에너지를 얻을 수 있고, 이것은 인류가 약 10억년을 사용할 수 있는 양이다.

또한, 항성에서 에너지를 방출하는 발열반응은 수소원자핵이 헬륨으로 융합되는 과정으로서 양성자-양성자 순환과정(proton-proton cycle)

$$\begin{aligned} {}^1_1H+{}^1_1H &\rightarrow {}^2_1H+e^++\gamma\times2 \\ {}^1_1H+{}^2_1H &\rightarrow {}^3_2He+\gamma\times2 \\ {}^3_2He+{}^3_2He &\rightarrow {}^4_2He+{}^1_1H+{}^1_1H \end{aligned} \tag{11-16}$$

과, 탄소 순환과정(carbon cycle)

$$\begin{aligned} {}^1_1H+{}^{12}_6C &\rightarrow {}^{13}_7N \\ {}^{13}_7N &\rightarrow {}^{13}_6C+e^++\gamma \\ {}^1_1H+{}^{13}_6C &\rightarrow {}^{14}_7N+\gamma \\ {}^{15}_8O &\rightarrow {}^{15}_7N+e^++\gamma \\ {}^1_1H+{}^{15}_7N &\rightarrow {}^{12}_6C+{}^4_2He \end{aligned} \tag{11-17}$$

인 두 가지 계열이 있다. 어느 순환과정에서도 수지결산을 하면

$$4{}^{1}_{1}H \rightarrow {}^{4}_{2}He + 2e^{+} + 24.7MeV \qquad (11-18)$$

이 된다. 즉, 4개의 양성자가 헬륨 입자와 2개의 양전자를 만들면서 24.7[MeV]의 에너지를 방출한다.

핵심용어 해설

핵반응 nuclear reaction

원자핵 반응이라고도 한다. 하나의 원자핵과 다른 원자핵, 소립자, 광자 등 사이에 어떤 상호작용이 일어나는 현상의 총칭을 말한다. 표적핵 X에 입사입자 a가 충격하여 생성핵 Y와 방출입자 b가 만들어지는 반응이다. 핵분열, 핵융합도 넓은 의미의 핵반응이라고볼수 있다.

핵반응 연구에 의해 인공방사성 핵종을 제조하거나 원자핵 에너지를 얻을수 있다.

핵반응 단면적 cross section of nuclear reaction

탄성, 비탄성산란을 포함하는 넓은 뜻의 반응이 일어나기 쉬움을 나타내 는 양이며, 핵반응 단면적의 단위는 반(barn)이고, 기호는 [b]이며 1 b=$10^{-28}$$m^2$이다.

핵반응식 reaction equation

핵반응식을 나타내는 식으로는 X(a, b)Y로 나타낸다. 이것은 X+a → Y+b를 나타내고 있다. 탄성산란은 X(a, a)X, 비탄성산란은 X(a, a′)X′로 나타 내고 있다. a ≠ b, X ≠ Y, 즉 잔류핵이 표적핵과 다른 경우에는 원자핵의 변환을 볼 수 있다.

복합핵 compound nucleus

핵반응 X(a, b)Y의 도중에 X와 a가 결합하여 일시 형성되는 원자핵이다. 입사입자를 포획한 복합핵은 에너지가 높고 불안정한 상태가 된다. 복합 핵의 수명은 매우 짧다.

핵반응 종류 classification of nuclear reaction

핵반응의 종류는 매우 많고, 같은 입사입자라도 에너지가 변하면 핵반응 이 변한다. 원자번호의 증감을 동반하지 않는 핵반응은 (r, n), (n, 2n), (n, r), (d, p) 반응이며 질량수의 증감을 동반하지 않는 핵반응은 (p, n), (d, 2n), (n, p) 반응이다. 원자번호가 변화하는 것은 (n, α), (d, α), (n, p), (α, n) 등이 있다.

탄성산란 elastic scattering

산란의 전후에 있어서 입자와 산란체와의 운동에너지의 합이 보존되는 산란, 중성자와 원자핵과의 탄성산란식은 X(n, n)X와 같다.

비탄성산란 inelastic scattering

하전입자가 물질에 충돌하여 방향을 바꿀 때에 에너지 손실이 일어나는 현상을 말한다.

흡수 absorption

엑스선이 물질을 통과할 때 물질을 구성하고 있는 원자핵, 핵외전자 혹은 자유전자에 충돌하여 에너지의 일부 또는 모두를 주고 스스로 에너지를 잃는 현상을 말하며, 흡수에는 참된흡수(진흡수)와 산란흡수가 있다.

발열반응 exothermic reaction

핵반응 결과 생성계의 질량총합이 반응계의 질량총합보다도 작은 반응이며, 이 경우 질량의 감소량은 운동에너지가 되어 생성계에 주어진다. Q 값은 양(+)으로서 입사입자의 역치는 0이다. (x, r), (n, n′), (d, n), (d, p), (d, a)가 있다.

- **흡열반응** endothermic reaction

핵반응에서 흡수되는 에너지. 보통 MeV로 나타낸다. 핵반응 초기상태의 질량과 종말상태의 질량의 차이를 에너지로 나타낸 것으로 Q<0일 때를 말한다.
핵반응을 일으키는 데 필요한 최소한의 입사입자의 운동에너지를 역치라고 하는데, 흡열반응일 때에는 −Q보다 큰 값이다.

- **핵분열** nuclear fission

무거운 원자핵이 2개, 3개 또는 4개의 원자핵으로 분열하는 현상이며, 핵분열에는 유도핵분열과 자발핵분열이 있다. ^{233}U, ^{235}U, ^{239}Pu 등은 열중성자 포획에 의하여 핵분열이 일어나며 ^{238}U, ^{232}Th는 각각 0.35 MeV, 1.1 MeV 이상의 중성자에 의해서, Bi, Tl, Pt, Ta 둥은 400 MeV의 알파, 200 MeV의 이중수소핵, 100 MeV의 중성자 둥으로 핵분열을 일으킨다. ^{252}Cf는 자발핵분열을 한다.

- **핵분열 생성물** fission product

핵분열 파편 및 그 붕괴 생성물로 되는 핵종의 총칭이며 대부분은 방사성 인데 평균 3회 방사성 붕괴에 의해 안정된 원자핵이 된다. ^{235}U 핵분열에서는 80종 이상의 핵분열이 생기며, 그 질량수는 72~160에 걸쳐 있다. 원, 수소 폭탄의 죽음의 재는 핵분열 생성물을 말한다.

- **핵분열성 물질** fissionable material

핵분열을 일으키는 성질을 가지고 있는 물질의 총칭이며, 핵물질이라고도 한다.

- **핵분열 수율** fission yield

특정한 핵종 또는 특정한 질량수의 핵분열 생성물이 일으키는 핵분열의 전체 분열수에 대한 비를 말하며, 보통 백분율로 나타내고 그 합계는 100%가 된다.

- **핵분열편** fission fragment

핵분열에 의해 원자핵이 갈라져서 생기는 핵종이며 감마선 붕괴 이전의 핵만을 가리키고 1차 핵분열 생성물이라고도 한다. 베타붕괴를 행한 후의 핵까지 포함하여 핵분열 생성물이라고 한다.

- **지발중성자** delayed neutron

1. 핵분열 중성자 중 어떤 종류의 핵분열 생성물의 베타붕괴에 따라 방출되는 것을 말한다.
2. 즉발중성자보다도 늦게 방출되는 핵분열 중성자 운동 에너지는 불연속적이며 1 MeV보다 낮다.

- **즉발중성자** prompt neutron

핵분열 중성자 중 핵분열과 동시에 방출되는 중성자 ^{235}U의 경우 즉발중성자의 운동에너지는 연속 스펙트럼이며, 평균치는 약 2 MeV이다.

- **핵융합** nuclear fusion

수소, 티타늄 등의 가벼운 원자핵이 핵반응에 의해 보다 무거운 원자핵으로 융합하는 현상이며, 이것은 별이나 태양계에서 이루어지고 있으며 25.6 MeV의 에너지가 방출된다.

Key Words

CHAPTER

12. 진단방사선물리

Diagnostic Radiation Physics

단원 학습목적

진단 엑스선 검사에 이용되는 여러 종류의 영상기기들의 원리와 구조를 파악하여 그 응용방법을 학습한다.

세부 학습목표

1. 엑스선 발생장치의 원리를 알아야 한다.
2. 엑스선 필름 사진 특성과 감광 재료에 대하여 알아야 한다.
3. 엑스선 영상 형성에 관여하는 인자를 파악할 수 있어야 한다.
4. 전산화 단층촬영 장치의 원리를 알아야 한다.
5. 자기공명영상의 원리를 알아야 한다.
6. 초음파 진단의 원리를 알아야 한다.

12.1 서론 introduction

진단방사선 물리학의 내용은 엑스선을 이용한 엑스선학적 검사, 인체의 해부학적 정보를 삼차원적으로 얻을 수 있도록 한 엑스선 전산화 단층촬영술, 자장에 의한 핵의 스핀 운동의 변화를 이용한 핵자기공명영상술 및 동위원소를 이용한 핵의학적 검사, 핵의학적 진단장치의 원리, 초음파를 이용한 초음파 진단원리, 초음파 진단장치의 원리 등이다.

진단방사선 물리학의 목적은 물리적 현상을 이해하고, 그 진단법을 물리학적으로 개량하여 방사선진단법을 개발하는 데 있다. 이 장에서는 진단방사선의 물리학적 개요를 설명하고자 한다.

12-2 엑스선 진단장치 X-ray aparatus

렌트겐(Röntgen)은 엑스선 발견 직후에 반지를 낀 그의 부인의 손을 촬영하여 뼈와 반지가 필름에 나타나는 현상을 보았다. 그 후 수많은 학자들이 엑스선을 이용한 사진을 촬영하여 연구한 바를 보고하였다. 이와 같이 엑스선의 이용은 급격히 증가하였으며, 특히 의학에 미치는 영향은 지대하였다.

1. 엑스선관 및 용기(X-ray tube and tube hausing)

엑스선관은 고진공도(약 10^{-6}~10^{-7} mmHg)를 유지하고 있어야만 하며, 양극(anode)과 음극(cathode)이 대향하여 배치되어 있다. 양극을 때로는 대음극이라 부르기도 한다.

| **그림 12-1** |과 같이 음극측에는 열전자를 방출시키기 위하여 코일 모양의 텅스텐 필라멘트가 집속전극의 용기 내에 부착되어 있다. 필라멘트에는 대소 2개의 텅스텐 직선 코일을 갖는 이중초점 엑스선관이 대부분으로서 목적에 따라 소초점과 대초점으로 나누어 사용할 수 있도록 했다.

또 | **그림 12-2** |에 나타나 있는 것처럼 음극 집속전극측에 제3의 전극인 격자를 설치하여 이것에 필라멘트와 동전위(부의 전압)를 가하여 관전류의 흐름을 조절할 수 있도록 한 삼극 엑스선관(triode X-ray tube)도 있다. 삼극 엑스선관의 격자전압이 조금만 변해도 관전류는 크게 변한다. 삼극 엑스선관은 일반적으로 대용량 엑스선을 단시간 내에 펄스적으로 순간조사할 수 있도록 개발하여 혈관조영 엑스선 검사 등에 사용되고 있다. 한편 고정양극은 대부분 구리(Cu)로, 회전양극은 대부분 텅스텐으로 되어 있고, 극히 일부분적으로 열전자의 충돌에 의해 엑스선을 발생시킬 목적으로 타깃이 부착되어 있다. 양극에는

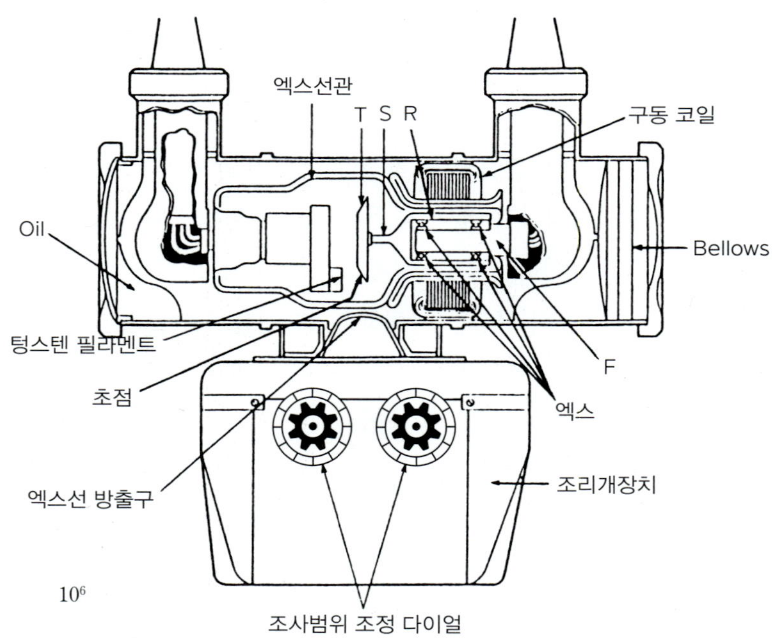

| 그림 12-1 | **엑스선관 장치의 구조**

S : 회전축, T : 양극, R : 회전자, X : 볼 베어링, F : 고정축

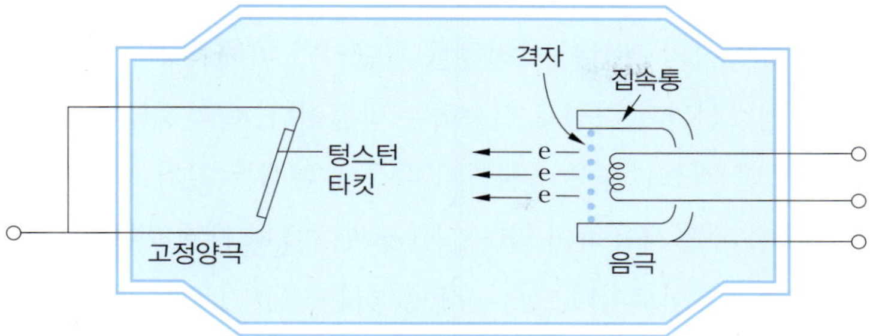

| 그림 12-2 | 3극 엑스선관

고정 양극(stationary anode)과 타깃면이 회전함에 의해 열용량을 증가시킨 회전양 극(rotaling anode)이 있다.

현재 진료에 사용되고 있는 엑스선관은 이중초점 회전양극관이다.

엑스선관은 그 관벽이 유리로 되어 있고, 또 여러가지 물리적 현상 때문에 엑스선관 용기에 들어가 밀봉되어 있다. 엑스선관 용기는 고전압에 대한 절연체 및 이용선속 이외의 엑스선을 차폐할 수 있는 물질로 만들어져 있고, 그 용기 내부는 냉각용 기름으로 채워져 있다. 엑스선관 용기의 출구는 보통 유리제품으로써 장파장의 엑스선을 흡수하도록 되어 있다. 또 관용기의 출구를 베릴륨 창으로 하면 30kVp 정도의 저에너지 엑스선 이용도 가능한 유방촬영 등의 특수한 분야에 이용될 수 있다.

베릴륨은 그 원자번호가 낮아서 유리체보다 저에너지 엑스선에 대한 흡수율이 적다. 엑스선관 장치에는 이용선속 이외의 엑스선을 제거하기 위해 조리개 혹은 조사통이 부착되어 있다. 조리개에는 그 크기를 자유롭게 변화시킬 수 있는 가변조리개를 여러 단씩 조합한 다중조리개가 쓰이고 있다.

2. 고전압회로(high tension rectification)

엑스선관에서 엑스선을 발생시키려면 관양극이 양(+)전위, 관음극이 음(–) 전위가 되는 수만~수십만 볼트의 직류 고전압이 필요하게 된다. 보통은 220V 또는 415V의 교류전원을 고전압변압기에 의해 승압시키고, 이것을 정류하여 직류 고전압을 얻어내고 있다.

고전압 정류회로의 종류는 자기정류회로, 반파정류회로, 전파정류회로가 있다. 자기정류회로(self rectifying circuit)는 제일 간단하여 엑스선관 스스로가 정류기 역할을 한다. 즉, 순방향 전압에서는 엑스선관의 필라멘트로부터 열전자가 양극을 향해 흐르지만 역전압에서는 전류가 흐르지 않는다. 즉, 자기정류회로에서는 1사이클에 1펄스만 엑스선을 발생시킬 수 있다. 따라서 교류전압의 반 사이클 동안만 엑스선이 발생된다. 자기정류회로에서는 엑스선관의 전류 통전시간이 길어지면 타깃 온도가 상승하여 역방향으로도 전류가 흐르는 결과 엑스선관이 손상될 우려가 있다. 일반적으로 자기정류방식은 이동식

(portable), 또는 휴대용 엑스선장치나 치과용 등 소형 엑스선장치에만 사용되어 왔으나 최근에는 제작이 중단되고 있는 실정이다.

반파정류회로는 자기정류방식의 결점인 역전류를 차단하기 위해서 전류를 한쪽 방향으로만 흐를 수 있도록 두 개의 정류기를 엑스선관과 직렬로 접속하는 방법이다. 반파정류방식도 자기정류방식과 같이 교류전압의 반사이클 동안 만 엑스선을 발생시키기 때문에 현재는 거의 사용되지 않고 있다. 전파정류방식은 4개부터 24개의 정류기를 사용하여 양(+), 음(–) 싸이클에 관계없이 항상 음극에서 양극을 향하여 열전자가 이동하도록 한 정류회로이다. 정류작용을 하는 정류기로써 이극진공관인 케노트론(kenotron)이 쓰이고 있었지만, 오늘 날에는 보다 작고 견고하며, 수명이 길고, 전압강하가 적은 고체 정류기(barrier layer current rectifier)가 사용되고 있다. 고체 정류기의 종류는 셀레늄, 산화구리, 게르마늄, 실리콘과 같은 반도체가 있으나 엑스선 정류회로에 쓰이는 것은 실리콘 정류기이다.

일반적으로 실효성이 큰 교류전압은 단상교류보다는 삼상교류가 보통이다. | **그림 12–3** |에 단상과 삼상교류의 전압변동을 비교하였다. 단상교류에서는 0부터 최대전압까지 변동하는 전압을 엑스선관에 공급하고 있기 때문에, 엑스선 발생 효율이 낮다. 즉 주기의 골짜기에 해당되는 낮은 전압일 때에 가속시킨 낮은 운동 에너지인 전자들의 대개는 타깃에 충돌하기만 하고 엑스선 발생에는 별로 관여하지 못하고 엑스선관의 열에너지로 변화되기 때문에 바람직하지 못하다.

비록 엑스선으로 발생된다 할지라도 저에너지의 엑스선(연선)이므로 엑스선관 벽이나 여과판 또는 피

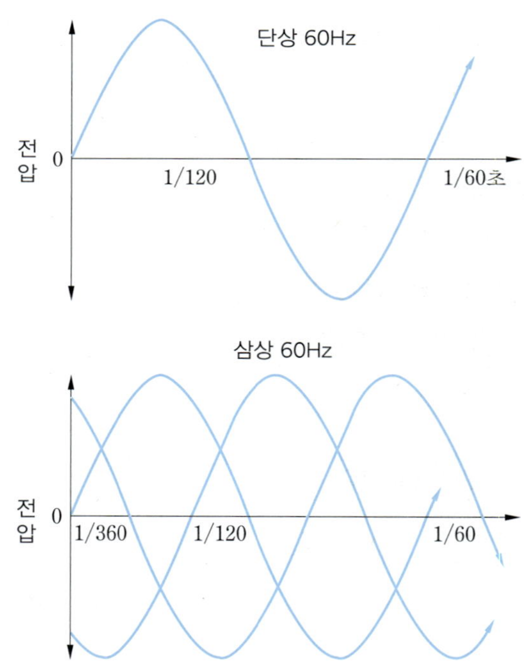

| 그림 12–3 | **단상 및 삼상교류의 전압 변동**

검자 체내로 흡수되어 피폭선량만 증가시킬 뿐 엑스선 영상에 기여하지 않는 경우가 많다.

삼상교류에서는 거의 일정한 전압(정전압에 가깝다)을 엑스선관에 걸어 줄 수가 있어서 단상교류의 단점을 보완할 수 있다.

현재, 진단용 엑스선장치에는 일반적으로 삼상전파정류방식(three phase full wave rectifying)이 쓰이고 있다. 삼상전파정류회로는 **| 그림 12-4 |**에 보여 준 것처럼 델타 결선(delta connection) 및 스타 결선(star connection)을 이용하여 6개 또는 12개의 정류기를 사용한 6피크 전파 정류파형과 12개 또는 24개의 정류기를 사용한 12피크 정류파형을 사용하고 있다.

삼상전파정류방식은 단상정류방식과 비교해 볼 때 관전압 변동이 작고, 평활한관전류에 가까운 관전압이 얻어진다. 즉, 관전압, 관전류가 일정하기 때문에 유효 엑스선량이 많을 뿐만 아니라 연속, 대전류,

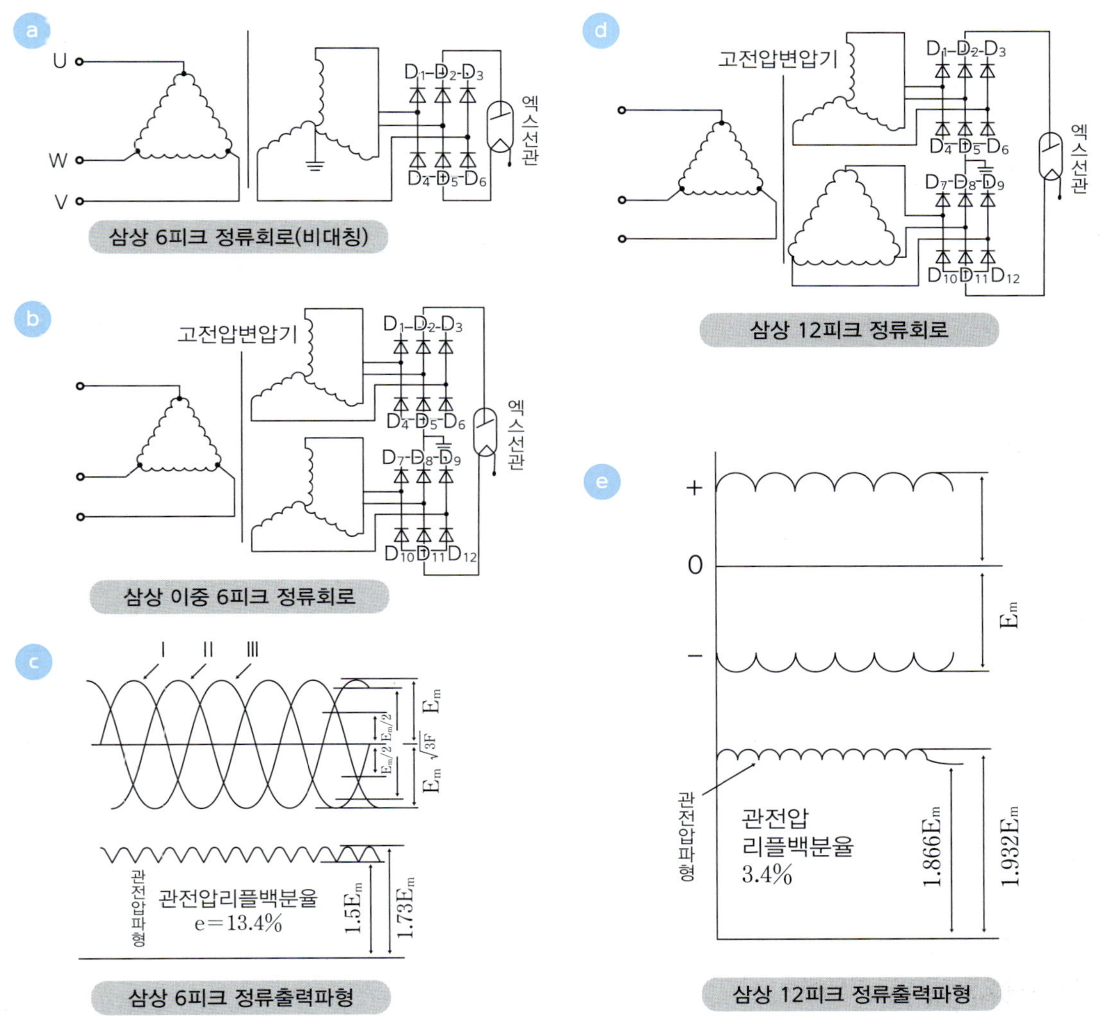

| 그림 12-4 | 엑스선 진단에 사용되는 삼상전파정류방식

단시간 촬영이 가능해진다. 또 삼상전파정류방식에서는 저에너지의 전자가 타깃을 과다하게 충돌하지 않으므로 엑스선관 용량이 커짐과 동시에 엑스선 검사에 불필요한 연 엑스선도 적어진다.

한편 콘덴서(condenser)에 정류한 고전압을 충전시켰다가 엑스선관에서 충전전하를 방전할 때 엑스선을 얻어내는 콘덴서식 방전형 회로(capacitor discharge circuit)를 이용한 엑스선장치도 있다. 이 콘덴서식 엑스선장치(capacitor discharge X-ray generator)는 이동형이어서 전기사정이 나쁜 곳에서는 효과가 있는 장치이지만, 일반적으로 선량, 선질을 선택할 수가 없고, 또 한번 방전하면 재충전시간이 필요하게 되어 연속촬영이 불가능하다.

3. 엑스선 제어장치(X-ray control unit)

엑스선 장치를 사용하려면 관전압, 관전류, 조사시간 등의 조절이 필요하다. 선질과 선량을 조절하기 위하여 엑스선 발생에 필요한 조정기, 스위치, 전기계기들을 한 곳에 모아 효과적으로 엑스선을 조절할 수 있도록 제작된 것이 제어판(control panel)이다. 엑스선 조사시간 설정에는 한시장치(timer)와 스위치(switch)를 사용한다. 한시장치의 종류는 기계식, 전동식, 임펄스식, 전자식, 광전 한시장치 등이 있으며, 이것들은 단시간 동안 엑스선을 조사한다 할 지라도 정밀도가 좋아야 한다. 스위치에는 기계적인 것과 전자식인 것이 있다. 또 제어판에는 관전압계, 필라멘트 가열전류계, 관전류계, 관전류초계 등 전기 계기가 붙어 있다. 일반적으로 0.5 이하의 단시간 엑스선 조사시간인 경우에는 관전류계가 동작하지 않고 관전류초계가 동작한다.

4. 산란선 제거용 격자(X-ray grid)

피사체 내에서 발생한 산란 엑스선은 선예도를 떨어뜨린다. 이와 같은 현상을 개선하기 위해 일반적으로 피사체와 엑스선 필름 사이에 산란선 제거용 격자가 사용된다. **| 그림 12-5 |**에서 보여 주는 바와 같이 격자의 작용을 나타냈다. 피사체로부터 발생한 산란선의 대부분은 산란각도를 가지고 있으므로 격자 사이를 통과할 수 없다.

격자의 종류에는

① 집속 격자(focused grid),

② 평행 격자(parallel grid),

③ 십자형 격자(cross grid)

등이 있다.

격자는 보편적으로 관전압이 높은 촬영 술에 이용된다. 격자를 사용하여 그대로 촬영하면 격자 라인이 필름에 나타나기 때문에 엑스선사진 판독에 방해를 주므로 이것을 피하기 위해 납줄에 대해 격자를 직각 방향으로 등속이동시킴으로써 격자 라인(grid line)을 제거하는 이동 격자(moving grid) 혹은 버키 브렌드(bucky blende)가 사용된다. 비키를 사용하지 않으면 선예도가 떨어진다.

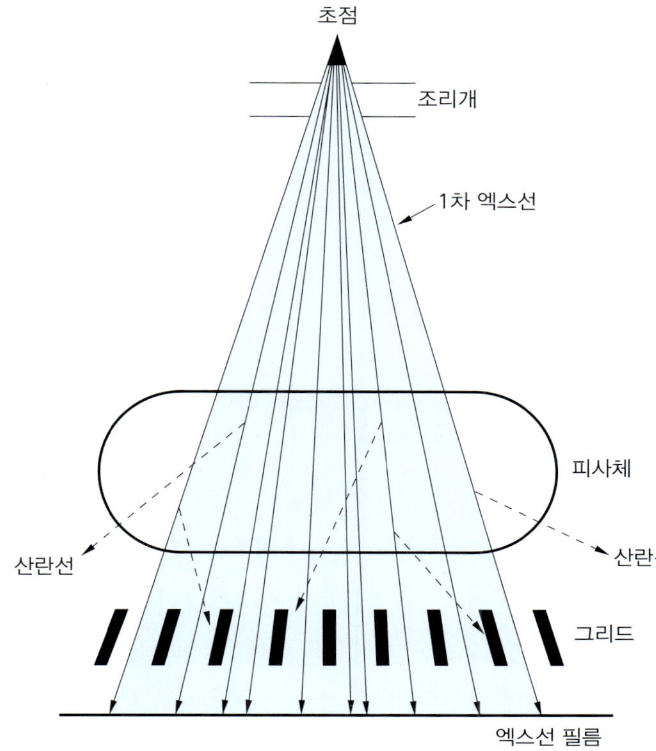

| 그림 12-5 | **산란선 제거용 그리드**

납줄의 높이와 납줄과 납줄의 간격의 비를 격자비(grid ratio)라 말하며, 격자비가 클수록 산란선 제거 효과는 크지만 반면에 일차선도 흡수된다. 보통 격자 납줄의 갯수는 납 10~50개/cm, 두께는 0.05 mm 정도이며, 격자비는 3.16 정도가 있다. 또 납줄의 두께 0.03~0.05 mm, 높이 1.5~3.0 mm, 격자간격 0.2~0.3 mm의 격자, 즉 판독에 문제가 없는 리스홈 블렌드(Lyshalm blende)도 사용되고 있다. 엑스선 촬영 시 엑스선관 용량, 피사체의 두께, 촬영방법 등에 알맞는 격자비를 선택할 필요가 있다.

한편 산란선은 엑스선이 조사되는 피사체의 용적에 비례하므로 불필요한 조사야는 생기지 않도록 조사야를 잘 조절하여 촬영에 임해야 한다. 또 피사체와 필름 간 거리를 멀게 하여 산란선이 산란각에 의하여 필름에 도달하는 양을 감소시키는 방법을 그레델 방법(Greodel's methode) 또는 air gap technique 라 한다. 이 방법은 반대로 상의 확대율이 커져서 엑스선상은 흐려지게 된다.

5. 엑스선 영상 수집 재료(image receptor)

피사체를 투과한 엑스선 강도의 변화를 눈에 보이도록 나타내기 위해 엑스선 필름이나 투시형광판과 이메징 플레이트, 평판형검출기 등을 사용한다.

일반적으로 엑스선 사진을 얻어내는 방법은 엑스선관 쪽에서 볼 때 피사체 뒤쪽에 필름이 장진된 카

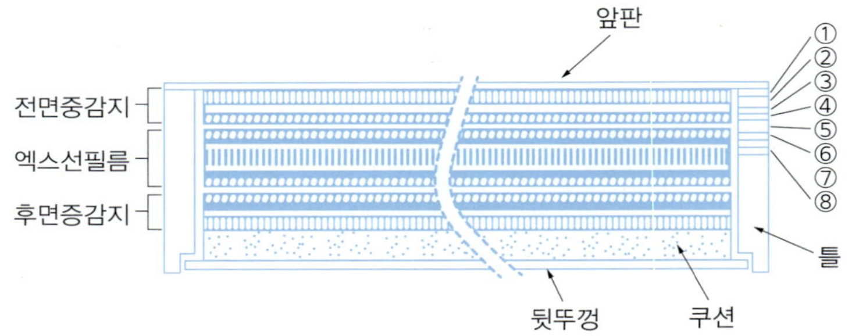

| 그림 12-6 | **필름을 장전한 카세트의 단면도**

① 지지체(대지), ② 반사층, ③ 형광체층, ④ 보호막, ⑤ 보호막, ⑥ 사진유재, ⑦ 기층, ⑧ 지지체.

세트(cassette)를 놓고 엑스선을 투과시킨 후 현상하면 된다. 이때 카세트 내의 필름은 피검자의 피폭선량을 감소시키기 위해 증감지를 사용한다. 증감지는 일반적으로 두 장을 한 조로 하여 후면의 증감지는 전면 증감지보다 조금 두껍게 하고, 전면과 후면에서 발생한 광량이 필름의 전후면에 균등하게 조사되도록 하고 있다. | **그림 12-6** |에 필름을 장진한 카세트의 단면을 나타내고 있다. 또한 의료용 엑스선필름에는 직접촬영용 (direct radiography)과 간접촬영용(indirect radiography)이 있다. 직접촬영용 필름은 지지체의 양면에 감광유제와 보호막이 있다. 일반적으로 그 유제층은 상당히 두껍고 대조도가 크며 고감도이다. 반면 간접촬영용 필름은 편면유제이다.

투시검사 시에는 형광판 위에 나타난 형광영상을 관측한다. 고전적 엑스선 투시는 피사체를 투과한 엑스선을 형광판 위에서 가시광으로 변환시켜 그 영상을 직접 어두운 곳에서 관찰하였으나, 현재는 검사자의 방사선 장애 등의 문제를 해결하기 위해 형광판의 3,000~6,000배의 휘도를 갖는 엑스선영상증배관(image intensifier : II)이 보급되었다. | **그림 12-7** |에 영상증배관의 구조를 보였다. 그 원리는 다음과 같다. 피사체를 투과한 엑스선이 영상증배관의 입력형 광면 CsI에 입사하여 형광을 만들고 그것이 형광면에 닿으면 광전자를 방출시킨다. 광전자는 집속전극에 의해 가속 집속되어 출력형광면에 충돌하여 가시 영상을 형성한다. 이 가시영상을 텔레비젼 카메라에서 받아들이는 엑스선 텔레비젼(X—ray television apparatus : X—TV)장치가 사용되고 있다. 즉 혈관 조영투시 등의 순환기계통용, 소화기계통용, 부인과용 등의 X—TV 장치가 개발되어 있다. 이메징 플레이트에 관한 내용은 12-3절에 소개하겠다.

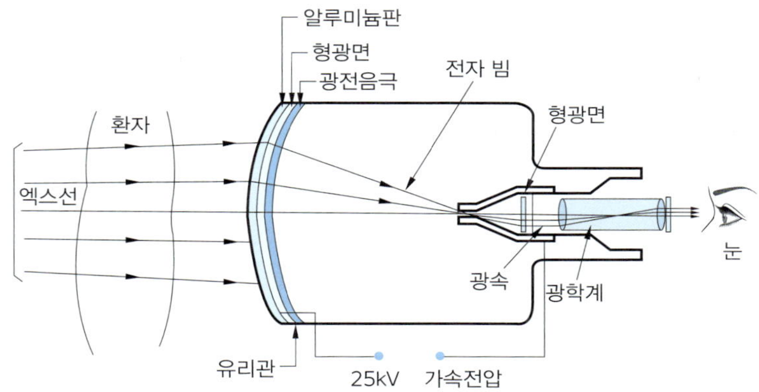

| 그림 12-7 | **엑스선 영상증배관의 구조**

12-3 디지털 영상장치 digital radiography

디지털 촬영법(DR)에는 Fuji사가 개발한 Fuji Computed Radiography(FCR)와 엑스선 형광상 증배관과 텔레비젼 카메라를 사용하는 디지털 투시촬영법(digital radiography by fluorography DRF)이 있다

FCR은 일반적으로 사용되고 있는 필름/증감지계 대신 이메징 플레이트 (imaging plate IP)에 의해 엑스선영상을 검출 기록하고 있다. 이 IP는 중금속 할로겐화 물질($BaFB_2$ Eu^{++})의 미세결정을 지지체에 칠한 것이다. 그 특징은 엑스선에 대한 감도가 높고, 관용도가 넓으며, 공간분해능이 좋은 것 등인데, 제일 중요한 특징은 반복사용이 가능한 것이다. IP의 정보를 He-Ne 레이저 영상 해독기에 의해 이차원적으로 조사하여 전기신호(아날로그 신호)로써 출력하는 것이다. **| 그림 12-8 |**에 FCR에 의한 엑스선영상의 기록, 해독, 소거의 과정 및 그 원리를 나타냈다. 해독한 디지털 신호는 컴퓨터에 의하여 개조처리, 주파수처리, 증강처리, 복수 엑스선 영상정보 가산, 감산처리 등 여러 종류의 영상처리가 행해진다. 게다가 영상기록기에서는 디지털 신호를 아날로그 전기 신호로 변환(D-A 변환)하여 이것이 레이저 빔 출력이 되어 영상화한다. 사용한 후 IP에 남아 있는 극소수의 엑스선상은 재처리과정을 거치면서 완전히 소거할 수 있으므로 IP는 재사용이 가능하게 된다.

한편, DRF에서는 X-TV계에서 취득한 엑스선상은 비디오 신호로써 출력하여 그 신호를 A/D 변환하여 두 개의 디지털 영상 기억장치에 저장한다. 이 영상기억장치에 저장된 엑스선영상을 사용하여 조영제 투여 전후의 상을 리얼타임으로 감산처리(시간차 분법, time subtraction)할 수 있다. 앞으로 DRF의컴퓨터 처리에 의해 FCR과 같은 영상처리도 가능하다.

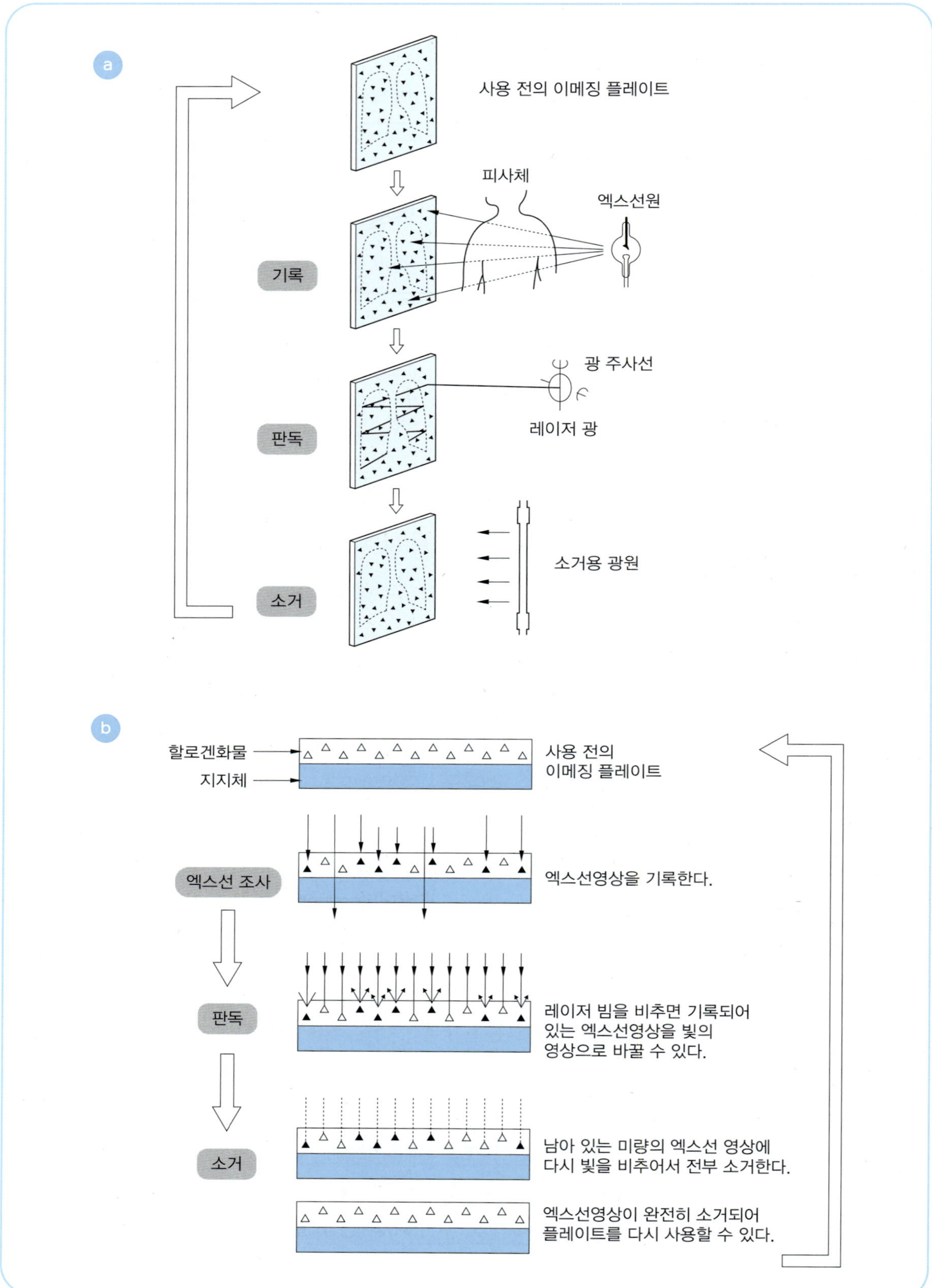

| 그림 12-8 | a : FCR에 의한 엑스선영상의 기록, 판독, 소거의 프로세스 b : FCR 이메징 플레이트의 원리

12-4 전산화 단층 촬영의 원리 principle of computed tomography

1. 서론(introduction)

뢴트겐이 엑스선을 발견하여 이를 방사선 진단에 응용한 이래 지금까지 방사선 진단에 관한 기술은 거의 일정한 범주 내에서만 연구되어 왔다. 즉 엑스선을 발생시켜 그것을 인체에 투과시킨 다음 투과선량에 따른 음영을 필름 위에 기록한다는 동일한 생각에 따라 개발되어 왔다.

다시 말하면 종래 방사선 진단의 개념은 엑스선관에서 방출된 엑스선이 피사체를 투과한 후 그 투과선량에 의하여 필름을 감광시키고 현상처리하여 얻은 영상을 진단에 이용하는 것이었다. 그러나 이 방법으로는 엑스선량에 비해 얻어지는 정보가 극히 적어 정보의 손실이 많았다. 그래서 정보손실이라는 단점을 극복하기 위한 노력으로 엑스선 발생장치 및 촬영장치의 개량을 거듭해 왔고, 조영제 이용 및 조영제 개발에 중점을 두고 행하여졌다. 그 결과로 미소초점 엑스선관, 형광증배관을 이용한 형광영상증강법 및 엑스선 영화촬영법 등 여러 가지 엑스선진단 가치를 향상시키는 방법이 개발되었다. 다음으로 삼차원적인 인체 구조를 이차원의 평면 위에 기록함으로써 얻는 정보의 손실을 보완키 위해 Bocage는 평면 필름에 삼차원의 구조를 투영할 수 있는 단층촬영술의 원리를 생각하고, 그 후 Grossmann과 Chaul이 Bocage의 원리를 실용화시켜 60년대 말까지 단층촬영술이 개발되어 이용하게 되었다. 그러나 이 방법도 또 한 초점에 맞추어진 조직들만이 선명하게 나타나고, 그 외 구조들은 흐리게 나타나므로 영상이 선명치 못하다는 점과 각 인체 장기들의 엑스선 흡수에 관한 양적 측정이 불가능하다는 결점이 있었다. CT는 이러한 결점을 보완할 수 있는 새로운 개념의 영상취득 방법으로서 인체의 한 단면을 여러 각도에서 엑스선을 투과시키고 여기서 얻은 정보를 컴퓨터를 이용하여 처리함으로써 인체 내부의 정확한 밀도 분포를 알 수가 있고, 또 이를 영상으로 재현함으로써 인체의 삼차원적 구조를 보고자 하는 문제의 해결에 진일보하게 되었다.

2. CT의 역사(history)

1972년 영국 EMI(The International Music Electronics) 회사 중앙연구소의수석연구원 Godfrey N. Hounsfield에 의해 최초로 엑스선을 이용한 전산화 단층촬영 장치가 개발되었다. 처음에는 피사체를 인체 대신 돼지머리를 사용하였고, 선 원으로는 감마선을 사용하였다고 한다. G.N. Hounsfield 이전에도 영상 재구성 계산법(image reconstruction algorithm)에 대해서는 1963년 미국의 A.M. Cormark이 보고한 바 있다. 그러나 그 당시에는 컴퓨터 이용이 손쉽지 않아서 충분한 성과를 올리지 못하였던 것이다.

다음은 CT가 개발되기까지의 역사적 기록을 살펴보기로 하자.

1963년	A.M. Cormark는 이론과 실험으로 엑스선에 의한 영상을 재구성 할 수 있는 CT의 개념을 처음으로 생각하게 하였다.
1964년	Kuhl과 Edward는 영상 재생에 관한 독자적 연구로 뇌종양에 엑스선을 스캔(scan)하여 의학적 측면에 응용하였으나, 컴퓨터 이용이 손쉽지 못하여 상업성을 갖지 못했다.
1967년	영국의 EMI사의 G.N. Hounsfield가 CT 연구를 시작하였다.
1969년	G.N. Hounsfield는 상업성를 갖는 머리 전용의 CT 장치를 개발하였다.
1971년	Dr. J. Ambrose는 런던에서는 Atkinson Morley's 병원의 신경외과 의사로 CT 장치를 임상에 적용시켰다.
1973년	CT 장치가 미국 메사츄세스T의 Mayo clinic에 설치되었으며, Ledley는 전신용 CT를 개발하였다.
1975년	Hounsfield는 버뮤다 심포지엄에서 새로운 EMI scanner(whole body)에 관하여 연구한 바를 보고하였다.
1977년	우리나라는 K 대학교 병원에 EMI CT scanner 5005/7을 처음 설치하였고, 한 달 후 Y 대학병원이 Ohio Nuclear, Inc의 Δ-Scan 50의 도입으로 CT 장치의 장이 열리게 되었다.

3. CT의 원리(principle)

G.N. Hounsfield가 발명한 CT 영상취득 방법을 | **그림 12-9** |에 나타냈다. 그 원리를 간단히 설명하면, 가느다란 엑스선속(pencil beam)에 의해 피사체를 직선주사(linear scan)하여 그 투과 엑스선강도를 검출기로 측정한다. G.N. Hounsfields는 맨 처음 일회 주사에 대해 160개의 값으로부터 영상을 취득했

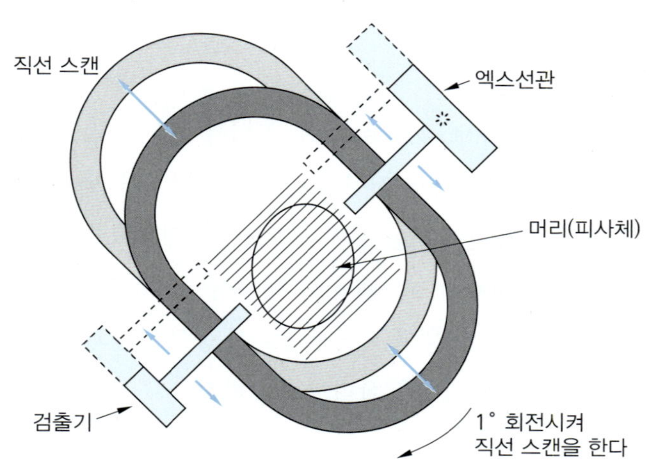

| 그림 12-9 | **Hounsfield가 발명한 제1세대 CT의 촬영법(G.N. Hounsfield, 1972)**

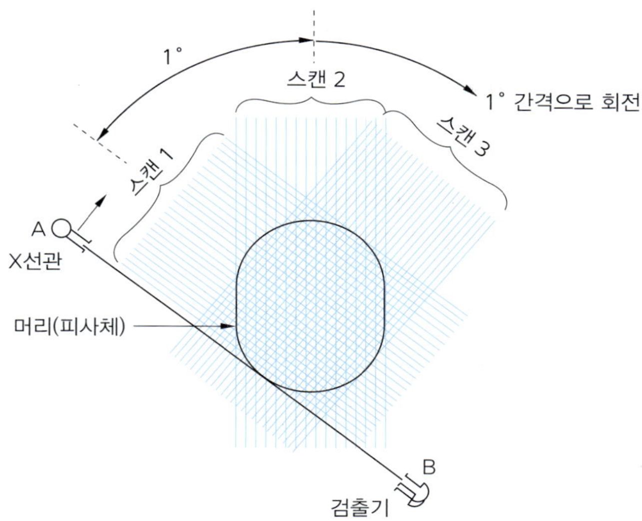

| 그림 12-10 | **제1세대 CT의 스캐닝 방법(G.N. Hounsfield, 1972)**

다. 일회 주사가 끝나면 엑스선관의 위치를 1° 회전시켜 같은 방법으로 180°까지 반복 주사사하여 **| 그림 12-10 |**에 나타낸 것처럼 여러 방향으로부터 투영된 정보가 얻어진다. 이들 투영정보를 컴퓨터에 의해 처리하여 영상으로써 재구성된다.

G.N. Hounsfield가 발명한 첫번째 CT는 뇌 진단 전용이었으나, 1973년에는 전신용(whole body) 장치도 개발되었다. CT는 장치개발측면에서 **| 표 12-1 |**에 보이는 것처럼 다섯 개의 세대로 분류할 수 있다. 그 개발속도는 빨라서 제1세대에서 제4세대로의 진보는 3년 정도밖에 소요되지 않았다. **| 그림 12-11 |**에 제1세대에서부터 제5세대인 전자광학적 주사방식중에서 제3세대와 제4세대 CT 장치의 주사원리를 나타내었다. 제1세대 장치에서는 초기 CT 장치로 가느다란 좁은 엑스선속(narrow beam or pencil beam)을 갖는 엑스선관과 한 개의 검출기를 평행이동시키고 1°씩 피사체의 주위를 회전, 180°까지 180°의 서로 다른 방면에서 주사하는 방식이다. 이 방식으로 한 조각(one slice) 투영하는 데에는 약 4~5분이 소요된다.

| 표 12-1 | **CT 장치의 세대 분류**

	제1세대	제2세대	제3세대	제4세대	제5세대
엑스선상	펜슬 빔	좁은 부채꼴 빔	넓은 부채꼴 빔	넓은 부채꼴 빔	넓은 부채꼴 빔
검출기수	1~2개	3~60개	100~500개	600개 이상	600개 이상
주사방식	엑스선관, 검출기 모두 회전주사	엑스선관, 검출기 모두 회전주사	엑스선관, 검출기 모두 회전주사	엑스선관 회전 검출기 고정	전자 스캐닝 방식, 검출기 고정
주사시간	270초	20~120초	5~10초	2~5초	0.1초 이하

제2세대 장치에서는 제1세대의 주사방식을 보완키 위해 개발된 방식으로 폭이 좁은 부채꼴의 엑스선

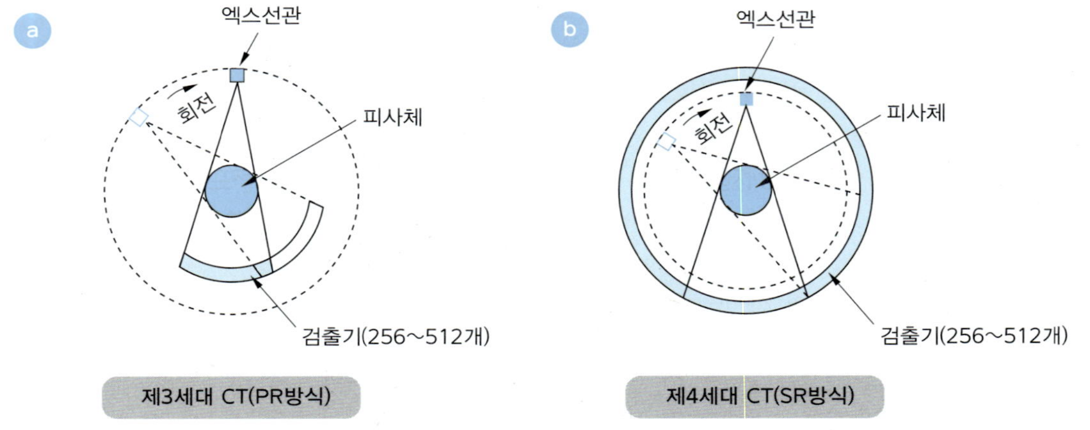

| 그림 12-11 | **제3세대와 제4세대의 CT 장치의 원리**

속(narrow fan beam)과 여러 개의 검출기를 사용하여 엑스선관과 검출기는 피사체를 중심한 대칭되도록 설치하여 평행이동하면서 10°씩 피사체의 주위를 회전하여 180°까지 18회 주사하는 방식이다. 투영시간은 20초 정도이다.

제3세대 장치에서는 회전하는 문 모양의 엑스선속을 피사체 전체에 투사시켜 투영된 정보를 얻어내는 방식이다. 제3세대에서는 제1, 2세대처럼 엑스선속을 주사할(translate rotat; TR 방식) 필요가 없이, 다만 엑스선관과 검출기를 피사체의 주위를 회전(rotate-rotate) 시키기만 하면 된다. 투영시간은 약 5초 정도이다. 그 특징은 30~40°정도의 넓은 엑스선속을 이용하고 있기 때문에 엑스선 이용효율도 높고, 엑스선을 펄스로 발생시키기 때문에 피검자의 피폭선량도 대폭 감소시킬 수 있다. 검출기로서는 Xe 전리함이 일반적이지만, 현재는 반도체 검출기가 사용되고 있다.

제4세대 CT 장치에서는 엑스선 검출기를 갠트리(gantry) 내에 링(ring) 모양으로 고정시키고 엑스선관만 360°회전(stationary rotate SR 방식)시키는 방식으로 한 장의 영상을 얻는 데 2~5초 정도가 소요된다. 또 엑스선조사는 연속적인 것이 특징이다. 그러나 많은 검출기(600~1200개)를 사용함으로써 균 일성에 문제가 있다. 또 검출기의 엑스선 초점에 대한 예상각이 회전과 함께 변화하기 때문에 제3세대의 CT 장치와 같은 긴 조사와 제한기구(collimator)를 사용하지 못하기 때문에 Xe 전리함을 사용할 수가 없다. 그래서 BGO($Bi_4Ge_3O_4$) 섬광검출기와 광전자증배관이나 혹은 photodiode의 조합 등이 많이 이용되고 있다.

한편, 제5세대 CT 장치는 엑스선관 및 검출기의 회전에 기계적 운동의 제약이 따르므로 투영시간의 단축에 한계가 있다. 따라서 엑스선속은 컴퓨터로 제어하여 전기적 진동을 일으켜 직선운동을 순간적으로 행하게 하는 장치이다. 즉 회전하는 엑스선관을 사용하지 않고, 가속시킨 전자를 직접 자장으로 편향 주사하여 모든 주위에 배치된 엑스선 타깃 링에 충돌시켜 엑스선을 얻는 방식이다.

그 결과 0.1초 이하의 투영시간이 얻어지고 있다. 이 방법은 심장 등 움직이는 장기의 검사에 적합하다. 그러나 전자 가속 및 주사장치에 문제가 있다는 것이 결점이다.

CT 장치의 엑스선검출기로서 요구되는 성능은 안정성이 좋고, 펄스 응답성이 양호해야 하며, 직선성이 좋아야 하고, 에너지 측정범위가 넓고, 엑스선 검출효율도 높으며, 엑스선 에너지 의존성은 적고, 소형 경량이며, 검출기 사이의 균형이 같아야 할 것 등이다. 이러한 요구를 만족시켜 주는 검출기가 전리함 (ionization chamber) 또는 섬광검출기(scintillation detector)이다. 제3세대에 쓰이는 Xe이나 전리함은 평행평판전극을 병렬로 배치하여 서로 고전압 전극과 신호전극으로 쓰이고 있다.

전리함 소자는 100~500개이며 그 방사선 입구폭은 1~2 mm이다. 전리함 내에 있는 Xe은 원자번호가 비교적 높아서 엑스선 흡수효율이 좋다. 한편, 섬광검출기로는 $Bi_4Ge_3O_4$(BGO), NaI(Tl), CsI(Tl) 등이 쓰이고 있다.

검출기로 계측된 신호는 A/D 변환되어 컴퓨터로 처리된다.

CT 장치는 컴퓨터 도입에 의해 처음으로 혁신적인 진단장치가 되었다고 할 수 있다.

4. CT영상의 재구성 처리(reconstruction)

CT영상의 재구성 처리법에는 수학적기법이 있는데, 여기에는 푸리에 절단면의 정리를 이용하는 방법과 필터 보정 역투영법(filtered back projection)이 있다. 현재 CT에 응용되고 있는 것은 필터 보정 역투영

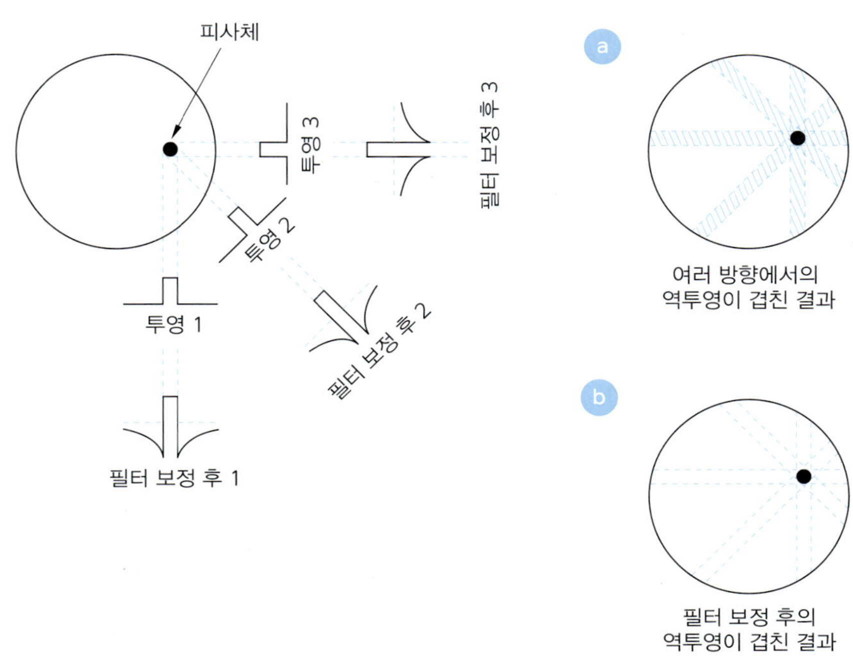

| 그림 12-12 | **필터 보정 역투영법의 설명**

법이다.

| **그림 12–12** |에서 필터 보정 역투영법을 설명하였다.

지금 피사체 속의 어떤 화소(picture element)에 주목하면 여러 방향으로부터의 투영 엑스선 강도 정보는 그림 중의 투영 1, 2, 3 …과 같이 된다. 이것들을 컴퓨터 속의 메트릭스에 단순히 겹쳐서 재구성하면, (a)처럼 되어 스포크 모양의 흐림을 가진 영상이 된다. 이 흐림은 물질로부터 거리에 비례하여 감소하는 성질을 갖는다. 이러한 흐림을 제거하는 것을 목적으로 컴퓨터 내에서 역투영 정보(data)에 필터보정을 행하면 그림 속의 필터 보정 후 1, 2, 3 .과 같은 정보를 얻는다. 이들 정보를 재구성하면 (b)에 나타난 것처럼 흐림은 서로 상쇄되어, 일반적으로 원점이 양(+)이고, 그 외가 음(–)이 되어 원점으로부터 멀어 짐에 따라 0에 가까워지는 것과 같은 관계이다. 이 필터 처리 계산을 중첩적분 (convolution integral)이라 한다.

필터 보정 역투영 방법을 쓰면, 그 방향의 주사가 끝나면 곧바로 1차원 중첩 적분이 개시되어 컴퓨터 내 메트릭스에 역투영되기 때문에 CT영상 재구성 시간이 짧아진다. 현재 CT 장치는 특성이 서로 다른 여러 종류의 필터를 가지고 있어 각각 최적인 것을 선택할 수 있도록 되어 있다.

5. CT 번호, CT 값(CT number)

CT영상을 구성하고 있는 화소의 CT 값(CT value)은 엑스선 속의 투과치로부터 계산한 것이다.

CT에 사용되고 있는 관전압 120 kV 정도의 엑스선 에너지는 물질과 상호작용(광전효과, 콤프턴 산란)을 일으켜 그 엑스선 광자수를 감약시킨다. 즉 CT 값은 그 화소에 있어서 물질의 선 감약계수(linear attenuation coefficient : μ)에 비례하는 값으로서 다음과 같다.

$$\text{CT No.} = K\frac{\mu_m - \mu_w}{\mu_w} \qquad (12-1)$$

여기서, μ_m은 체내 물질의 선 감약계수

μ_w은 물의 선 감약계수

K는 비례상수(500 또는 1000)

이다. K=500이라 했을 때의 CT 값을 EMI number, K=1,000이라 했을 때의 CT 값을 Hounsfield number라고 한다.

위의 식으로부터 물의 CT 값은 $\mu_m = \mu_w$이므로 항상 '0'이 된다. 일반적으로 선 감약계수는 그 물질의 밀도(전자밀도)에 의해 변화하며, 공기의 밀도는 물에 비하여 거의 '0'과 같으므로 μ_m=0이라 하면 공기의 CT 값은 −500 혹은 −1000 이 된다.

한편, 선 감약계수는 그 물질의 종류(원자번호)에 따라서 변한다.

일반적으로 연부조직의 CT 값은 물에 대해 평균 3% 높고, 근육 1.2%, 지방은 −10%, 치밀한 뼈는 100% 이상, 공기는 −100%이다.

CT 영상의 최종 출력은 백/흑으로 농도가 변조된 영상이다. 영상은 보통 320×320~512×512 매트릭스의 화소로 표시되며, 각각의 화소는 예를 들면 256계조(gradient 8 bit)이며, 화면은 CRT(cathode ray tube)에 나타난다.

일반적으로 인간의 눈으로 식별가능한 그레이 레벨은 약 16~32계조이고, 모든 범위의 CT값을 CRT에 표시한다는 것은 곤란하다.

보편적으로 관측하기에 적합한 영상으로 하기 위해서는 CRT 위의 CT 영상은 윈도우 레벨(window level)과 윈도우 폭(window width)을 설정하여 관찰하기 쉬운 영상으로 표시하고 있다. 여기서 윈도우 레벨이란 표시하려고 하는 CT값의 중심치로서, 그 상하에 적당한 윈도우 폭을 설정한다. 이때 보여 주는 영상을 멀티포맷 카메라(multiformat camera)에 기록 보관한다.

12-5 자기공명영상 magnetic resonance imaging ; MRI 원리

1. MRI 원리와 장치(principle and apparatus)

핵자로 구성된 원자핵은 핵자기장의 궤도운동에 의한 운동량과 핵자스핀의 벡터 합으로 이루어진 핵스핀(nuclear spin)을 가지고 있다. 원자핵 내의 양성자수 혹은 중성자수가 홀수인 핵은 고유의 자기 모멘트(magnetic moment)를 가지고 있어서, 외부 전자기장(electromagnetic field)에 의하여 공명현상을 일으킨다.

| 표 12-2 |에 NMR 현상을 일으키는 생체 내 원소의 자기적 성질을 보였다. 표에 나타난 상대감도란 동일 자장에 있어서 동량의 원소에 대한 감도이고, 절대 감도로서는 이것에 천연존재비로 나눌 필요가 있다.

|표12-2 | **NMR 생체 계측에 유용한 핵과 자기적 성질**

동위원소	천연존재비[%]	스핀 양성자수[h/2p]	공명주파수[MHz] (2.35T일 때)	상대감도
^{1}H	99.98	1/2	100.00	1.00
^{2}H	0.016	1	15.35	0.01
^{13}C	1.108	1/2	25.19	0.016
^{15}N	0.37	1/2	10.13	0.001

^{19}F	100.00	1/2	94.08	0.83
^{23}Na	100.00	3/2	26.45	0.09
^{31}P	100.00	1/2	40.48	0.07

수소의 양성자(proton ^{1}H)는 자장에 대해 최대 감도를 나타낸다. 현재 MRI의 영상정보로써 ^{1}H의 피사체 내 분포가 구해져 임상에 응용되고 있다. 또 ^{31}P, ^{23}Na, ^{13}C의 체내 스펙트럼 정보(spectroscopy or spectroscopic image)를 얻는 방법도 개발되고 있다.

자기공명현상의 원리를 설명하면, 스핀 양성자수(spin quantum number) I에서 자기 모멘트가 있는 핵을 전자장 속에 놓으면 2+1개의 에너지 준위로 나누어진다. 예를 들면 ^{1}H의 스핀 양성자수는 1/2 이므로 2개의 에너지 준위로 나누어진다. 이때, 이것을 에너지 준위 사이에 대응하는 주파수의 라디오파(radio frequency; RF)를 가하면 그 에너지는 핵에 의해 공명흡수되어 자기모멘트 반전이 일어난다. 이 현상을 핵자기공명이라 한다.

이때의 공명주파수(resonant frequency) ν_0는

$$\nu_0 = \frac{W_0}{2\pi} = \frac{\gamma \cdot H_0}{2\pi} \qquad (12-2)$$

로 나타낼 수 있다. 여기서 W_0는 공명회전수, H_0는 자장의 크기, 감마는 자기 회전비(gyromagnetic ratio)인데, 핵의 종류에 따라 결정되는 상수이다. 즉, 공명주파수는 자장의 크기에 비례하므로 그 공명주파수를 바꿈으로써 여기된 핵을 선정할 수 있다.

MRI 계통은 정자장을 얻기 위한 자석, RF 송수신부, 검사단면을 설정하기 위한 경사자장부, 피검자를 자장내에 자유로이 입출시킬 수 있는 검사대, 영상 처리부 및 조작대로 이루어져 있다. 정자장을 얻기 위해 초전도자석(자장강도 0.35~2.0 T), 상전도자석(0.05~0.22T) 혹은 영구자석이 쓰인다. 초전도자석은 안정한 고자장을 만들어 낼 수 있으나, 항상 액체 헬륨, 액체 질소의 냉각제가 필요하다. 상전도자석은 곧바로 자장을 상하로 조절할 수 있어 편리하나 항상 전력 10~60 kW가 필요하다.

송수신부는 송신용의 고주파 앰프, RF 코일, 수신용 RF 코일, 검파회로, 증폭회로가 쓰이고 있다. RF 코일은 진단부위에 따라 머리, 복부, 척추용 등이 쓰인다.

경사자장부는 자석면에 배치한 경사자장 코일과 이 코일에 펄스 전류를 가하는 경사자장전류로 이루어져 있다. MRI에서는 이 경사자장의 방향을 변화시킴으로써 임의 검사 슬라이스를 선택할 수 있다. 경사자장을 사용하면 어떤 단면만이 H_0의 자장을 가지고 있으므로 공명주파수 ν_0의 RF 펄스를 가하면 자장 H_0인 횡단면만의 자화 H_0만이 자기공명을 일으킨다. 그 결과 임의단면의 선택이 가능해진다. CT가

주로 횡단영상인 것에 대해 이것은 MRI의 큰 특징이라 할 수 있다.

12-6 초음파 물리학 physics of ultrasound

1. 서론(introduction)

음파영상(Sonography)이란 어원은 라틴어인 sonus(sound)와 그리스어인 graphein(to write)의 합성어이다. Sonography를 더 자세히 표현하면, 초음파 영상을 ultrasonography라고도 한다. 그래서 진단초음파는 medical cross-sectional anatomic and flow imaging using pulse-echo ultrasound이다.

초음파 영상은 기계를 작동만 하면 되는 것이 아니고, 초음파 취급자(sonog- rapher)가 환자, 의사, 그리고 어떤 종류의 탐촉자(transducer)를 사용했는가? 하는 이 모든 것이 합하여져서 하나의 영상이 만들어진다. 그러기 위해서는 진단초음파에 대해서 중요한 물리학적 개념을 이해하여야 한다.

초음파 분야에서는 전자식 기계(electronic instrument)에 의해서 목적물을 볼 수가 있다.

그러면 여기서 우리가 생각해 보아야 할 몇 가지 의문점이 있다. 즉, 인체로 전달된 초음파가 어떻게 해부학적으로 나타나는가?(| **그림 12–13** |) 그 초음파 영상(image)은 pulse-echo technique을 사용함으로써 나타낼 수 있다. 초음파 펄스는 탐촉자에 의해서 생성되며, 환자에게 보내어진 펄스는 조직안의 장기 경계면에서 에코를 발생하여 다시 환자에게로 보내어진다(| **그림 12–14** |). 이 에코가 다시 탐촉자(transducer)로 되돌아 와서 영상을 만든다. 탐촉자의 기능은 초음파 펄스를 발생하기도 하고, 돌아온 에코를 받아들이는 두 가지 역할을 한다. 초음파 사진은 촬영할 장기와 환자로부터 되돌아온 에코의 강도에 의해서 진단을 할 수 있다. 초음파 기계는 수많은 점을 발생시켜 에코에 대한 정보를 주며, 그것들로 인하여 영상을 볼 수 있다. 각 점들의 밝기는 에코의 강도와 관계가 있으며, gray-scale image를 만든다. 각 점들의 위치는 에코를 발생시키는 조직의 해부학적 위치와 관련이 있다. 환자가 어떤 위치에서 초음파를 하느냐에 따라서, 펄스가 환자에게 전달되면 발생되는 에코가 탐촉자로 되돌아오는 시간을 측정할 수가 있다. 매질에서 소리(sound)의 전달속도와 에코가 돌아오는 시간을 알면 에코가 발생되는 조직까지의 거리를 알 수 있다. 초음파 테스트를 하여 두 매질의 깊이도 알 수 있다. 초음파 기기는 에코의 돌아오는 시간으로 목적물의 깊이를 알 수 있다. 초음파 한 개의 pulse가 발생되었다면, 하나의 선으로 나타난다. 그러므로 초음파라고 해서 조직의 경계면에서 모두 반사되는 것은 아니다. 처음 펄스의 일부분은 계속 조직으로 전파되어 갈 것이고 그러므 로 더 깊은 경계면에서 반사된다.

한 개의 펄스는 에코를 연속적으로 발생시기며, 그것은 점들이 연속으로 되어 한 개의 선으로 나타난다. cross-sectional image는 많은 scan line으로 구성된다. 그리하여 'pulse-echo imaging principle'이란 하나의 pulse가 조직으로 들어 갔을 때 연속적으로 echo를 발생시기는데 이것이 모니터에

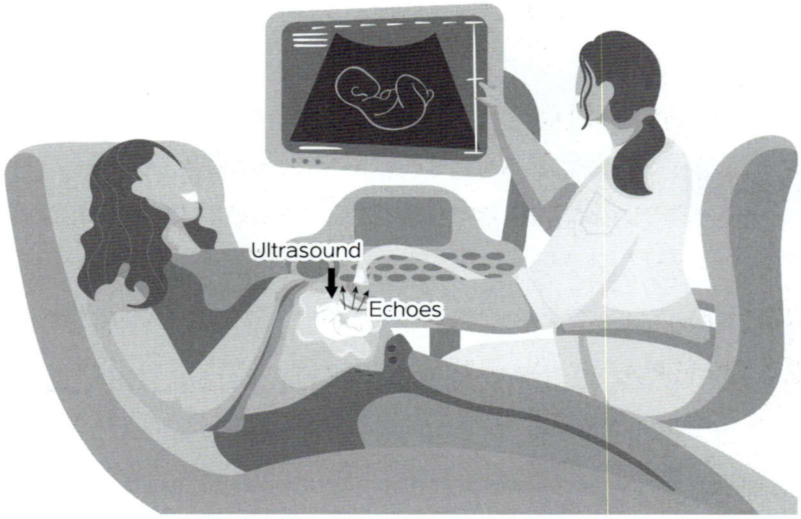

| 그림 12-13 | 초음파로 인체 내부의 장기를 검사

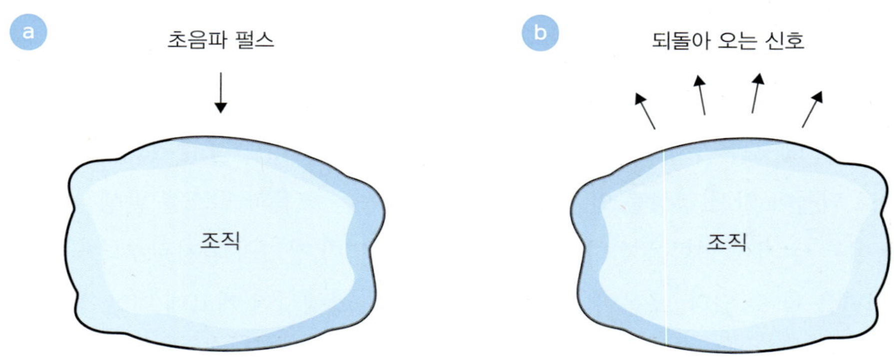

| 그림 12-14 | ⓐ : 초음파 펄스가 인체 장기 내부로 침투 ⓑ : 조직으로부터 탐촉자로 되돌아온 것을 echo라고 한다

scan line으로 나타나는 것이다.

2. 초음파(ultrasound)

초음파는 일상적인 소리이지만, 소리와 좀 다른 점은 인간의 귀로는 들을 수가 없는 소리이다. 이 단원에서는 초음파란 무엇이며, 어떻게 발생되는가? 연속적인 초음파와 불연속적인 초음파는 어떻게 다른가? 조직에서 초음파는 어떻게 약해지는가? 또한 에코는 어떻게 발생되는가를 다루고자 한다.

1) 음파(sound)

음(sound)은 파(wave)이다. 음파는 매질의 속도에 따라서 변하는데, 그것을 변화시키는 변수를 음향변수(acoustic variable)라고 한다. 음향변수는 매질의 입자운동에 의하여 변하는데, 변화시키는 변수로는 주파수, 주기, 파장, 진폭, 강도 및 전파속도가 있다.

2) 음파의 형태(type)

음파의 형태는 종파(longitudinal wave)와 횡파(transverse wave)로 나뉘어진다. 종파는 매질의 입자들이 앞·뒤 같은 방향으로 운동하는 파이며, 횡파는 수직으로 운동하는 파이다.

3) 음의 분류

가청주파수 이하: 20 Hz 이하

가청주파수: 20~2만 Hz를 말한다.

초음파: 2만 Hz 이상을 말한다.

진단초음파에서 이용되는 주파수는 1~10 MHz이다.

4) 진단초음파의 물리학적 특성

초음파로 인체 내부의 장기를 나타낼 수 있으며 또한 움직임도 볼 수 있어 'moving art'라고도 한다. 즉 인체 내부에 펄스를 보내어 조직 경계면으로부터 반사되어 되돌아오는 소리가 있는데, 이것을 에코라고 한다. 진단초음파는 pulse-echo technique으로 이루어진다.

- 초음파는 물리적이고 종적인 파(longitudinal wave)로서 한 장소에서 다른 장소로 이동할 수 있는 에너지를 갖고 있는 특별한 형태의 파(wave)이다. 그러므로 에너지 전달이 어려운 진공에서는 음파의 전달이 어렵다. 그러면 음파를 다른 곳으로 이동하기 위해서는 에너지의 양적인 변화가 필요한데, 이 양적인 변화를 음향변수(acoustic variable)라 한다. 음향변수의 요소로는 매질의 압력, 밀도, 온도, 그리고 입자의 운동 등이 있다.
- 앞에서 말했듯이 초음파는 인간의 귀로 들을 수 있는 범위 이상의 주파수인 2만 Hz 이상이다.
- 초음파는 매질의 진동에 의해서 발생되며, 1/2 cycle은 양(positive, +), 나머지 1/2 cycle은 음(negative, −) 형태를 나타내며, positive cycle을 compression이라 하며 높은 압력과 높은 밀도를 가지며, negative cycle 은 rarefaction이라 하며, 낮은 밀도를 갖는다. 이러한 형태를 1초에 여러 개의 싸이클을 만든다.
- 초음파는 지속기인 파(continous wave)와 펄스 파(pulse wave)가 있으며, 지속기인 파는 반사될 것이 없는 매질에서 일어나며, 맥박파는 탐촉자를 통해서 인체 내로 전달된다. 그리하여 진단초음파에서는 펄스 파가 이용된다.

- 연부조직에서의 속도는 1,540 m/s 이다.
- 탐촉자로 되돌아 온 에코가 monitor에 나타난다.

5) 음파의 매개변수(paranuter)

- 싸이클(Cycle) : 한 개의 compression(+)과 rarefaction(−)으로 나타난다.
- 주파수(frequency) : 1초에 만들어지는 싸이클의 수(number)를 말한다. 단위는 Hz, MHz로 표시한다.
- 주파수는 속도로 파장을 나눈 것으로 표시한다.
- 주기(period) : 하나의 싸이클이 만들어지는 데 필요한 시간을 말한다. 단위는 s, μs로 표시한다. 1로 주파수를 나눈 값이다. 주파수가 증가하면 시간은 단축되며, 주파수가 낮아지면 시간은 증가한다.
- 파장(wave length) : 하나의 싸이클이 나타내는 거리를 나타낸다.
  단위는 m, mm, nm로 표시한다.
  파장은 속도 나누기 주파수로 나타낸다.
- 속도(propagation speed) : 매질을 통해서 음파가 움직이는 속도를 말한다. 속도는 매질의 강도와 밀도에 의해서 결정된다. 밀도(density)는 매질의 무게와 부피의 비로 나타낸다. 즉 $\frac{\text{질량}}{\text{부피}}$ 으로 나타낸다. Stiffness는 매질의 강도를 말하며, stiffness가 증가하면 매질속도도 증가한다.

$$\text{연부조직} = \frac{\text{stiffness}}{\sqrt{\text{density}}}$$

로 나타낸다.

연부조직에서의 매질속도는 1,540m/s 혹은 1.54mm/μs이다.

| **표 12-3** |에서 보는 바와 같이 폐는 공기를 포함하고 있기 때문에 다른 연부조직보다 매질속도가 낮다.

| 표 12-3 | **연부조직별 전달 속도**

조직	전달속도(mm/μs)
허파	1.44
뇌	1.51
간	1.56
콩팥	1.56
근육	1.57
연부조직 평균	1.54

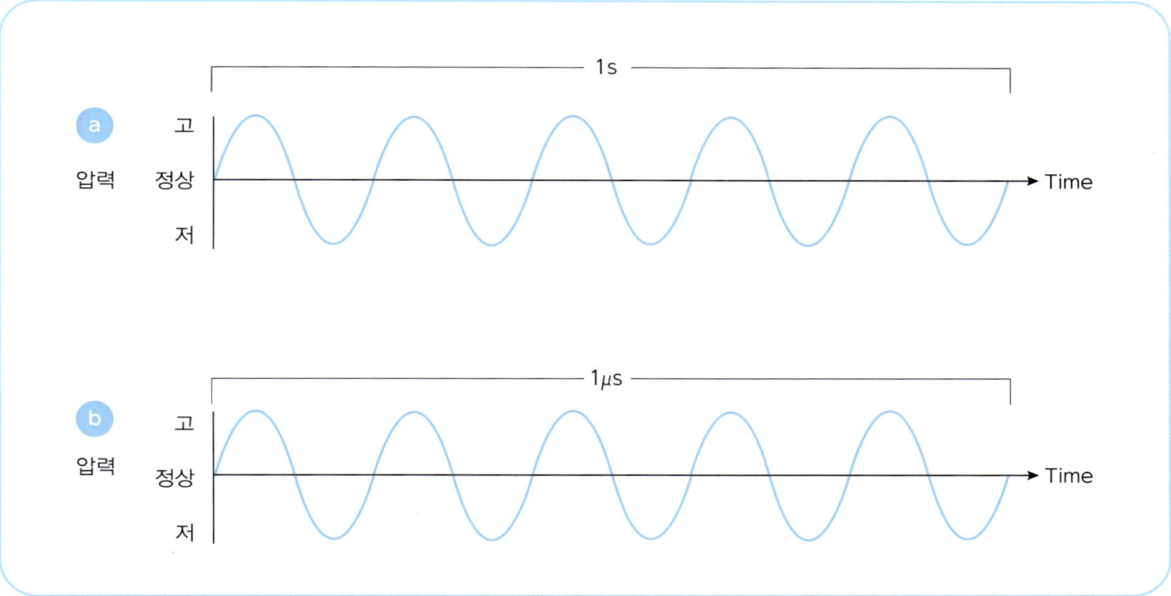

| 그림 12-15 | **1초 동안의 주파수 변화**

ⓐ : 1초에 5 싸이클 발생. 주파수란 1초/5 싸이클 혹은 5Hz. ⓑ : 1μs에 5 싸이클 발생. 주파수 1μs/5 싸이클 혹은 5 MHz.

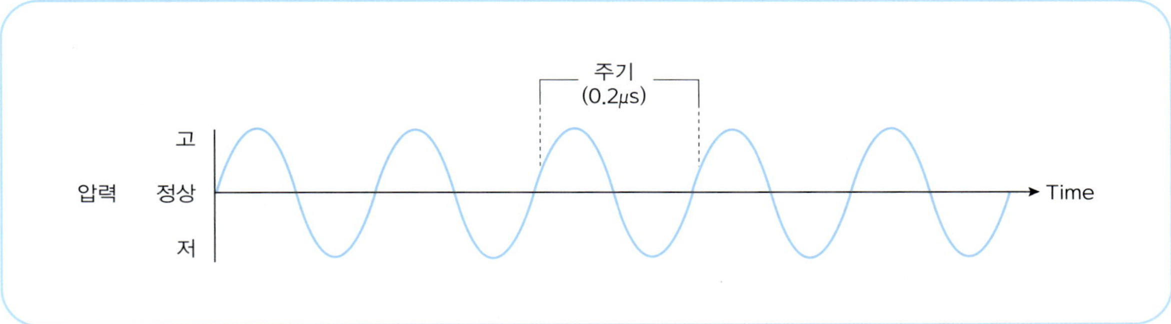

| 그림 12-16 | **주기**

한 개의 싸이클이 만들어지는데 필요한 시간이 0.2μs이므로 주기(period)는 0.2μs이다.

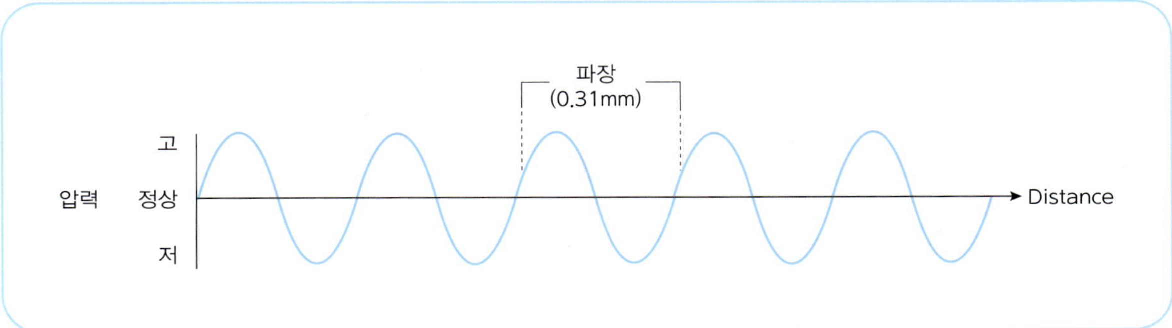

| 그림 12-17 | **파장**

파장이란 1개의 싸이클이 만들어지는 거리를 말하므로 파장은 0.31mm이다.

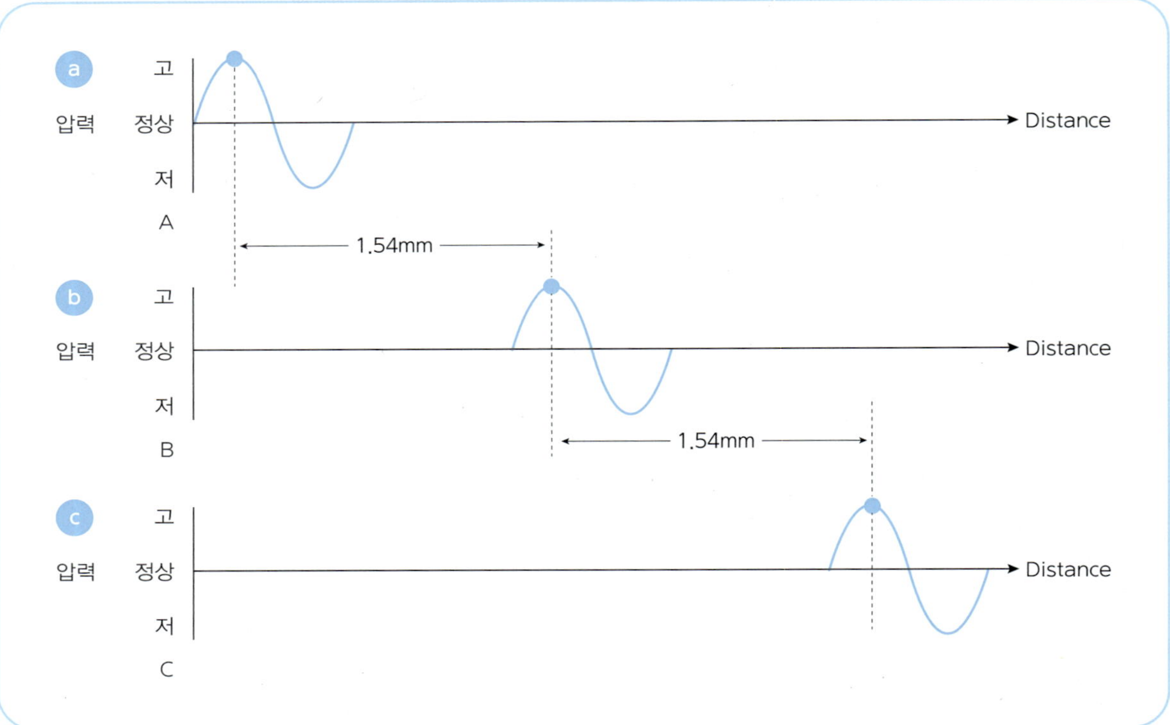

| 그림 12-18 | **음향변수 이동에 따라서 나타내는 속도의 변화를 나타낸 그림**

ⓑ의 그림은 ⓐ 후의 1μs 뒤의 지점이고, ⓒ는 ⓑ 후의 1μs, 그리고 ⓐ 후로는 2μs가 되는 것을 표시하였다. 따라서 1.54mm는 1μs일 때, 3.08mm는 2μs일때를 나타냈으며 속도는1.54mm/μs이다.

초음파 검사에서는 짧은 펄스를 이용하여 영상을 만들어, 그것을 monitor를 통해서 볼 수가 있는데, 이것을 펄스 파 또는 pulsed ultrasound라고도 한다.

펄스 파를 묘사하는 매개변수는 다음과 같다.

- PRF(pulsed repetition frequency): 1초 동안에 만들어지는 펄스의 수 (number) 단위는 Hz, 1 kHz는 1,000 Hz이다.

  PRF는 상의 깊이와 관계가 있으며, 상의 깊이가 증가하면 PRF는 감소된다. 또한 탐촉자로 되돌아오는 시간이 길면 pulse의 소생기간이 길다.
- PRP(펄스 재현 주기): 한 개의 펄스가 시작할 때부터 다음 펄스가 만들어질 때까지의 시간.

  단위: s, ms.

  PRF가 증가하면 PRP는 짧아진다.
- PD(pulse duration): pulse가 생기는 데 걸리는 시간.

  Period number of cycles in the pulse

  단위: μs

  Period가 증가하면 PD도 증가한다. 주파수가 증가하면 PD는 감소한다.
- Duty factor: sound를 들을 수 있는 아주 작은 시간.

단위: 없음.

Duty factor=$\frac{\text{PD}(\mu s)}{\text{PRP(ms)}\times 100}$ 으로 나타낼 수 있다.

Duty factor에 100을 곱하면 %로 나타낼 수 있다.

- SPL(spatial pulse length): Pulse가 일어난 전체 거리를 말한다.

  단위: mm

  SPL=파장×하나의 pulse 안에 cycle의 수(n).

  파장이 증가하면 spatial pulse length는 증가한다.

  Number of cycles in the pulse가 증가하면, spatial pulse length도 증가한다.

  주파수가 증가하면, spatial pulse length는 감소한다.

3. 감약(attenuation)

음파가 매질을 통과할 때 진폭과 강도가 감소하는 현상을 말하며, 초음파 영상에도 많은 영향을 미친다. 매질 내에서의 진폭은 음파가 매질을 통과할 때 흡수(absorption), 산란(scattering) 및 반사(reflection) 등의 작용으로 진폭과 강도가 감소된다.

- 단위 : dB로 나타낸다.

  두 매질 간의 음파의 진폭 또는 강도를 나타낸다.

  dB=10 log(final intensity/initial intensity) final intensity를 I_2, initial intensity를 I_1로 표시한다.

  두 매질의 진폭을 A_2, A_1로 표시하면,

  dB=10 log(A_2 / A_1), 진폭과 강도의 비를 다시 표시하면, $I_2/I_1 = (A_2 / A_1)^2$으로 나타낼 수 있다.

감약=감약계수×통로길이(distance,depth라고도 표시한다.)

감약계수는 매질의 물리적 성질과 주파수에 의존하며, 고밀도, 점성이 높거 나, 단단한 물질은 감약계수가 크다.

감약계수의 단위는 dB/cm이다.

예를 들면, 조직의 한 곳(첫번째 지점)의 강도가 1mW/cm^2, 10cm 떨어진 곳(두 번째 지점)의 강도는 0.1 mW/cm^{2}이라면 감약과 감약계수는?

$$
\begin{aligned}
\text{감약(dB)} &= \frac{10\log \text{ 두 번째 지점의 강도}}{10\log \text{ 첫 번째 지점의 강도}} \\
&= 10\log\frac{0.1}{1} = 10\log\frac{1}{10} \\
&= 10\log(-10) \\
&= 10(-1) = 10\text{dB}
\end{aligned}
\qquad (12-3)
$$

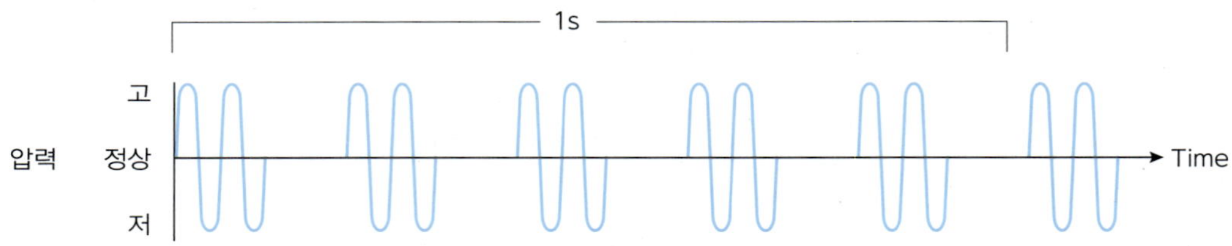

| 그림 12-19 | 초에 5 펄스를 발생시켜서, PRF는 5 Hz이다.

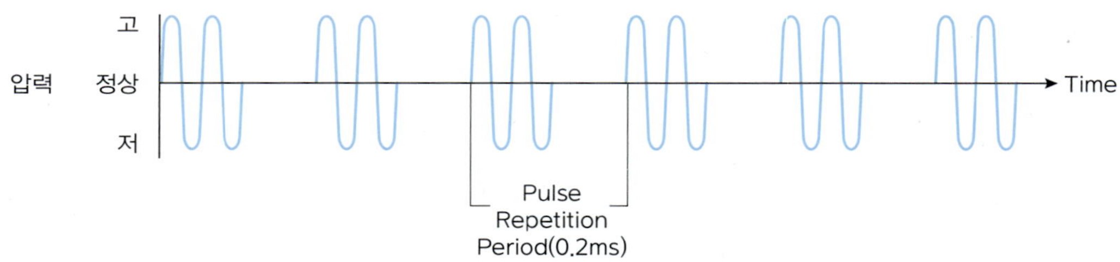

| 그림 12-20 | PRP는 0.2 ms, 그러므로 PRF는 5 KHz이다.

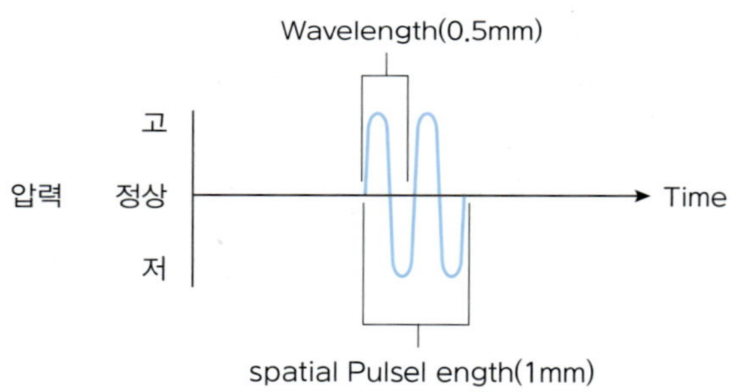

| 그림 12-21 | 표에서와 같이 파장은 0.5 mm, pulse 안에 2개의 cycle이 있으므로, spatial pulse length는 0.50×2 혹은 1 mm 이다.

(감약은 강도의 감소를 나타내므로 부호는 신경쓰지 않아도 된다.)
그러므로 감약계수=dB/cm 이므로 10 dB/10 cm=1 dB/cm
이다. 주파수가 증가하면 감약계수도 증가한다.

CHAPTER

13. 방사성 동위원소 및 방사선의 이용

Utilization of Radiation and Radioisotope

단원 학습목적

입자가속장치 또는 방사성 동위원소에서 방출하는 방사선을 이용하여 인류에 유익한 정보를 제공하는 방법을 익힌다.

세부 학습목표

1. 방사선의 의학적 이용을 이해한다.
2. 방사선의 공업적 이용법을 이해한다.
3. 의학에 이용되는 방사성 동위원소를 이해한다.
4. 방사성 동위원소가 농업에 이용되는 방법을 이해한다.
5. 방사성 동위원소를 이용하여 이화학적 추적자를 사용하는 방법을 이해한다.

11.1 의학적 이용 medical part

방사선의 의학적 이용도는 철심변압기형인 일반 엑스선 장치에 의한 진단이 주로 이용되었으나 최근 전산화단층촬영과 핵자기공명장치가 괄목할 만한 사항이며, 핵의학기술의 발달로 방사성 동위원소를 이용하여 진단과 치료에 널리 응용되고 있다.

1. 진단(diagnosis)

방사선 진단은 방사선을 이용한 정보변환을 통하여 인체의 구조와 기능의 정도와 변화를 아는 것으로, 엑스선 검사법은 주로 영상정보를 통한 형태학적 검사로서 일반촬영과 특수촬영으로 나눈다. 일반촬영은 일반 단순촬영과 조영촬영으로 구분되고, 특수촬영에는 간접촬영과 투시, 동태촬영, 연속촬영, 입체촬영, 단층촬영, 회전횡단촬영, 확대촬영, 고관전압촬영, 엑스선 텔러비전과 엑스선 영화촬영법 등 진단에 알맞는 특수장치의 이용이 고려되고 있다. 최근에는 전산화 시대를 맞아 해상력과 대조도가 높은 전산화단층촬영과 핵자기공명장치가 많이 이용되고 있다. 또한 핵의학 시대의 발달로 방사성 동위원소 (Radioisotope; RI)의 이용이 급증하고 있는 추세이다. 이는 인체생리 특성에 알맞는 방사성 의약품과 방사선 측정에 의한 정보변환으로, 장치를 이용하여 형태학적 및 기능학적 검사를 하고 있다. 형태학적 검사법은 방사성 의약품을 주사 또는 경구투입하여 RI의 체내 분포를 체외에서 영상으로 묘사하는 것으로, scintigraphy라고 한다.

1) 공통적인 진단목적

- 체내 장기의 모양, 크기, 위치 및 다른 장기에 대한 방사능 농도를 비교할 수 있다.
- 장기 내 공간점유영역의 존재와 크기, 위치 및 방사능 농도를알수 있다.
- 체내 또는 장기 내의 방사성 동위원소의 시간적 추이를 알게 된다는 점이다.

| **표 13-1** |은 각 장기에 사용하는 방사성 의약품 및 주요진단을 나타내고 있다. 기능학적 검사법은 추적자(tracer)의 성질을 이용한 것으로 방사성 동위원소를 인체 내에 투입한 후 장기와 조직의 기능을 평가하는 검사를 말한다. 방사성 동위원소를 생체 내에 투여하여 진단하는 방법을 체내(in vitro) 검사라 하며, 혈액, 배설물 등을 재취하여 시험관 속에서 반응을 분석하는 것을 체외(in vivo) 검사라 한다.

2) 기능검사

- 방사성 동위원소를 투여 후 시간별로 재취한 혈액이나 소변, 대변 등의 액체시료를 측정하는 경우
- 방사성 동위원소를 투여한 후 일정 시점에서 분포율을 측정하는 것
- 체내이동을 연속적으로 측정하여 기능을 평가하는 경우

기능검사의 이용도는 | **표 13-2** |와 같다.

2. 치료(theraphy)

전리방사선이 생체에 조사되면 방사선 에너지가 생체를 구성하는 원자, 분자로 이행하므로 물리 화학적인 작용이 일어나고 화합물 조성이 변한다. 이 결과 세포기능에 장애가 일어나서 증식을 저지하거나 사멸한다. 이와 같이 방사선 생물학적 작용을 이용한 것으로 병적 조직과 정상조직 사이의 방사선 효과비를 최대한으로 하여 정상조직의 장애를 최소화하면서 최대 치료효과를 얻기 위해 여러 가지 방법과 기술을 시도하는 것이 방사선 치료이다.

치료에는 생체 외부에서 방사선을 조사시키는 외조사치료(입자가속기에 의한 고에너지 엑스선 발생기로서 선형가속기, 베타트론, 반데그라프와 ^{137}Cs, ^{60}Co), 방사성 물질을 체표면에 근접시켜 강내로 삽입하거나 조직 내에 찔러넣어 쓰기 위하여 작은 금속 용기 내에 밀봉된 것을 이용하는 밀봉 소선원 치료 (^{226}Ra, ^{222}Rn, ^{60}Co, ^{192}Ir, ^{198}Au, ^{182}Ta, ^{125}I), 화성이 있는 방사성 물질을 섭취하는 내용치료(^{131}I, ^{32}P, ^{51}Cr)로 나누며, 대부분 감마선을 이용한다.

이 밖에 ^{198}Au coloid의 강내 주입 또는 피부 바로 밑의 병소를 치료하기 위하여 베타 방출체인 Rabutton이나 ^{90}Sr−^{90}Y 표재치료용구, 중성자 포획요법도 있다. 치료대상의 질환은 암, 육종 같은 악성 종양과 keloid, 혈관종, 갑상샘기능항진증, 림프절결핵치료에도 이용된다.

| 표 13−1 | 장기별 방사성 의약품과 주요 진단

장기		방사성 의약품	진단내용
뇌		^{99m}Tc−Pertechnetate ^{113m}In−Fe−DTPA ^{197}Hg−Chlormerodrin ^{203}Hg−Chlormerodrin ^{131}I−HSA	뇌종양, 뇌혈관종 뇌혈관 이상, 뇌종양 방사선 치료 후의 경과 관찰 시
뇌척수강		^{131}I−HSA ^{99m}Tc−HSA	척수강의 협착폐색 유무 교통성 수두증, 뇌척수루
갑상샘(갑상선)		Na^{131}I Na^{125}I Na^{99m}TcO4	갑상샘종(갑상선종), 암전이소 검색, 갑상 샘(갑상선) 위치 · 크기 · 형태 장기항진증의 ^{132}I 치료투여량 결정 수술, 치료 후 갑상선종의 경과 관찰
허파(폐)	폐혈류	^{131}I−MAA ^{131m}In−Fe(OH)3	폐색전증 국소적 폐 혈류장애 유무와 범위 우심−좌심 단락
	폐흡입	^{99m}Tc−HSA ^{198}Au−Collid	만성 기관지염, 천식, 만성 폐기종 기관지확장증
혈액		^{99m}Tc−HSA ^{113m}In−Cl_3	심내강의 크기, 대동맥압, 종격종양, 전치태반의 유무
간		^{99m}Tc−Phytate ^{99m}TcSn Colloid ^{99m}Tc2S7 Colloid ^{113m}In(OH)3Colloid ^{198}Au−Colloid	간암, 간농양, 간경변, 상복부 종양의 감별, 만성 간염, 악성 종양의 전이, 오른가로막(우횡경막)의 이상 간의 위치 크기 형태
담도		^{131}I−RB ^{131}I−BSP	선천성 담도폐쇄증, 확장증 소아기 황달 및 체질성 황달 감별 외과적 내과적 황달 감별, 선천성 담도 폐쇄증
지라(비장)		^{197}Hg−MHP ^{203}Hg−MHP ^{51}Cr−표지 적혈구	농양, 낭종, 종양경색증 감별, 지라(비장)결손 증명, 지라(비장) 적출 후의 부 비의 검출
부신		^{131}I−19−Iodocholesterol ^{131}I−Aldosterol	종양, 선종, 원발성 알도스테론증 쿠싱증후군, 갈색세포종, 부신피질의 기능
이자(췌장)		^{75}Se−Selenomethionine	종양, 낭종, 췌염, 후복막종양에서 췌장의 위치
뼈(골)		^{85}Sr−Chloride ^{87m}Sr−Citrate	악성 종양의 골전이 조기진단 원발성 골종양의 범위, 골절의 치유
뼈속질(골수)		^{113m}In$(OH)_3$ ^{99m}Tc_2S_7	골수의 조혈기능 감소 및 증가, 악성 종양의 골전이, 골수천자부위 결정
콩팥(신장)		^{197}Hg−Chlormerodine ^{203}Hg−Chlormerodine ^{131}I−Hippuran	신종양, 신낭종, 신허혈, 신경색부위, 선천성 신기형, 신장의 크기 위치 형태 등

| 표 13-2 | 기능검사별 방사성 의약품 및 검사내역

<table>
<tr><th>검사</th><th>방사성 의약품</th><th>주요 검사내역</th></tr>
<tr><td>갑상샘 (갑상선) 기능</td><td>$Na^{131}I$
$Na^{125}I$
$Na^{99m}TcO$</td><td>갑상샘(갑상선) 섭취율
갑상샘(갑상선) 섭취율 억제 및 섭취자극 시험 $^{131}I-T_3$ range 섭취율</td></tr>
<tr><td rowspan="5">순환기능</td><td>^{131}I-HSA
^{131}I-HSA
$NaCrO_4$
$^{51}CrCl_3$</td><td>순환시간, 심박출량 순환혈액량 (적혈구량, 혈장량)</td></tr>
<tr><td>^{86}Rb-Cl</td><td>관혈류량</td></tr>
<tr><td>^{85}Kr-Gas
^{85}Kr-Sterile Solutin</td><td>심내단락</td></tr>
<tr><td>^{198}Au-Colloid</td><td>간혈류량</td></tr>
<tr><td>^{133}Xe-생리식염수</td><td>국소 뇌혈류량</td></tr>
<tr><td rowspan="3">체액성분검사</td><td>^{3}H-Water</td><td>수분량</td></tr>
<tr><td>$Na^{82}Br$</td><td>세포외액량</td></tr>
<tr><td>$^{22}NaCl$</td><td>교환가능 나트륨</td></tr>
<tr><td rowspan="4">혈액조절기능</td><td>$^{59}FeCl$</td><td>RBC의철 대사</td></tr>
<tr><td>^{59}Fe</td><td>불포화 철 결합능</td></tr>
<tr><td>$Na^{51}CrD_4DE^{32}P$</td><td>적혈구 수명</td></tr>
<tr><td>^{57}Co-Cyanocobalamin
^{60}Co-Cyanocobalamin</td><td>비타민 흡수</td></tr>
<tr><td>허파기능</td><td>^{133}Xe 흡입
^{133}Xe 식염수 용액</td><td>폐 용량측정
환기나 혈류 분포장애부위 측정</td></tr>
<tr><td>콩팥기능</td><td>^{131}I-Hippuran</td><td></td></tr>
<tr><td>간기능</td><td>^{131}I-RB
^{131}I-BSP
^{198}I-Colloid</td><td>간장 직접측정(Hepatogram)
혈중 방사측정량, 담관기능, 간혈류</td></tr>
<tr><td rowspan="2">소화관기능</td><td>^{131}I-Triolen acid
^{131}I-Oleic acid</td><td>지방흡수시험</td></tr>
<tr><td>^{131}I-PVP</td><td>단백누출, 위장 검사</td></tr>
<tr><td rowspan="2">방사면역측정</td><td>^{125}I-Insulin 용액</td><td>혈중 인슐린</td></tr>
<tr><td>^{125}I-HGH 용액</td><td>혈중 성장호르몬(HGH)</td></tr>
</table>

13.2 이화학적 이용 chemical part

방사성 동위원소(RI)의 물리 화학적 특성을 이용함으로써 보통 수단으로는 얻기 어려운 훌륭한 성과를 올리는 경우가 많으며 그 이용기술은 다음과 같다.

1. 원소 및 화합물의 양 측정

시료 자체가 방사선인 경우는 방사화학적 분석법으로 시료 중의 핵종량을 알 수 있으나 비방사성인 경우의 원소량을 알기 위해서는 정량하려는 원소의 방사성 동위원소를 시료에 첨가하거나 목적원소와 일정 비율로 화합하는 방사성 동위원소를 시료 처리과정에 첨가해서 원소의 양을 알아내는 방법이 요구된다. 여기에는 동위원소 희석분석법, 회수율 측정법, 방사화 분석 등이 있다.

2. 원소 및 화합물의 거동 추적

동위원소의 원자는 화학적으로 같게 행동하므로 어느 원소를 추적하기 위해서 방사성 동위원소를 사용한다는 것은 중요하다. 화학적 추적자를 반응계에 투입할 때 반감기와 방사선 에너지가 실험에 적합하여야 하고, 방사화학적 순도가 높아야 하며, 목적 원소를 정확히 추적하는가 확인하여야 한다.

3. 선원으로의 이용

Mass baue 효과의 응용으로 ^{57}Co, ^{119m}Sm의 감마선을 시료에 흡수시켜 그 에너지분포를 측정하면, 철, 주석의 핵 주변 전장상태 동의 정보를 얻을 수 있다. 강한 방사선원에 의하여 중합반응, graft 공중합 동 중합물 화학에 이용된다.

13.3 공업적 이용 industrial part

방사선의 특성을 이용하여 계측기, 방사선 투과시험, 방사선 조사, 추적자 등의 응용을 자동제어장치와 연결하여 제조공정 관리와 제품의 품질관리면에 많이 이용되고 있다. 특히 공업계에 막대한 경제적 이득을 주고 있다.

1. 계측기

1) 두께 측정기

베타선, 감마선이 두께에 따른 물질내에서의 흡수와 산란작용을 이용한 것으로, 흡수계수와 두께와의 곱이 되어야 측정오차가 최소가 된다. 두께 측정기는 검지부와 지침 지지부 및 제어부, 신호부로 되어 있고 보낸 신호를 자동제어토록 하고 있다. ^{241}Am, ^{137}Cs, ^{60}Co, ^{90}Sr(제동복사)의 전자기파를 응용하는 투과형은 두꺼운 중금속에 쓰이고 ^{14}C, ^{147}Pm, ^{85}Kr, ^{204}Tl, ^{90}Sr, ^{106}Ru의 베타선을 이용한 반사형은 종이, 헝겊, 플라스틱판과 carborundum paper와 같은 얇은 곳에 쓰인다.

2) 밀도계, 액면계, 지하검층계, 수분계

베타선, 감마선이 어떤 물질의 두께 x를 투과하기 전의 선량 I_0와 투과 후의 선량 I와는

$$I = I_0 e^{-\mu_m \cdot \rho \cdot x}$$

의 관계식이 성립되며 μm은 질량흡수계수, ρ는 밀도로서 피사체 투과 후 선량측정으로 밀도를 알 수 있다. 응용예로서 권연제조공정, 통안의 기포에 의한 밀도변화, 인산암모늄의 비중, 관내 액상 기체밀도 측정 등에 이용된다. 밀도계의 원리를 응용하여 탱크 내 액면의 위치나 원료의 경계면을 측정할 수 있는 것 을 액면계(level gauge)라 하며, 액면계는 액면 조절기와 선별기가 있어서 높은 옥탄가의 가솔린 제조용, 백금 촉매 레벨을 측정한다. 감마선원과 측정기를 조합시킨 검출기를 착암공 내에 넣어 후방산란선의 양을 측정함으로써 밀도를 구하여 암반의 깊이를 알고, 단층의 위치 등을 알 수 있는 지하검층계가 있다. 댐이나 교량 건설예정지 등에 대한 지질조사 등에 이용된다. 또한 고속중성자의 산란을 이용한 수분계로서 고속중성자가 물질 중에서 산란되면 에너지를 잃고 열중성자가 된다. 이때 산란확률은 상대물질의 종류에 따라 다르나 수소의 산란단면적은 다른 원소에 비해 크므로 시료에 수분이 많으면 열중성자가 생기는 비율이 커지므로 열중성자의 측정으로 수분의 양을 알 수 있기 때문에 주물 모래, 코크스, 시멘트 재료 등 수분 함유량이나 지하수 측정, 콘크리트 포장 건 조도 측정 등에 이용된다.

3) 진공계, 연기 감지기

전압이 걸린 전극 사이의 공간에 있는 공기를 하전입자로 전리하면 전기량에 따라 전리전류가 흐른다. 만약 진공 속에 외부 공기가 들어가면 전류가 흐르고 이 전류를 측정하여 진공도나 진공의 누설을 아는 것이 방사선 진공계이다. 또한 진공중의 방사선에 의해서 전리전류가 흐르는 공간을 연기의 분자가 통과하면 ion이 연기분자에 붙어 운반되므로 전류가 감소된다. 이런 원리의 장치를 연기감지기라 하며 ^{241}Am의 알파선이 사용된다. 이 밖에 정전기 제거장치와 진공관의 방전을 규칙적으로 행하는 것도 있다.

4) gas chromatography와 유황계

화합물을 분해한 분해 생성물이 시간적인 차이를 두고 나오는 가스량을 연속적으로 측정하여 정량화하는 것을 gas chromatography라 한다. 이들 중에는 ^{63}Ni 선원과 전극 사이를 가스가 통과할 때 전자 포획 현상으로 베타입자는 gas 분자에 잡혀 운반되는데, 이때 가스 통과량에 따라 전류가 감소하는 양을 gas 통과량으로 변환 지시하는 전자 포획형이 있다. 방사선 유황계는 비교적 energy가 낮은 엑스선, 감마선 흡수를 이용하여 중유나 석유제품에 포함되어 있는 유황 함유율을 측정하는 것으로 ^{241}Am의 12~60 eV의 감마선이나 형광 엑스선법이 이용되고 있다.

2. 방사선투과시험(radiography)

물체에 방사선을 투사시켜 투과한 방사선량의 정도를 필름이나 영상으로 나타내어 물체 내 외부의 결함상태나 특성을 발견하는 것으로 엑스선이나 감마선 또는 중성자선이 사용된다. 이는 비파괴검사의 한 방법이다. 이외에 초음파탐상, 자분탐상, 침투탐상, 와전탐상 등이 있으며, 주요 대상은 용접부위, 비 철금속, 주조품, 구조물 등 산업 전반에 널리 이용되고 있는 실정이고, 엑스선 장치로는 철심변압기형(400 kVp까지), 공진변압기형(250~4,000 kVp), 정전발전기형(500~600 kVp)과 입자가속장치(MeV 급)가 이용된다. 감마선으로는 ^{226}Ra, ^{60}Co, ^{137}Cs, ^{192}Ir, ^{170}Tm 및 ^{90}Sr을 이용한다. 엑스선이나 감마선으로 투과가 잘 되지 않는 원자번호가 높은 물질이나 방사능을 함유한 물질에 대하여는 중성자원을 이용하여 영상을 얻는데, 이의 선원으로는 ^{72}Gd-Be, ^{88}Y-Be, ^{116}In-Be, ^{124}Sb-Be 등이 이용된다.

3. 방사선 조사

방사선이 갖는 에너지를 물질에 투사함으로써 물질을 변화시키는 방사선 조사 이용분야는 큰 관심사이다. 방사선 조사 이용은 석유공업, 화학공업, 방사선 멸균 등이 있다.

1) 석유공업

보통 윤활유는 접도가 10^5 Gy 정도의 조사로 낮아지고, grease는 방사선 조사량에 따라 연화 또는 경화되며, exter와 같은 윤활제는 내방사선 제품이 된다. 석유 정제공정에서 150 Gy/hr의 조사 시 5배의 크래킹률을 보이며 석유에 있는 순수 염화수소의 열분해 생성물의 수량을 증가시키기도 한다. 또한 핵산을 상온에서 조사하면 핵실리디칼은 안정되고 도데칸 이성체가 생성하는 이량체화(dimerization)의 예는 부탄, 펜탄에서도 발생한다.

2) 화학공업

Polysthylene의 내열성을 증진시키는 고분자 물질의 성질 개선과 포리스칠렌-비닐카바졸계에서 Graft 공중합을 시킴으로써 내열성을 증진한다거나 수지나 도료의 경화건조, 불포화 폴리에스텔, 스타

이덴의 가교와 아크릴산란체의 중합 등의 방사선 경화법(curing)이 이용되고 있다.

3) 방사선 멸균

멸균이란 생명의 최종적 종식이라 할 수 있으며, 대개의 세균은 수 메가라드 (mega rad)의 조사선량으로 멸균된다. 조사받은 멸균대상물이 방사선에 의한 손상을 받지 않고 새로운 해독 물질이 생겨나지 말아야 하는 문제가 있으나, 보통의 경우 크게 문제가 되지 않는다.

4. 추적자적 이용

물 속에 잉크 몇 방울을 떨어뜨리면 퍼져나가는 모양과 물의 흐름을 잉크 색으로 뚜렷이 알 수 있다. 이것은 잉크가 추적자 역할을 하고 있기 때문이다. 잉크를 이용하여 색을 관찰하는 대신 방사능을 가진 물질을 추적자로 사용하는 방법을 말한다. 화학공장의 반응탑 내 원료 움직임이나 체류시간, 시멘트 공장의 공정관리나 해저의 모래 움직임을 조사하여 제방의 길이나 방향을 정하거나 부표의 이동조사, 유해물질의 양이나 움직임, 염소공장의 전해장치에서 측정, 금속의 확산연구, 부식시험, 유량 유속 측정, 지하 매설 배관의 누설 측정 등 다양하다.

5. 기타

방사능 시료 표면에 사진유제를 밀착하여 감광시키면 시료 속의 방사성 물질의 분포를 유제영상으로 알 수 있는 방법을 오토래디오그라피(autoradiography)라 한다. 오토래디오그래피는 생체 내 방사능 분포나 우라늄 광석에서 우라늄 분포, 함유량, 금속재료 연구에 이용된다.

또 방사선이 물질중에 흡수되어 소멸되면 에너지는 열로 변하여 발열이 생기는 것을 이용한 방사성 동위원소 전지가 있다. 방사성 동위원소 밀봉선원을 보온재로 둘러싸서 중심부를 고온으로 유지하면 열전소자가 외부와의 온도차로 기전력을 일으키는 열전방식이 있다. 선원으로는 ^{238}Pu, ^{90}Sr, ^{147}Pm가 사용된다.

또한 연대 측정으로 방사능은 시간과 더불어 붕괴한다는 사실에 입각하여 공기중 질소가 우주선 중의 중성자에 의해 ^{14}C이 생성되며 동식물의 신진대사 결과 일정한 비율이 존재하므로 동식물이 죽어도 ^{14}C의 함유물을 측정하여 연대를 알 수 있다. 암석이나 지질연대를 측정하기도 하고 천체의 연대를 우라늄이나 토륨으로부터 측정하기도 한다.

13.4 농업적 이용 agriculture

1. 선원적 이용

농장에서 감마선량을 조절하여 변이를 유지시키는 것으로 영년작물과 각종 영양번식 작물에 이용된다. 방사성 물질을 직접 식물에 처리하는 방법으로 휴면종자, 배아종자, 그리고 어린 식물을 직접 담가 돌연변이를 유발시키기도 한다. 중성자, 엑스선, 감마선은 외부 조사용, 베타선, 감마선은 내부조사용으로 사용되고 있으며, 돌연변이 육종은 일반 육종에 비하여 역사는 짧다. 선원적 이용은 대개 밀, 보리, 벼, 콩, 목초, 야채, 감자 등에 이용된다. 이의 관심사는 수 량의 증가, 내도복성(嗣到伏性), 조숙성 및 종자와 과실의 질적 향상에 중점을 두어 선량을 선정하여야 한다. 또한 보존하거나 가공하여 맛과 외관을 좋게 하는 것도 중요하며, 이의 응용을 방사선 식품 가공처리라 한다. 또한 방사선 조사로 해충을 구제하는 웅성붙임기술도 있다.

2. 추적자적 이용

autoradiography로 작물생리나 ^{32}P, ^{15}N, ^{35}S를 이용하여 토양의 밀도, 수분을 측정하여 토양 비료의 상호관계 연구 또는 ^{32}P, ^{14}C, ^{60}Co, ^{131}I 등으로 가축 및 수자원 개발에 이용된다. 이것은 농약의 행동, 지하수의 연령, 양, 유량 등을 측정함으로써 수리분야의 농업, 토목 등에 이용되기도 한다.

APPENDIX

[부록] 방사선물리학에 관련된 수학

Mathmatics Using the Radiation Physics

I-1 삼각함수와 벡터

직선운동보다 더 복잡한 곡선운동을 기술함에 있어서는 몇 가지 삼각함수에 관한 개념을 이해하여야 하며 더욱 나아가 벡터의 개념을 파악하고 있어야 한다.

1. 삼각함수의 개념

| **그림 I-1** |의 직각삼각형 ABC에서 ∠C=90°이고, ∠A의 크기를 θ라 할 때,

점 A, B, C와 마주 보는 변을 a, b, c라고 하면 피타고라스의 정리에서

$$c^2 = a^2 + b^2$$

과 같은 관계가 성립한다.

∠A= θ 인 삼각형에서 가장 큰 변 c에 대하여 마주보는 변의 길이의 비를 각 θ의 정현 sin이라 부른다. 즉,

$$\sin\ \theta = \frac{a}{c}$$

이다.

같은 방법으로 각 θ의 여현 cosin과 각 θ의 접선 tangent의 양들을

$$\text{cosin}\ \theta = \frac{b}{c}$$

$$\text{tangent}\ \theta = \frac{a}{b}$$

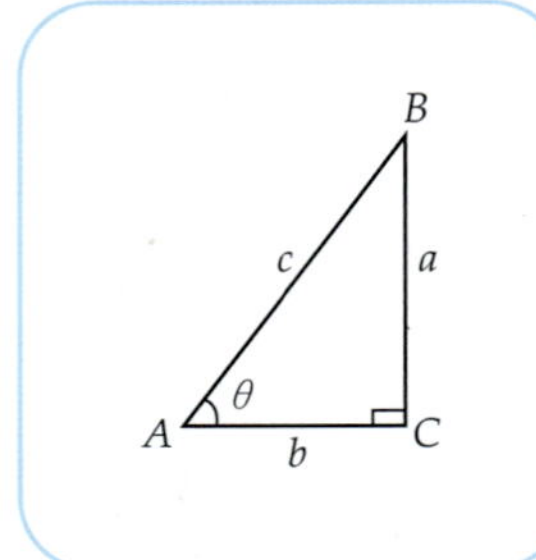

| 그림 I-1 | 직각삼각형

로 정의한다.

일반적으로 0°에서 360°사이에 대한 함수 sin, cosin, tangent의 값은 삼각 함수표를 이용하여 구할 수 있다.

함수 tangent 90°와 270°에서 무한대가 되고 부호가 반대임에 주의하라.

함수 tangent는 함수 sin과 cosin의 비

$$\tan\ \theta = \frac{\sin\ \theta}{\cos\ \theta} = \frac{a/c}{b/c} = \frac{a}{c}$$

로 표현된다. 또 앞 식에서

$$\text{c}\sin\ \theta = a$$
$$\text{c}\cos\ \theta = b$$

이므로 두 식의 제곱을 다시 더하면,

$$c^2(\sin^2\theta + \cos^2\theta) = a^2 + b^2$$

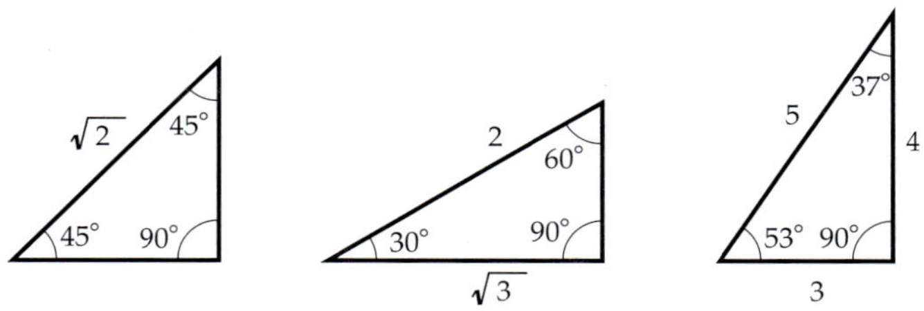

| 그림 I–2 | **3개의 중요한 직각 삼각형 각 변의 상대적인 길이가 표시되어 있다. 변의 길이가 3–4–5로 된 삼각형에 대한 세 각의 각도는 근사치이다.**

을 얻는다. 그러므로 우리는 다음의 관계식을 얻는다.

$$\sin^2\theta + \cos^2\theta = 1$$

삼각함수표를 사용하지 않고 자주 사용되는 30°, 45°, 60°와 같은 특수각의 삼각비의 값을 **| 그림 I–2 |** 와 같은 정삼각형과 직각이등변삼각형에서 cosin, sin, tangent의 정의를 적용하면 그 값들이 얻어진다.

2. 벡터

물리량에는 벡터량과 스칼라량의 두 가지가 있다. 즉 힘, 속도, 가속도, 변위, 운동량, 충격량 등은 크기와 방향을 갖고 있는 양이다. 이와 같이 크기와 방향을 갖는 양을 벡터량이라 한다. 또 온도, 부피, 넓이, 시간, 밀도 등과 같이 그 크기만으로써 양을 표시할 수 있는 물리량을 스칼라량이라고 한다.

벡터의 가법에서 교환법칙과 결합법칙이 성립한다.

$\vec{A}+\vec{B}+\vec{B}+\vec{A}$	교환법칙
$(\vec{A}+\vec{B})+\vec{C}=\vec{A}+(\vec{B}+\vec{C})$	결합법칙

벡터 $\vec{A}$의 −는 다른 벡터인 $-\vec{A}$로 $\vec{A}$와 크기는 같지만 방향이 반대인 벡터이다. $\vec{A}$벡터에서 $\vec{B}$벡터를 빼려면 $\vec{A}$에다 $\vec{B}$의 −벡터를 벡터적으로 합하면 된다.

$\vec{A}-\vec{B}+\vec{C}=\vec{A}+(-\vec{B})+\vec{C}$	뺄셈법칙

| **그림 Ⅰ-3** |과 같이 $\vec{A}$의 x성분 $\vec{A}_x=\vec{A}\cos\theta$ 와 $\vec{A}$의 y성분 $A_y=\vec{A}\sin\theta$ 로 표현된다.
크기가 1이며 좌표측에 평행하고 좌표축의 정방향과 같은 방향을 갖는 단위 벡터를 도입하면 편리하다.

단위벡터를 도입하면 벡터 $\vec{A}$는 다음과 같이 표시된다.

$$\begin{aligned}\vec{A}&=\vec{i}\ \vec{A}\cos\theta+\vec{j}\ \vec{A}\sin\theta\\&=\vec{i}\ \vec{A}_x+\vec{j}\ \vec{A}_y\end{aligned}$$

| **그림 Ⅰ-4** |의 벡터는 다음과 같이 쓸 수있다.

$$\begin{aligned}\vec{A}=\vec{i}\ \vec{A}\cos\theta_A+\vec{j}\sin\theta_A\\\vec{B}=\vec{i}\ \vec{B}\cos\theta_B+\vec{j}\sin\theta_B\end{aligned}$$

따라서,

$$\vec{A}+\vec{B}=\vec{i}\ (\vec{A}+B)_x+j(\vec{A}+-\vec{B})_{ya}$$

이다. 합성된 벡터의 크기는

$$|\vec{A}+\vec{B}|=\sqrt{(\vec{A}+\vec{B})_x^2+(\vec{A}+\vec{B})_y^2}$$

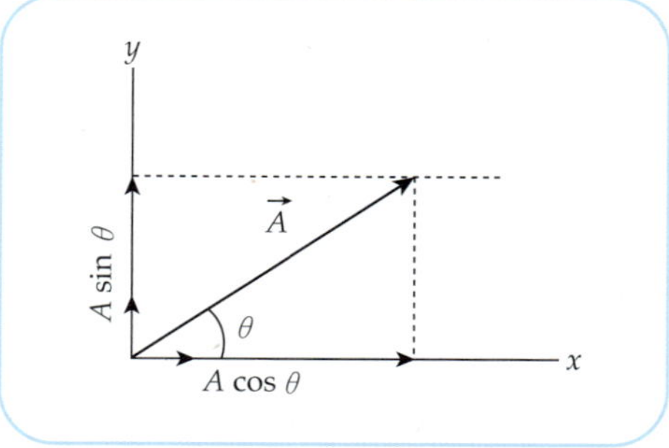

| 그림 Ⅰ-3 | **벡터 성분**

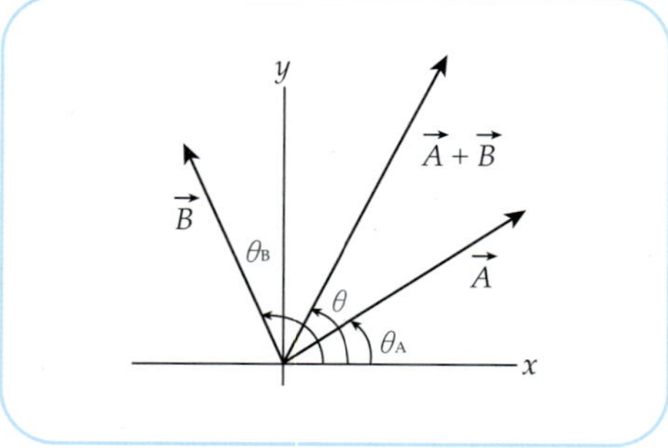

| 그림 Ⅰ-4 | $\vec{A}$, $\vec{B}$와 $\vec{A}+\vec{B}$

예제 1

비행기가 시속 200km로 북쪽으로 비행하고 있다. 이때 바람의 속도가 시속 50 km였다면, 지상에 대한 비행기의 속도는 얼마인가? 또 방향은 몇도인가?

해설 속도 $v = \sqrt{(200)^2 + (50)^2}$

$= \sqrt{42500} = 206\text{km/h}$

비행방향 $\tan\theta = \frac{50}{200} = 0.25$

그러므로 $\theta \fallingdotseq 14°$

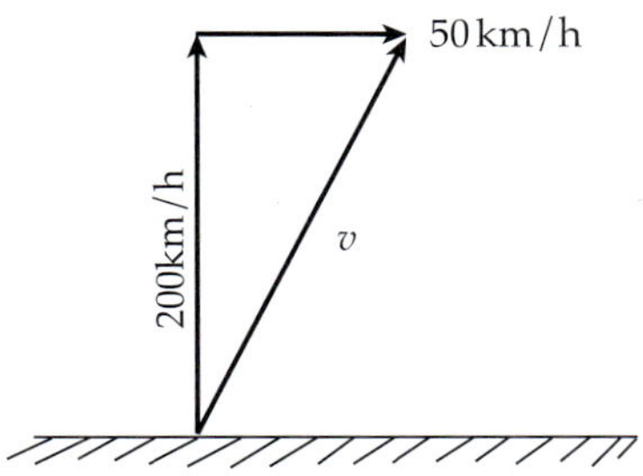

예제 2

벡터 $\vec{A}$, $\vec{B}$가 그림과 같을 때 합 벡터 $\vec{C}=\vec{A}+\vec{B}$의 크기와 방향을 구하라.

해설 A의 x, y 성분으로 분해하면,

$\vec{A_x} = \vec{A}\cos\theta_A$ $\quad$ $\vec{A_y} = \vec{A}\sin\theta_A$

$= 2.5 \times \cos 50°$ $\quad$ $= 2.5 \times \sin 50°$

$= 1.607$ $\quad$ $= 1.915$

B의 x, y 성분으로 분해하면,

$\vec{B_x} = \vec{B}\cos\theta_B$ $\quad$ $\vec{B_y} = \vec{B}\sin\theta$

$= 4 \times \cos 20°$ $\quad$ $= 4 \times \sin 20°$

$= 3.759$ $\quad$ $= 1.368$

$\vec{C_x} = \vec{A_x} + \vec{B_x}$ $\quad$ $\vec{C_y} = \vec{A_y} + \vec{B_y}$

$= 5.366$ $\quad$ $= 3.283$

그러므로

$\vec{C} = \sqrt{(5.366)^2 + (3.283)^2} = 6.291$

방향 $\theta_c = \tan^{-1}(C_y/C_n) = 31.5°$

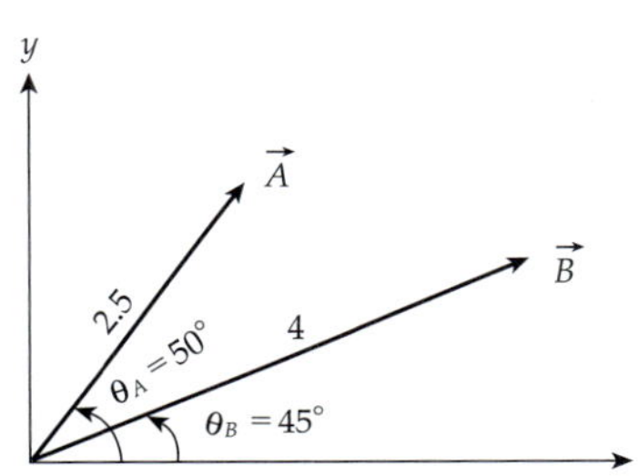

이다. $\vec{A}+\vec{B}$와 x축이 이루는 각은

$$\tan\theta = \frac{(\vec{A}+\vec{B})_y}{(\vec{A}+\vec{B})_x}$$

으로 표현된다.

I-2 지수함수와 로그함수

로그란 복잡한 계산을 단순한 계산으로 재구성하기 위한 수학적 수법에 지나지 않는다. 사전에 의하면 "1 이외의 정수 a와 N이 주어졌을 때 $N=a^n$의 관계를 만족시킬 때의 n값을 a를 밑으로 하는 N의 로그"라고 한다. 여기에서 $N=a^n$이라는 수학적인 표시의 의미가 분명치 않고, 또 하나는"a를 밑으로 하는……"이라는 설명의 주어는 n값이라고 생각되는데도 불구하고 $N=$☐ 이라는 형식으로 표시되어 N이 주어인 것처럼 표시되어 였는 것이 모순처럼 보인다.

첫째 의문을 생각하여 보면

$$N = a^n \ (a>0,\ a\neq1) \tag{I-1}$$

여기서 n을 정(正)의 정수(整數)라 할 때 식 (I−1)은 다음과 같이 쓸 수 있다.

$$N = \underbrace{a \times a \times a \cdots\cdots}_{n\text{개}} \ (a>0,\ a\neq1) \tag{I-2}$$

이와 같이 같은 수를 몇 번 곱함으로써 어떤 값을 얻을 수 였을 경우, 즉 같은 수와 횟수와 어떤 값 간의 수치의 관계를 나타내는데 식 (I−1)이 사용되고 였다. n은 정의 정수라고 생각했으나 실수라도 관계없

으며, 식 (I−1)을 a를 밑으로 하는 n의 지수함수라 한다 지수함수에 관계되는 지수법칙은 **| 표 I −1 |**과 **| 표 I − 2 |**에 공식과 예가 잘 나타나있다.

| 표 I−1 | **지수법칙**

공식(a>0, b>0, m, n 실수)	예	
$a^m \times a^n = a^{(m+n)}$	$2^5 \times 2^2 = 2^{(5+2)}$ 좌변 = 32 × 4 = 128	우변 = 2^7 = 128
$a^m \div a^n = a^{(m-n)}$	$3^4 \div 3^2 = 3^{(4-2)}$ 좌변=81÷9=9	우변 = 3^2 = 9
$(a^m)^n = a^{m \times n}$	$(2^3)^2 = 2^{3 \times 2}$ 좌변 = $(8)^2$ = 64	우변 = 2^6 = 64
$(ab)^n = a^n \times b^n$	$(2 \times 3)^4 = 2^4 \times 3^4$ 좌변 = $(6)^4$ = 1,296	우변 = 16×81=1,296

| 표 I−2 | **지수법칙**

공식(a>0, m, n, k 실수, n≠0, k≠0)	증명 및 예	
$a^0 = 1$	$a^m \div a^n = a^{m-n}$에 있어서 $m=n$ 좌변 = $a^m \div a^n = 1$	우변 = $a^{m-n} = a^0$
$a^{-k} = \frac{1}{a^k}$	좌변 = $a^m \div a^n = 1$ 좌변 = $a^m \div a^{m+k} = \frac{a^m}{a^m \cdot a^k} = \frac{1}{a^k}$	우변 = $a^{m-n} = a^0$ 우변 = $a^{m-(m+k)} = a^{-k}$
$a^{m/n} = \sqrt[n]{a^m}$ $a^{m/n} = \sqrt[n]{a^m}$	$25^{3/2} = \sqrt[2]{25^3}$ 좌변 = $(5^2)^{3/2} = 5^{2 \times 3/2}$ $= 5^3 = 125$	우변 = $\sqrt{25^3} = (\sqrt{25})^3$ $= 5^3 = 125$

둘째 의문인 n=☐이라는 표시에 대하여 생각해 보자. 식 (I−1)은 a를 밑으로 하는 지수함수로서

$$n = \log_a N \, (a > 0, a \neq 1) \tag{I-3}$$

와 같이 된다. 이때 식 (I−3)을 a를 밑으로 하는 N의 로그함수라고 한다. 식 (I−1) 과 식 (I−3)은 호칭이 다를 뿐 같은 내용을 나타내고 였다. 여기서 N을 진수(眞數)라고 부른다.

즉, 지수함수와 로그함수의 관계는

$$N = a^n \rightleftarrows n = \log_a N \, (a > 0, a \neq 1) \tag{I-4}$$

가 된다. 몇 가지 예를 든다면

$$8=2^3 \rightleftarrows 3 = \log_2 8$$
$$10{,}000=10^4 \rightleftarrows 4=\log 10\ 10{,}000$$
$$10^{-3}=0.001 \rightleftarrows -3 = \log 10\ 0.001$$
$$10^{-3}=0.001 \rightleftarrows \frac{1}{2}=\log 10\ 0.001$$

와 같이 된다.

그런데 지수함수와 로그함수가 같은 의미를 다른 형식으로 표시하는 것이라면 지수함수에서 설명한 지수법칙과 같이 로그함수에도 로그법칙이 **| 표 I–3 |**과 **| 표 I–4 |**와 같이 공식과 예가 있다.

| 표 I–3 | **로그의 법칙**

공식(a>0, a≠1, m, n 실수, n≠0)	예	
$\log_a m \cdot n = \log_a m + \log_a n$	$\log_{10}(2\times3)=\log_{10} 2+\log_{10} 3$ 좌변 $=\log_{10} 6=0.778$	우변 $=0.301+0.447=0.778$
$\log_a \frac{n}{m} = \log_a m - \log_a n$	$\log_{10} \frac{10}{5}=\log_{10} 10 - \log_{10} 5$ 좌변 $=\log_{10} 2=0.301$	우변 $=1-0.699=0.301$
$\log_a m^n = n \cdot \log_a m$	$\log_{10} 2^2 = 2 \cdot \log_{10} 2$ 좌변 $=\log_{10} (2\times2) = 0.301 + 0.301 = 0.602$	우변 $=2\times0.301=0.602$

| 표 I–4 | **로그의 법칙**

공식(a>0, a≠1, m, n 실수, n≠0)	예
$\log_a 1 = 0$	$a^0 = 1$
$\log_a m \frac{1}{m} = -og_a m$	$\log_a \frac{1}{m} = \log_a m^{-1} = -1\times\log_a m = -\log_a m$
$\text{loga} \sqrt[p]{m^k} = \frac{k}{p} \cdot \log_a m$	$\log_a \sqrt[p]{m^k} = \log_a m^{k/p} = \frac{k}{p} \log_a m$
$\log_a a = 1$	$a^1 = a$이므로, $\log_{10} 10 = 1$ $\log_e e = 1$

로그 중에서 특히 중요한 것은 밑 a가 10일 경우와 e일 때이다. 밑을 10으로 하는 로그 $\log_{10} x$를 상용로그(ordinary logarithm)라 하여 로그표를 사용하여 구할 수 있다. 이것을 보통 $\log x$라 줄여 쓴다. 밑을 e로 하

는 로그 loge x를 자연로그(natural logarithm)라 하여 이론계산에 이용되고 있으며, ln x라고도 적는다.

단, 밑을 적지 않아도 어느 것인지를 알 수 있을 때는 밑을 생략하는 수가 있으므로 주의하여야 한다.

상용로그의 수치를 사용하여 자연로그를 계산하려면 밑이 다르므로 다음과 같은 변환공식을 사용한다.

$$\log_a m = \frac{\log_b m}{\log_b a}$$

$a = e$, $b = 10$이라 하면

$$\log e\ m = \frac{\log_{10} m}{\log_{10} e}$$

여기서 로그에 의하여 $\log_{10} e = 0.4343$, $\frac{1}{\log_{10} e} = 2.3026$이다. 그러므로

$$\log_e m = \frac{1}{\log_{10} e} \cdot \log_{10} m = 2.3026 \cdot \log_{10} m$$

이 된다. 또한 반대로

$$\log_{10} m = (\log_{10} e) \times (\log e\ m) = 0.4343 \log_e m$$

와 같은 식을 얻을 수 있다. **| 표 I-5 |**의 경우를 외워두면 편리한 경우가 많다.

| 표 I-5 | **지수법칙**

$\log_{10} 2 = 0.301$, $\log_{10} 3 = 0.477$, $\log_{10} e = 0.434$	
$1 \div 0.434 = 2.30$	(즉 $\frac{1}{\log_{10} e} = \log_e 10$)

2.30×0.434=1	(즉 $\log_e 10 \times \log_{10} e = 1$)
0.301÷0.434=0.693	(즉 $\frac{\log_{10} 2}{\log_{10} e} = \log_e 2$)
0.693×0.434=0.301	(즉 $\log_e 2 \times \log_{10} e = \log_e 2$)

자연로그의 밑 e는 다음과 같이 정의되는 상수이다.

$$e = \lim_{n \to \infty}\left(1 + \frac{1}{n}\right) = 2.7182818\cdots\cdots$$

또한 자연로그는 이공계에서는 매우 중요하므로 미적분의 공식으로 기술하면

$$\frac{d}{dx}\log x = \frac{1}{x}$$

$$\frac{d}{dx}\log_a y = \frac{1}{y}\log_a e \cdot \frac{dy}{dx},\ y = f(x)$$

$$\frac{d}{dx}a^y = a^y \cdot \log_a y \cdot \frac{dy}{dx},\ y = f(x)$$

$$\int \frac{dx}{x} = \log x + C$$

$$\int e^{ax}dx = \frac{1}{a}e^{ax} + C$$

$$\int a^x dx = \frac{a^x}{\log x} + C$$

로 방사선 관계에서는 로그보다 지수형의 계산식이 많이 사용되므로 여기서 그 계산 예를 나타내기로 한다. 급수전개를 하여 표시해 보면 e^{-x}는

$$e^{-x} = 1 - \frac{x}{1!} + \frac{x^2}{2!} - \frac{x^3}{3!} + \frac{x^4}{4!} - \cdots\cdots$$

이므로 이 식을 사용하여 x=0.1일 때의 e^{-x}를 계산하면

$$\begin{aligned} e^{-0.1} &= 1-\frac{0.1}{1}+\frac{0.01}{1}-\frac{0.001}{1}+\frac{0.0001}{1}-\cdots\cdots \\ &= 1-0.1+0.005-0.000166\cdots+0.0000041-\cdots\cdots \\ &\fallingdotseq 0.904838,\ [e^{-x}\text{ 표에서는}0.90484] \end{aligned}$$

또 x≒0.693일 때 $e^{-0.693}=\frac{1}{2}$이므로 이것을 이용하면 x의 값이 충분히 커도 용이하게 계산할 수 있다. 여기서 $e^{-2.35}$의 값을 구해 보자.

$$\begin{aligned} & e^{-2.35}=e^{-(0.693\times3+0.271)}=e^{-3\times0.693}e^{-0.271} \\ & \fallingdotseq\left(\frac{1}{2}\right)+\left[1\times\frac{0.271}{1}+\frac{(0.271)^2}{2}-\frac{(0.271)^3}{6}+\frac{(0.271)^4}{24}\right] \\ & =\frac{1}{8}(1-0.271+0.03672-0.00332+0.00023) \\ & =0.9535,\ [e^{-x}\text{ 표에서는 }0.09537] \end{aligned}$$

이렇게 하면 e^{-x}의 표가 없어도 계산에 의해 구할 수가 있다.

상용로그에 의해서 e^{-x}를 계산할 수도 있다. 이때는 상용로그표를 사용해야 되므로 불편하나, 보통 방법으로 구할 수 있다.

$$y = e^{-x}$$

의 상용로그를 취하면

$$\log_{10} y=\frac{-x}{\log_e 10}=-0.4342945x$$

예제

로그표를 이용하여 다음 값을 구하여라

(a) 123.4×0.0135

(b) $6.382\div0.112$

(c) $(05432)^6$

(d) $^3\ 0.213$

해설 (a) 다음과 같이 놓는다.

$x=123.4\times0.0135$

양변에 로그를 취한다.

$\log_{10} x=\log_{10}(123.4\times0.0135)$

$=\log_{10}123.4+\log_{10}0.0135$

로그표에서

$\log_{10}1.234=0.0913$

$\log_{10}1.35=0.1303$

지표는 각각 2 및 $\bar{2}$이다.

그러므로

$\log_{10} x=2.0913+2.1303$

$\log_{10} x=0.2216$

로그표에서

$x≒1.666$

(b) 다음과 같이 놓는다.

$x=6.382\div0.112$

양변에 로그를 취한다.

$\log_{10} x=\log_{10}\dfrac{6.382}{0.112}$

$\log_{10} x=\log_{10}6.382-\log_{10}0.112$

$(\because \log_{10}\dfrac{m}{n}=\log_a m-\log_a n)$

로그표에서

$\log_{10}6.382=0.8049$

$\log_{10}1.12=0.0492$

지표는 각각 0 및 $\bar{1}$이다.

그러므로

$\log_{10} x=0.8049-\bar{1}.0492$

$\log_{10} x=1.7557$

로그표에서 $x=56.98$

(c) 다음과 같이 놓는다.

양변에 로그를 취한다.

$\log_{10} x=\log_{10}(0.5431)^6$

$\log_{10} x=6\times\log_{10}0.5431$

$(\because \log_a m^n=n\cdot\log_a m)$

로그표에서

$\log_{10}5.431=0.7349$

지표는 $\bar{1}$이다.

그러므로

$\log_{10} x=6\times\bar{1}.7349$

$\log_{10} x=\bar{2}.4094$

로그표에서

$x≒1.666$

$\bar{1}.7349=6\times(-1+0.7349)$

$=-6+4.4094$

$=-6+4+0.4094$

$=-2+0.4094$

(d) 다음과 같이 놓는다.

$x=\sqrt[3]{0.213}$

$x=(0.213)1/3\ (\because a^{1/a}=\sqrt[n]{a})$

양변에 로그를 취한다.

$\log_{10} x=\log_{10}(0.213)^{1/3}$

$\log_{10} x=\dfrac{1}{3}\times\bar{1}.3284$

$\log_{10} x=\bar{1}.7761$

$\log_{10} x=\dfrac{1}{3}\times(-1+0.3284)$

$=-0.2239$

$=-1+(1-0.2239)$

$=-1+0.7761$

로그표에서

$x=5.971\times10^{-1}=0.5971$

이므로, 우변을 계산하여 상용로그표로부터 구할 수가 짜다 $e^{-2.35}=y$를 구해 보자.

$$\log_{10} y = -0.4342945 \times 2.35 = -1.0205820$$
$$= \bar{2}.9794180 \rightarrow y = 0.095374(\text{상용로그표로부터})$$

이 값은 위의 값과 거의 일치한다

I-3 미적분의 기초

1. 미분법

함수 $y=f(x)$를 생각한다. x의 값이 a에서 $a+h$까지 변화할 경우 x의 변화 h와 y값의 변화 $[f(a+h)-f(a)]$와의 비는 평균변화율이라 하며, 다음 식으로 표시 된다.

$$\frac{f(a+h)-f(a)}{h} \tag{I-5}$$

식 (I-5)는 선분 AB의 기울기를 나타내고 있다.

다음에 h 一0일 경우, 식 (I-1)이 유한의 값을 가질 때, $f(x)$는 $x=a$에서 미분할 수 있다. 이 극한치를 $x=a$에 있어서의 미분계수라 하고, $f'(a)$라 쓴다. 즉 미분계수는 다음 식으로 정의된다.

$$f'(a)=\lim \frac{f(a+h)-f(a)}{h} \tag{I-6}$$

| 그림 I-5 |에서는, 그림 속의 화살표 방향에서 x의 값이 a에 가까워지고 $f'(a)$는 $x=a$에 있어서의 곡

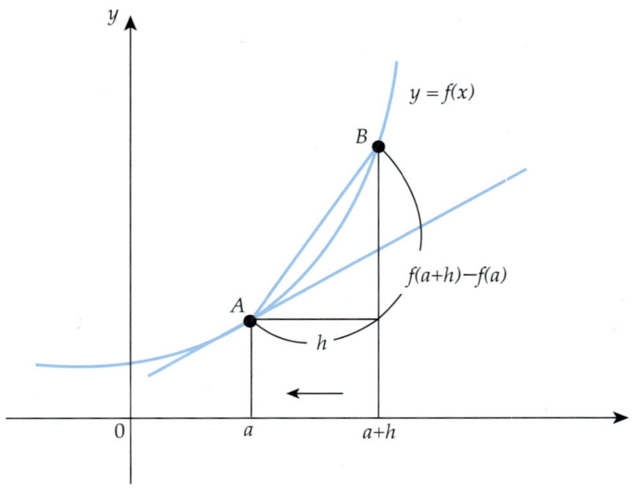

| 그림 I–5 |

선 $y=f(x)$의 접선의 기울기를 나타내게 된다.

다음에, 함수 $f(x)$의 $x=a$에 있어서의 미분계수 $f'(a)$는 a를 변수라 보면 a의 함수이다. 따라서 a를 x로 치환했을 때의 $f'(x)$*를 $f(x)$의 도함수라 한다. 즉, 도함수의 정의는 다음 식과 같이 된다.

$$f'(x)=\lim_{h\to 0}\frac{f(x+h)-f(x)}{h} \qquad (\mathrm{I}-7)$$

또 $f(x)$의 도함수를 구하는 것을, $f(x)$를 x에 대하여 미분한다고 한다.

실제로 도함수를 계산할 경우에는 정의에 따라 구하는 것은 복잡하기 때문에 몇 개의 공식을 기초로 계산하는 것이 보통이다. 이러한 공식을 | 표 I–6 |에 나타내 었다. 방사선 투과 시험에 였어서는 로그함수의 도함수가 특히 중요하다.

| 표 I–6 | **미분법**

역함수의 도함수	$y = x^n$일 때	$y' = nx^{n-1}$
상수배의 도함수	$y = cu$일 때	$y' = cu'$
합의 도함수	$y = u + v$ 일 때	$y' = u' + v'$
곱의 도함수	$y = uv$ 일 때	$y' = u'v + uv'$

몫의 도함수	$y=\frac{u}{v}$ 일 때	$y=\frac{u'v-uv'}{v^2}$
합성함수의 도함수	$y=f(z)$ } 일 때 $z=g(x)$	d y = d y · d z · d x
삼각함수의 도함수	$y=\sin x$일 때 $y=\cos x$일 때 $y=\tan x$일 때	$y'=\cos x$ $y'=-\sin x$ $y'=\sec^2 x$
로그함수의 도함수	$y=\log x$일 때	$y'=\frac{1}{x}$
지수함수의 도함수	$y=e^x$일 때	$y'=e^x$

*$f'(x)$는 다음과 같이 나타낼 경우가 였다. $y', \frac{dy}{dx}, \frac{d}{dx}f(x)$

**$h=\Delta x$(x의 증분), $f(x+h)-f(x)=\Delta y$(y의 증분)으로서 $\frac{dy}{dx}=\lim_{\Delta x\to 0}\frac{\Delta y}{\Delta x}$로도 쓴다.

2. 적분법

적분법은 면적이나 체적을 구하는 구적(求積)에 그 기원을 가지고 였는데, 그 역사는 전술한 미분법보다 더 오래되었다. 일반적으로 곡선형의 면적은 모눈으로 덮는 등, 직선형으로 근사시겨 구하는 수밖에 없다. 이 근사의 극한으로 서 면적을 구한 것이 구분구적법(區分求積法)인데, 그것을 일반화한 계산법이 정적분이다. 즉, 함수 $f(x)$를 $x=a$에서 $x=b$까지 적분하는 것은 곡선 $y=f(x)$와 x 축, $x=a$, $x=b$까지 포함된 부분의 면적을 구한 것과 같다. 그때 표기법으로는 다음과 같이 된다.

$$\int_a^b f(x)\cdot dx \qquad \text{(I-8)}$$

한편, 이 방식을 전술한 미분법과 관련시킨 계산법을 부정적분이라 하는데, 미분의 역(逆) 계산이 된다. 여기서 미분하여 $f(x)$가 되는 함수를 원시함수 $f(x)$ (또는 부정적분)과 정의하여 다음과 같이 표기할 수 있다.

$$F(x)=\int f(x)\cdot dx \qquad \text{(I-9)}$$

이 경우 주의해야 할 것은 미분하여 $f(x)$가 되는 함수 $F(x)$는 한 가지로는 결정되지 않고, 일반적으로

$$F(x)=G(x)\cdot C \qquad (\text{I}-10)$$

의 형식으로 표시되는데, 이러한 함수는 상수 C만큼 자이가 난다. 이 임의의 상수 C를 적분상수라 한다. 부정적분에는 미분법의 역연산(逆演算)으로서 **| 표 I–7 |**과 같은 중요한 공식이 있다.

또 적분법의 실제 계산에 있어서는 공식이 자주 사용된다. 특히 중요한 것은 부정적분의 치환적분법인데, 치환적분법의 공식은 충분히 이해해 둘 필요가 있다. **| 표 I–7, 8 |**에 중요한 공식을 나타냈다.

| 표 I–7 | **적분법의 공식**

$\int x^n dx=\frac{x^{n+1}}{n+1}+C$	$(n\neq-1)$
$\int \frac{1}{x}\text{dx}=\log\lvert x\rvert+C$	
$\int \sin kxdx=-\frac{\cos kx}{k}-+C$	$(k\neq0)$
$\int \cos kxdx=-\frac{\sin kx}{k}-+C$	$(k\neq0)$
$\int e^{kx}\,dx=-\frac{e^{kx}}{k}-+C$	

| 표 I–8 | **적분법의 공식**

구분	공식	조건
상수배, 합 · 차의 부정적분	$\int kf(x)dx=k\int f(x)\,dx$ $\int\{f(x)\pm g(x)\}\,dx=\int f(x)\,dx\pm\int g(x)\,dx$	(k : 상수)
치환적분법	$\int f(x)\,dx=\int f(\varphi\,(t))-\frac{dx}{dt}$	$(x=\varphi\,(t))$
부분적분법	$\int u'vdx=uv-\int uv'\,dx$	
정적분	$\int_a^b f(x)dx=[\int f(x)\,dx]_a^b\,(=[F(x)]_a^b)$ ($F(x)$는 $f(x)$의 부정적분) $\int_a^b kf(x)dx=k\int_a^b f(x)\,dx$ $\int_a^b\{f(x)\pm g(x)\}\,dx=\int_a^b f(x)\,dx\pm\int_a^b g(x)\,dx$	
치환적분법	$\int_a^b f(x)dx=\int_{t_1}^{t_2} f(\varphi\,(t))\,\frac{dx}{dt}\,dt$ ($x=\varphi$ (t), $x=a$일 때 $t=t_1$, $x=b$일 때 $t=t_2$)	
부분적분법	$\int_a^b u'vdx=[uv]_a^b-\int_a^b uv'dx$	

I-4 복소수

| 그림 I-6 |과 같이 평면상의 한 점 P를 복소수 z로 표시하고, 이것을

$$z = x + iy$$

$$z = \gamma\ (\cos\theta + i\sin\theta)$$

로 표현한다.

Taylor의 전개공식을 이용하여

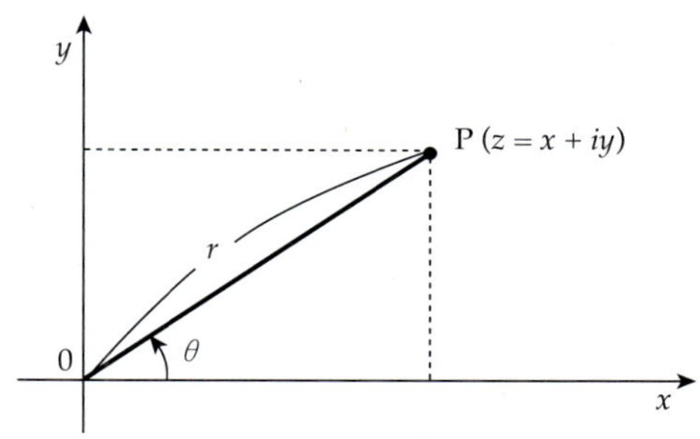

| 그림 I-6 | $\vec{A}$, $\vec{B}$와 $\vec{A}+\vec{B}$

$$\cos\theta = 1 - \frac{\theta^2}{2!} + \frac{\theta^4}{4!} - \frac{\theta^6}{6!} + \cdots\cdots$$

$$\sin\theta = -\frac{\theta^3}{3!} + \frac{\theta^5}{5!} - \frac{\theta^7}{7!} + \cdots\cdots$$

$$ei\theta = 1 + \frac{(i\theta)}{1!} + \frac{(i\theta)^2}{2!} + \frac{(i\theta)^3}{3!} + \frac{(i\theta)^4}{4!} + \cdots\cdots$$

$$= 1 + i\frac{\theta}{1!} + \frac{\theta^2}{2!} - i\frac{\theta^3}{3!} + \frac{\theta^4}{4!} - \cdots\cdots$$

이므로 이 3 식으로부터

$$e^{i\theta} = \cos\ \theta + i\sin\theta$$

이 공식이 얻어진다. 마찬가지로

$$e^{-i\theta} = \cos\ \theta - i\sin\theta$$

위의 두 식으로부터

$$\left.\begin{aligned}\cos\theta &= \frac{1}{2}(e^{i\theta}+e^{-i\theta}) \\ \sin\theta &= \frac{1}{2}(e^{i\theta}+e^{-i\theta})\end{aligned}\right\}$$

따라서 z는 다음과 같이 쓸 수 있다.

$$z=\gamma e^{i\theta}=\gamma(\cos\theta+i\sin\theta)$$

n이 정수 또는 0일 때는

$$(\cos\theta+i\sin\theta)^n=\cos\theta+i\sin n\theta=e^{in\theta}$$

로 되는 것은 간단히 증명된다. 위 식을 Moivre의 정리라 한다.

| 표 J-1 | 반가층과 실효에너지

실효에너지 [MeV]	알미늄 [mm]	구리 [mm]	납 [mm]
0.026	1.5	0.041	
0.029	2.0	0.59	
0.033	3.0	0.10	
0.039	4.0	0.15	
0.043	5.0	0.20	
0.048	6.0	0.26	
0.056	8.0	0.39	
0.062	9.5	0.50	
0.082	15.0	1.0	0.10
0.112		2.0	0.20
0.137		3.0	0.30
0.165		4.0	0.42
0.206		5.0	0.65
0.247		6.0	1.00
0.309		7.0	1.55
0.375		8.0	2.25
0.457		9.0	3.2
0.538		10.0	4.3
0.726		12.0	6.8
1.03		14.0	9.4
1.37		16.0	12.0

| 표 J-2 | 물리상수

물리량	상수
중력가속도	9.80665[$m \cdot s^{-2}$]
공기일함수	33.97[eV]
공기밀도	1.293[$kg \cdot m^{-3}$] (0℃, 101.3kPa)
진공속광속	$2.997924580 \times 10^{8}$[$m \cdot s^{-1}$]
전자질량	9.109534×10^{-31}[kg]
	0.5110034[MeV]
	0.000054858[amu]
양성자질량	$1.6726485 \times 10^{-27}$[kg]
	1.0072764[amu]
중성자질량	$1.6749543 \times 10^{-27}$[kg]
	1.0086649[amu]
전기소량	$1.6021892 \times 10^{-19}$[C]
플랑크상수	6.626176×10^{-34}[$J \cdot s$]
볼쯔만상수	1.380662×10^{-23}[$J \cdot K^{-1}$]
원자질량단위	1[amu] = 931.5016[MeV] = $1.6605655 \times 10^{-27}$[kg]
전자볼트	1[eV] = $1.6021892 \times 10^{-19}$[J]
아보가드로수	6.022045×10^{23}[mol^{-1}]
리드베리 상수	$1.09737317 \times 10^{-7}$[$m^{-1}$]

| 표 J-3 | 방사선 단위 및 이름

단위명	기 호	단 위	특별 단위
입자수	N	1	
방사선에너지	R	J	
입자 플루언스	Φ	m^{-2}	
에너지 플루언스	Ψ	Jm^{-2}	
입자 플루언스율	ϕ	$m^{-2}s^{-2}$	
에너지 플루언스율	φ	Wm^{-2}	
단면적	σ	m^{-2}	b
질량감약계수	μ/ρ	$m^{-2}kg^{-1}$	
질량에너지 부여계수	μ_{tr}/ρ	$m^{-2}kg^{-1}$	
질량에너지 흡수계수	μ_{en}/ρ	$m^{-2}kg^{-1}$	
선질량저지능	S/ρ	$Jm^{-2}kg^{-1}$	eVm^2kg^{-1}
선에너지 부여	L_Δ	Jm^{-1}	eVm^{-1}
W값	W	J	eV
흡수선량	D	Jkg^{-1}	Gy
흡수선량율	$\dot{D}$	$Jkg^{-1}s^{-1}$	Gys^{-1}
커-마	K	Jkg^{-1}	Gy
커-마율	$\dot{K}$	$Jkg^{-1}s^{-1}$	Gys^{-1}
조사선량	X	Ckg^{-1}	
조사선량율	$\dot{X}$	$Ckg^{-1}s^{-1}$	
붕괴상수	λ	s^{-1}	
방사능	A	s^{-1}	Bq
공기커-마율 상수	Γ_δ	m^2Jkg^{-1}	$m^2GyBq^{-1}s^{-1}$

INDEX

찾아보기

ㅅ

ㅇ

ㅈ

ㅊ

ㅋ

ㅌ

ㅍ

ㅎ

A

B

C

D

E

F

G

H

I

K

L

M

N

S

T

U

V

W

X

RADIATION PHYSICS
방사선물리학

2023년 3월 2일 초판 발행
2025년 2월 24일 개정2판 발행

공동저자
| 방사선 물리학 교육 연구회 |

이기백 • 설광욱 • 이동연 • 김상우 • 박철수
한재복 • 여화연 • 신정섭 • 조용인 • 한용수
이상윤 • 이주영 • 조재환 • 노경석

펴낸이 윤진영
펴낸곳 도서출판 대학서림

서울특별시 종로구 혜화로2길 8
전화 / (02) 745-1220, 763-1220
FAX / (02) 744-1210
등록번호 / 제1-88호

www.daihaks.com

ISBN 978-89-6940-342-1 93510

정가 25,000원

저자와의 협의에 의해 인지를 생략합니다.